Christoph Delp

Kraft. Solotraining

Die 100 effektivsten Übungen und dein perfektes Home-Gym

pietsch

Bildnachweis:
Alle Fotos von Christoph Delp
Ausnahmen:
S. 6 shutterstock.com/Undrey; S. 7 shutterstock.com/ESB Professional; S. 8 shutterstock.com/NDAB Creativity; S. 11 shutterstock.com/Vladimir Sukhachev; S. 12 shutterstock.com/Arthur Bargan; S. 13 shutterstock.com/marekuliasz; S. 15 shutterstock.com/Olena Yakobchuk; S. 19 shutterstock.com/Maksim Shmeljov; S. 22 shutterstock.com/Prostock-studio; S. 24 shutterstock.com/Srdjan Randjelovic; S. 27 shutterstock.com/Serhii Bobyk; S. 28 (o.) shutterstock.com/kiuikson; S. 32 shutterstock.com/Ajan Alen; S. 34 shutterstock.com/Serhii Bobyk; S. 143 shutterstock.com/Vladimir Sukhachev; S. 145 shutterstock.com/fizkes; S. 153 shutterstock.com/Maksim Shmeljov; S. 169 shuttterstock.com/MrGarry; S. 184 shutterstock.com/Tatjana Baibakova; S. 187 shutterstock.com/Motortion Films

Darsteller*innen der Übungen:
Chiara Schmitt (Fitnessmodel, Model)
Dewayne Gross (Personaltrainer, Fitnessmodel)Max Roll (Kampfsportler, Personal Trainer, Fitnessmodel)

ISBN 978-3-613-50930-6

1. Auflage 2022

Sie finden uns im Internet unter www.pietsch-verlag.de

Lektorat: Niko Schmidt
Einbandgestaltung: Kornelia Erlewein
Innengestaltung: Sabine Ufer
Druck und Bindung: Graspo CZ, 76302 Zlín
Printed in Czech Republic

Inhalt

TEIL 1:
Der Einstieg

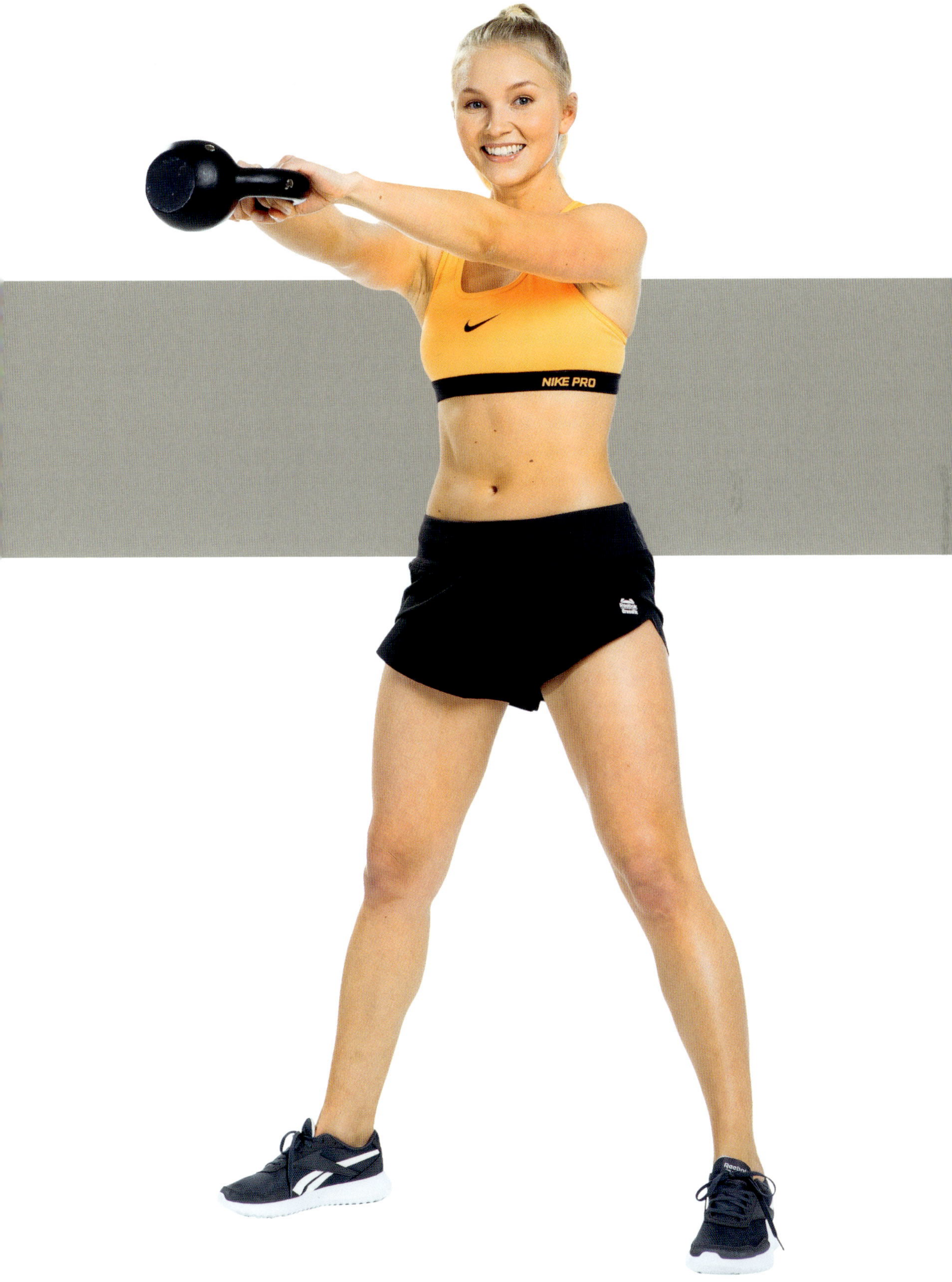
NIKE PRO

Über Kraft Solotraining

Viele Fitnessinteressierte suchen nach Möglichkeiten, ihren Körper im eigenständigen Training effektiv zu kräftigen und zu formen. Manchen Menschen fehlt die Zeit, um ein Fitness-Studio aufzusuchen, anderen sind die Monatsbeiträge zu teuer oder die Studioatmosphäre gefällt nicht. Auch Mitglieder von Fitness-Studios kommen in Situationen, in denen sie nicht auf die Studioausrüstung zurückgreifen können, beispielsweise wenn sie auf Reisen sind oder wenn ihnen aufgrund von beruflichem Stress keine Zeit für den Weg ins Studio bleibt. Zudem ist das Solotraining bei Gym-Schließungen in der Corona-Zeit grundlegend, um in Form zu bleiben und seine Gesundheit zu fördern.

Jeder gesunde Mensch kann »Kraft Solotraining« nutzen und damit alle Muskelgruppen ausgewogen trainieren, den Körper in Form bringen und sein Kraftpotenzial steigern. Für das Training eignen sich gut Körpergewichtsübungen sowie Übungen mit Kurzhanteln, Fitnessbändern, Schlingentrainer und anderen Kleingeräten. Das Training bietet Vorteile gegenüber dem Maschinentraining, weil es eine funktionellere Aktivierung der Muskulatur erreicht. Der Bewegungsablauf ist frei – nicht wie bei Fitnessmaschinen fixiert. Der Körper muss stabilisiert werden, und so werden auch die Muskelgruppen gekräftigt, welche die Haltearbeit verrichten, vor allem die Rumpfmuskulatur. Dies führt dazu, dass sich deine Körperhaltung verbessert. Das Training ist weniger belastend für die Gelenke als Maschinentraining, da keine starren Widerstände durch feste Drehachsen gegeben sind. Außerdem lassen sich Fitnessbänder und Schlingentrainer leicht mitführen, und somit bist du beim Training ortsungebunden.

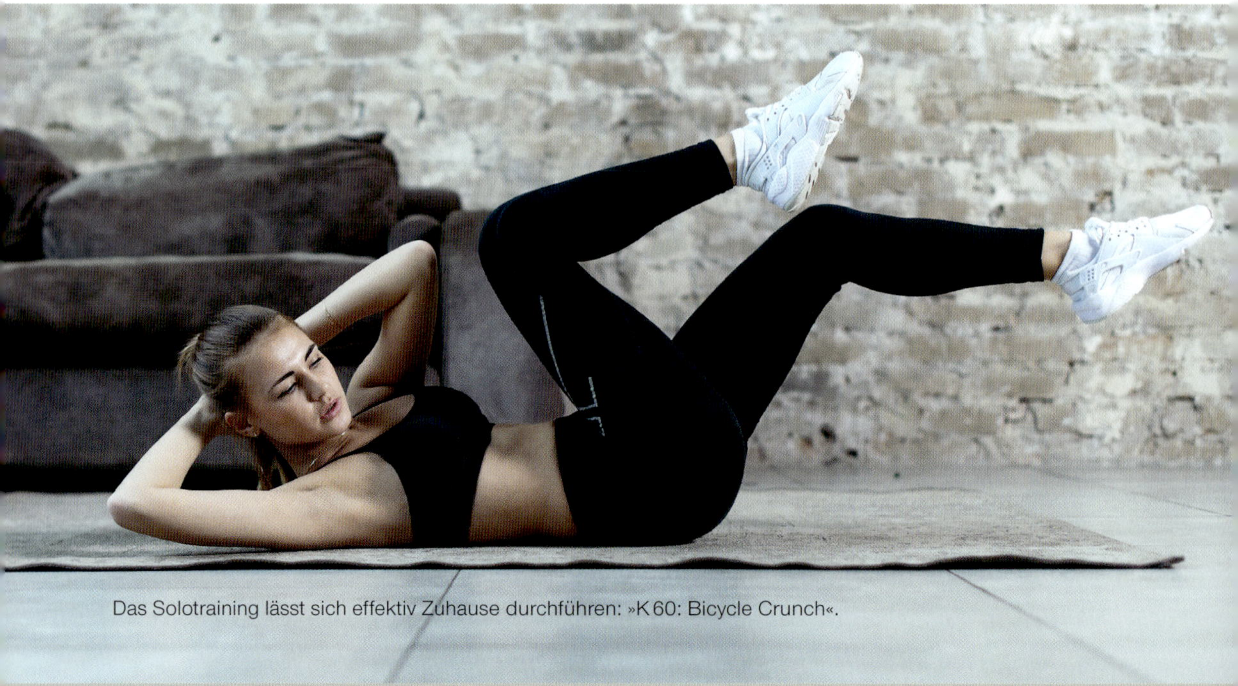

Das Solotraining lässt sich effektiv Zuhause durchführen: »K 60: Bicycle Crunch«.

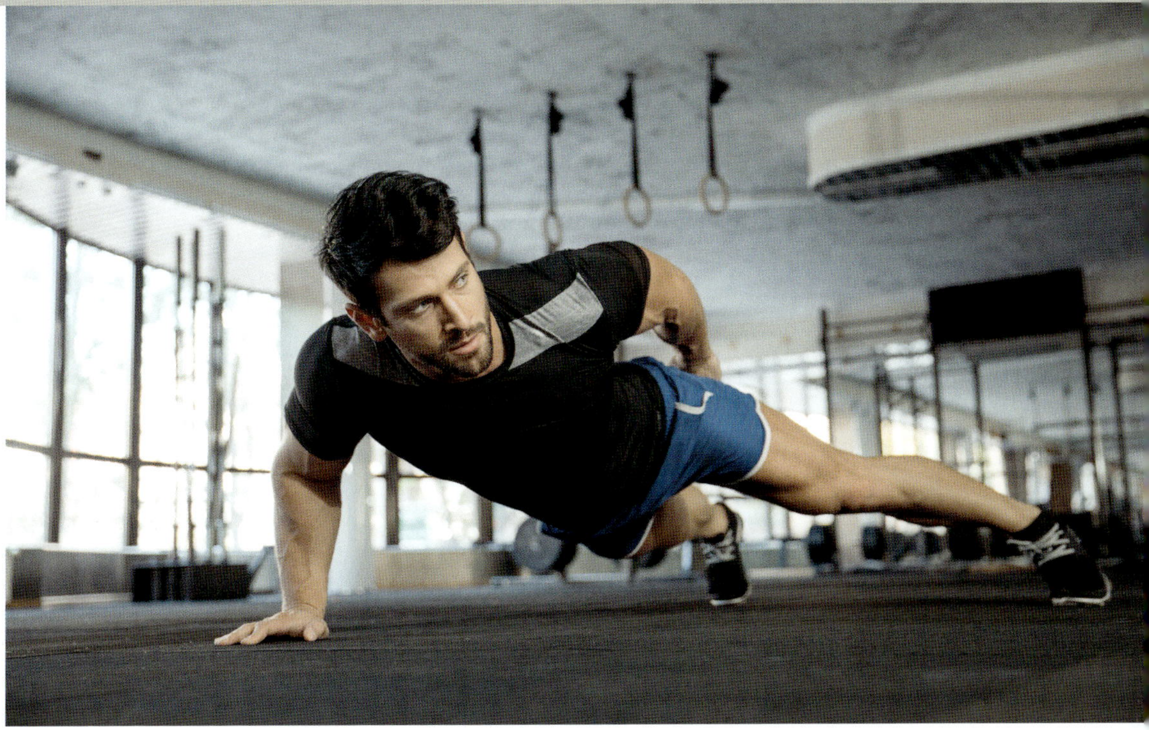

Mit kontinuierlichem Training wirst du deine Ziele erreichen: »K 4: Liegestütz«, einarmig ausgeführt.

Dieses Buch liefert die Grundlagen, stellt dir die Übungs-Tools vor und erklärt detailliert die Trainingsprinzipien. Du lernst die wichtigsten Übungen und zahlreiche Variationsmöglichkeiten für Einsteiger und Fortgeschrittene kennen. Zudem sind Work-outs für das selbstständige Training enthalten. Nutze sie als Grundlage und passe sie mit fortschreitender Erfahrung an deine individuellen Bedürfnisse an. Wenn du bereits regelmäßig deine Kraft trainierst, kannst du dein Training mit den Übungen und Methoden aus dem Buch sinnvoll ergänzen. Nutze Solotraining, um dich gut zu fühlen, kraftvoll, leistungsfähig und schmerzfrei zu sein, und langfristig zu bleiben.

INFO: Bevor du mit dem Training beginnst

Wenn du regelmäßig sportlich aktiv bist, kannst du umgehend mit dem selbstständigen Krafttraining beginnen und die Übungen und die Work-outs durchführen. Auch wenn du lange Zeit keinen Sport gemacht hast, kannst du mit dem Training starten. Führe die Übungen in diesem Fall besonders vorsichtig aus. Falls du allerdings krank bist, beginne mit dem Training erst nach der Genesung.
Gehe beim Training behutsam vor und beginne mit leichten Übungen, mit der Zeit kannst du zu den anspruchsvollen Übungen übergehen. Vermeide es, deinen Körper zu überfordern und versuche nicht, mit Gewalt und unter Schmerzen Übungen durchzuführen und hohe Intensitäten beziehungsweise schwere Gewichte zu bewerkstelligen. Ansonsten entwickelst du deine Körperkraft nicht ausgewogen, sondern riskierst vielmehr Verletzungen durch Ausweichbewegungen und Überlastung. Den gewünschten Erfolg im Krafttraining erzielst du, indem du bewusst trainierst und die Anforderungen kontinuierlich steigerst.

Gute Gründe

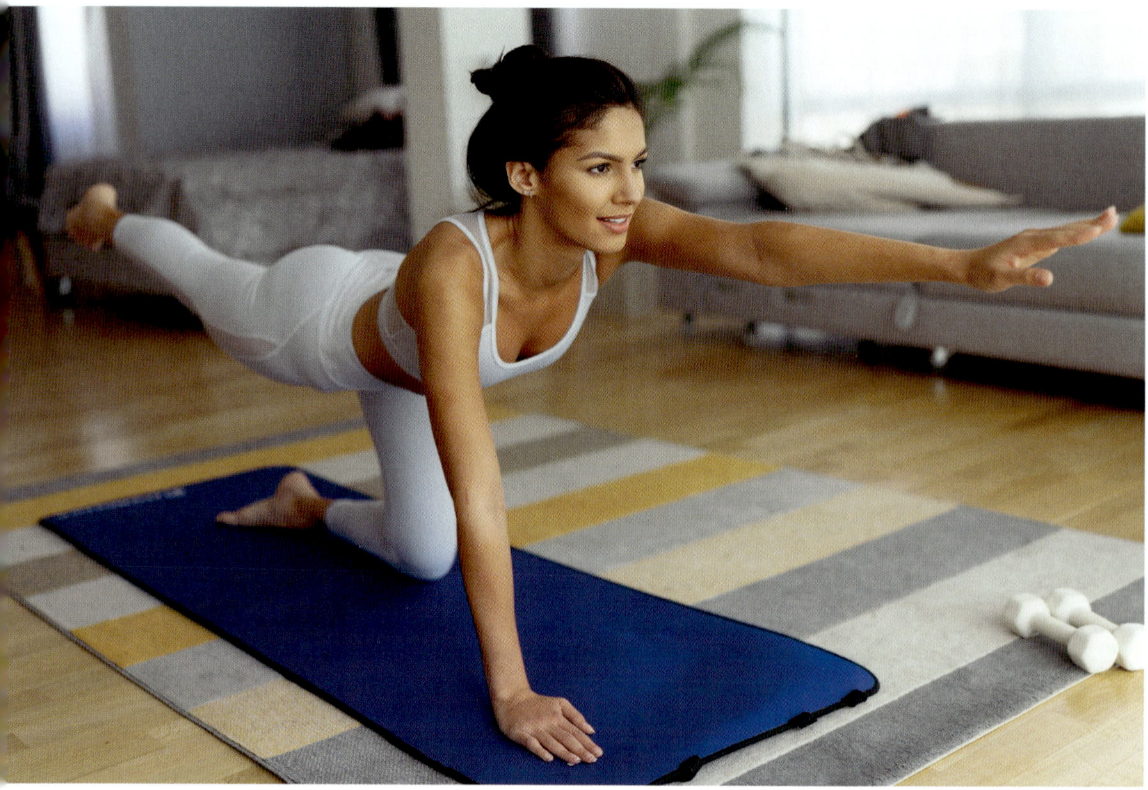

Fitnesssportler aller Leistungsklassen können Soloeinheiten ausführen: »K 71: Bird Dog«.

Das selbstständige Krafttraining hat zahlreiche positive Effekte für die Gesundheit und das Wohlbefinden. Nutze die in diesem Buch vorgestellten Trainingsmethoden, damit du die gewünschten Trainingseffekte erreichst.

• Körperkräftigung und Krafterhalt

Mit dem Solotraining kräftigst du effektiv deinen Körper. Regelmäßige Trainingseinheiten bewirken eine deutliche Kraftsteigerung, was du bei einer Vielzahl von Alltagstätigkeiten feststellen wirst, wie beispielsweise beim Treppensteigen und dem Tragen von Getränkekisten.

Mit dem Training vergrößerst du dein Kraftpotenzial und förderst darüber hinaus durch die komplexen Übungen dein Muskelzusammenspiel und lernst so, dein Kraftpotenzial besser einzusetzen.

Das Solotraining kann von Einsteigern ebenso wie von gut trainierten Fitnesssportlern ausgeführt werden, da es immer weitere Möglichkeiten gibt, um die Beanspruchungen zu steigern. Zudem können Senioren das Training nutzen und so eine altersbedingte Kraftabnahme verhindern. Untersuchungen haben gezeigt, dass Senioren mit gemäßigtem Krafttraining ihre Muskelkraft sogar noch deutlich steigern können.

Körperformung

Mit dem Krafttraining gestaltest du deine Körperproportionen. Durch die Auswahl von Trainingsprogramm und -methode kannst du auf den gewünschten Körperbau hintrainieren. Das Training verbrennt zahlreiche Kalorien während und nach der sportlichen Aktivität. Auch vergrößert sich durch regelmäßiges Training die Muskelmasse, was den Energiegrundumsatz des Körpers steigert und dazu führt, dass auch in der Ruhephase mehr Kalorien verbrannt werden. Du kannst dein Körperfett abbauen, wenn du eine negative Tageskalorienbilanz erreichst – was bedeutet, dass du weniger Kalorien aufnimmst als du verbrauchst. Zudem entwickelst du mit dem Training einen vitalen und sportlichen Körper, wozu aufrechte Körperhaltung und dynamischer Gang gehören, was zu einer attraktiven Erscheinung führt.

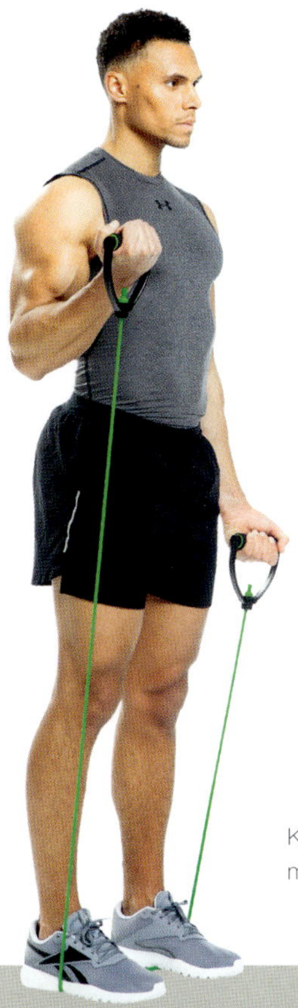

K 39: Bizeps-Curl mit Band.

Überall ausführbar

Das Solotraining kannst du fast überall machen, da es variabel durchführbar ist. Du kannst beispielsweise deinen Rücken mit »Zug nach hinten« kräftigen, wozu sich der Einsatz von Kurzhanteln, Schlingentrainer und Fitnessband mit starkem Widerstand anbieten. Du kannst alternativ an einer tiefen Stange üben, wie du diese an einem Klettergerüst oder Trimm-Dich-Pfad findest. Oder du nutzt eine hohe Stange und hängst ein Handtuch daran, wodurch du die passende Trainingsposition bestimmen kannst. Fitnessbänder und Schlingentrainer lassen sich leicht transportieren, und so musst du dein Training auch nicht bei Urlaubs- oder Geschäftsreise pausieren.

Ausgleich muskulöser Ungleichgewichte

Aus einseitigen Belastungen in Beruf und Freizeit können Muskelungleichgewichte entstehen. Wenn sich Muskelgruppen nicht in einem ausgeglichenen Kräfteverhältnis zueinander befinden, führt dies zu Verspannungen und Fehlhaltungen, und daraus resultieren anhaltende Beschwerden. Gezieltes Krafttraining hilft gegen solche Problematiken und beseitigt die Beschwerden, hierzu lassen sich Fitnessbänder besonders gut einsetzen.
Nach schweren Verletzungen, wie z. B. einem Kreuzbandriss, muss die Muskulatur der geschwächten Körperseite wieder aufgebaut werden. Ansonsten gewöhnt sich der Körper Fehlstellungen an, weil er versucht, die schwächere Körperpartie zu schützen. Das Krafttraining ermöglicht den Aufbau der geschwächten Muskulatur.

Worauf es ankommt

Jeder körperlich gesunde Mensch kann mit dem richtigen Trainingsplan und darauf abgestimmter Ernährung einen leistungsstarken und attraktiven Körper entwickeln. Dazu brauchst du keine neuen und angeblich noch bessere Trainings- und Ernährungsempfehlungen, wie diese immer wieder in den Medien propagiert werden. Nutze die Erkenntnisse, die sich mittlerweile vielfach bewährt haben, und trainiere bewusst danach. Plane dein Trainingsprogramm entsprechend deiner Zielsetzung, übe mit passenden Intensitäten und Gewichten, pflege deinen Körper mit Mobility- und Dehnübungen sowie mit der Faszienrolle und ernähre dich zudem angemessen. Wenn du verstehst, was gut für deinen Körper ist, wirst du schnell Erfolge im selbstständigen Krafttraining erreichen und diese auch langfristig sicherstellen können.

• Trainingsbuch

Für dein Krafttraining ist es ratsam, ein Trainingsbuch zu führen und darin Infos zu Zielen, Plänen und Trainingseinheiten zu sammeln. Bei der Gestaltung des Buches kannst du frei nach deinen Präferenzen vorgehen, beispielsweise ein Ringbuch anlegen oder eine Computerdatei. Auch im Handel findest du zahlreiche kostengünstige Trainingsbücher.
Notiere die Trainingsergebnisse im Buch. Auch kannst du die Entwicklung von Gewicht und Körperproportionen festhalten. So kannst du den Erfolg deines Trainings überwachen und nachvollziehen, ob die Trainingsgestaltung erfolgreich ist oder ob du Umstellungen an Training und Ernährung vornhmen musst.
Ohne Trainingsnotizen ist ein erfolgreiches Vorgehen schwierig, da man seine sportliche und körperliche Entwicklung leicht falsch einschätzt. Durch die Aufzeichnungen zu deinem Krafttraining kannst du leicht erkennen, wie sich deine Leistungsfähigkeit steigert, beispielsweise die Anzahl der ausgeführten Liegestütze. Das Trainingsbuch dient auch der Motivation. Denn wenn du mal wenig Lust auf Training hast, dann kannst du dir ansehen, was du bereits mit deinem Training erreicht hast, was dich dazu motivieren wird, es fortzuführen.

• Klare Zielsetzung

Mache dir vor Planung und Beginn eines Trainingsprogramms zuerst den Istzustand deines Körpers und deiner Leistungsfähigkeit bewusst. Frage dich, wo du Defizite hast und dich verbessern willst. Auch Kraftfähigkeit, Ausdauerfähigkeit, körperliches Erscheinungsbild, Gewicht und Körperfettanteil können, abhängig von deinen Zielen, Kriterien sein. Mache dir klar, was du mit dem Training erreichen willst und kannst. Darauf aufbauend bestimmst du die Trainingsziele. Eine klare Zielsetzung ist die Voraussetzung, um mit dem Training zu starten und es kontinuierlich fortzuführen. Wenn du dir der Ziele bewusst bist und dich auf die Umsetzung konzentrierst, wirst du bald deutliche Erfolge erreichen. Du kannst beispielsweise innerhalb von drei Monaten umfangreich deine Leistungsfähigkeit und dein Erscheinungsbild verbessern.

• Leistungsgerechtes Trainingsprogramm

Es gibt die verschiedensten Trainingsprogramme, die zum Erfolg führen können. Es ist grundlegend, dass du mit einem Wochenplan

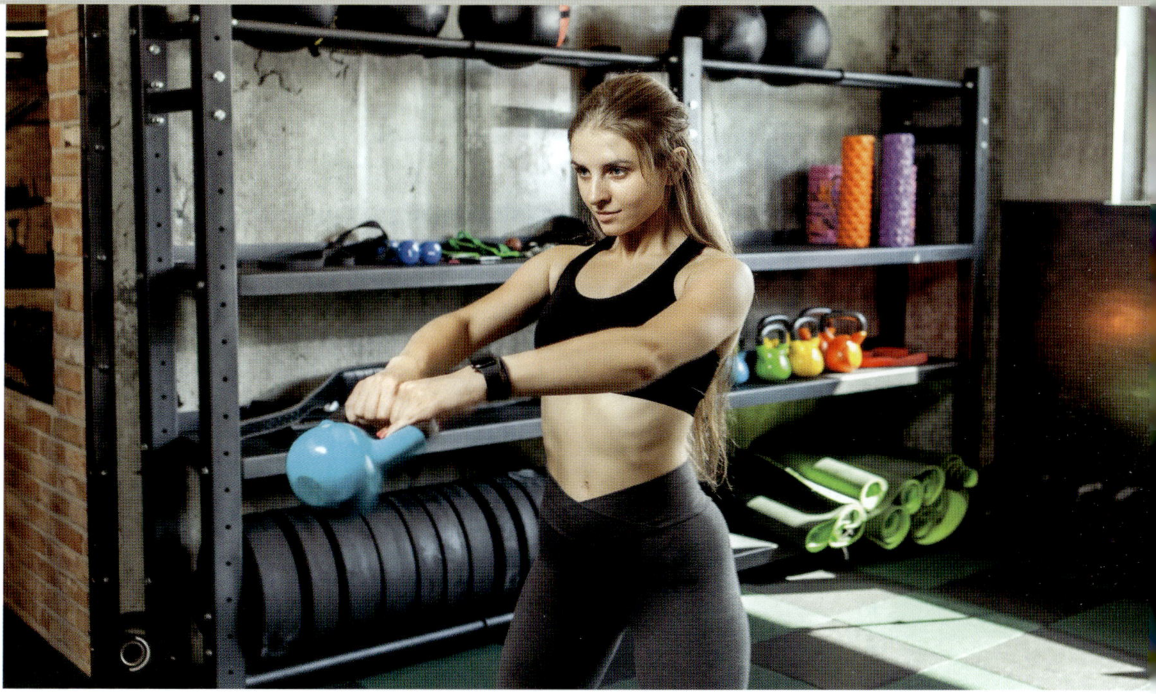

Trainiere mit für dich angemessenen Intensitäten: »K 59: Kettlebell-Schwingen«

und Intensitäten trainierst, die deinem Leistungsstand angemessen sind. Geplantes Training führt zu den besten Ergebnissen. Du kannst bestimmen, wie oft du wöchentlich Krafttraining machst und wie oft du zusätzliche Sporteinheiten ausführst. Im fünften Teil des Buches (ab Seite 168) werden Trainingsprogramme für unterschiedliche Leistungsniveaus vorgestellt. Nutze die Programme und passe sie mit fortschreitender Trainingserfahrung an deine individuellen Bedürfnisse an.

• Genügend Regeneration

Du erreichst Leistungsfortschritte, indem du den Körper mit steigenden Trainingsreizen forderst. Nach einer Belastung benötigst du eine Pause, damit sich dein Körper regenerieren kann und im nächsten Training eine größere Leistung bereitstellt. Für eine zügige Regeneration ist genügend Schlaf notwendig. Als Faustregel gilt, dass man eine Stunde mehr schlafen soll als man ohne Training benötigt.

• Gesunde und bedarfsgerechte Ernährung

Ab Seite 184 erfährst du, wie du dich ernährst, um die gewünschten Resultate im Krafttraining zu erreichen. Grundsätzlich ist es nicht notwendig, der Ernährung hohe Aufmerksamkeit zu widmen. Du musst allerdings die wichtigsten Ernährungsprinzipien beachten und sicherstellen, dass du genügend Protein verzehrst und deinen Körper nicht übersäuerst. Wenn du hingegen Mängel in der Ernährung hast, wirst du verletzungsanfällig und kannst kein optimales Leistungsvermögen abrufen. Die Ernährungszusammenstellung solltest du zwar korrekt, aber mit möglichst wenig Aufwand vornhmen, denn umso größer der Aufwand ist, umso wahrscheinlicher verlierst du die Motivation.

Dein Home-Gym

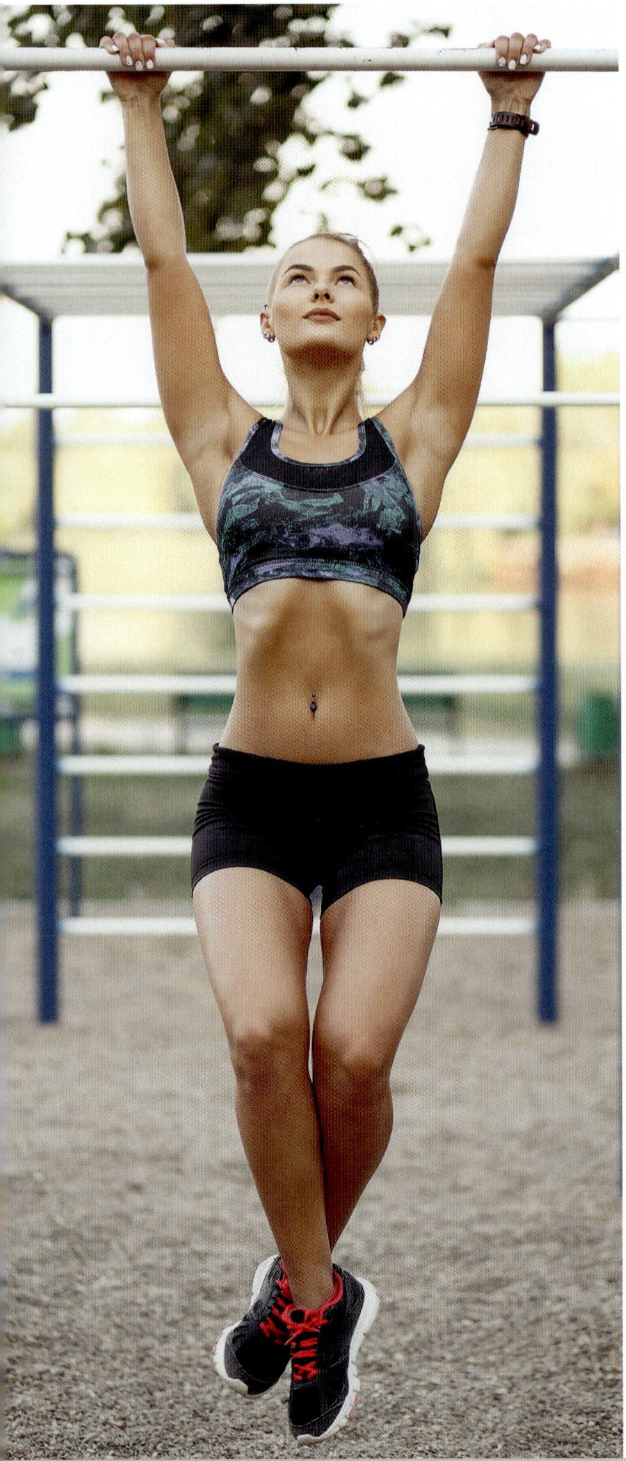

Für das selbstständige Krafttraining musst du keine teuren Anschaffungen tätigen. Du kannst bereits mit dem eigenen Körpergewicht effektiv deinen Körper kräftigen.

Allerdings ist Voraussetzung für ein ausgewogenes Körpertraining, dass du eine Möglichkeit zum Hängen, Hoch- und Heranziehen hast. Das kannst du an einer Stange oder einem Seil machen. Wenn du keine Möglichkeit für Hang- und Zugübungen hast, dann empfiehlt sich der Kauf einer Klimmzugstange und/oder eines Schlingentrainers. Als Option kannst du diese Übungen an einem anderen Ort machen, z. B. an einer hohen Stange auf einem Calisthenics Park, Trimm-Dich-Pfad, im Garten oder Spielplatz, und dazu deine Work-outs zeitlich aufteilen.

Zusätzlich kannst du eine Vielzahl von Trainings-Tools nutzen, um unterschiedliche Aspekte hervorzuheben und Eintönigkeit zu vermeiden. Für dieses Buch sind vorrangig Fitnessbänder, Pull-up-Band, Kurzhanteln und Schlingentrainer ausgesucht, die sehr effektiv sind und sich relativ kostengünstig erwerben lassen. Mit den aufgezählten Tools kannst du deinen Körper genauso gut wie in einem Fitnessstudio trainieren.

• Fitnessband

Ein Fitnessband ist ein elastisches Band, das als Widerstand eingesetzt wird. Es gibt zahlreiche Bänder mit verschiedenen Längen und Härtegraden, die durch unterschiedliche Farben gekennzeichnet sind. Die Bänder können überall mitgeführt werden, und gewährleisten

Eine Zugmöglichkeit ist grundlegend für das Training.

somit, dass du auch auf einer Reise die Übungen ausführen kannst. Die Herstellerbezeichnungen sind jedoch nicht einheitlich.
Im Buch ist bei »K 11: Bandzug von vorn« ein Superband von Blackroll® eingesetzt. Ein Theraband® wird genutzt bei z. B. »K 24: Einarmiges Seitheben«. Zudem wird ein Tube mit Griff bei »K 39: Bizeps-Curl« eingesetzt sowie dünne Fitnessbänder z. B. bei » K 31: Bandzug nach außen « und bei » K 37: Wand-Walk«. Die Preise je Band liegen bei circa 5–25 EUR.

• Klimmzugstange

Eine Klimmzugstange kannst du für »Zug von oben nach unten« sowie für »K 53: Knieheben im Hang« einsetzen. Ebenso ist daran »Zug von vorn nach hinten« möglich, wenn du die Stange in mittlerer Position befestigst oder dich aus der Rückenlage an Seil oder Handtuch vom Boden hochziehst.
Ein einfaches Modell einer Klimmzugstange lässt sich in den Türrahmen drehen und kostet circa 20–40 EUR. Ein anderes Modell lässt sich auf den Türrahmen einhängen und leicht wieder abhängen; dieses Gerät ist von guter Qualität ab circa 40 EUR erhältlich. Eine Vorrichtung mit fester Wand- oder Deckenbefestigung kostet ab circa 30 EUR und hochwertig mit unterschiedlichen Griffmöglichkeiten ab circa 80 EUR.

• Kurzhanteln

Empfehlenswert sind Kurzhanteln mit Sternverschluss und unterschiedlichen Gewichtsscheiben, denn so lässt sich das Hantelgewicht schnell verändern. Für einen männlichen Fitnesssportler können zum Einstieg 2 Kurzhanteln mit variablem Gewicht von 10–15 kg pro Hantel genügen. Bei mittlerer Statur und regelmäßigem Training sollten zumindest 2 Kurzhanteln inklusive Gewichtsscheiben von jeweils 20–25 kg Gewicht verfügbar sein. Wenn ein Mann langfristig trainiert und eher kräftig ist, dann sind 2 Kurzhanteln inklusive Gewichtsscheiben von jeweils 30–40 kg sinnvoll.
Für eine Fitnesssportlerin empfehlen sich 2 Kurzhanteln mit variablem Gewicht von 5–10 kg; bei regelmäßigem Training und abhängig vom Körperbau 10–30 kg.
Die Preise sind abhängig vom Hersteller sowie von der Verarbeitung und sehr unterschiedlich; ein Set mit 2 Kurzhanteln von je 15 kg Gewicht kostet circa 40–60 EUR. Wenn du ein Hantelsortiment mit festen Gewichten und Ständer erwerben möchtest, dann sind die im Buch verwendeten Hexagon-Hanteln empfehlenswert, die jedoch teuer sind.

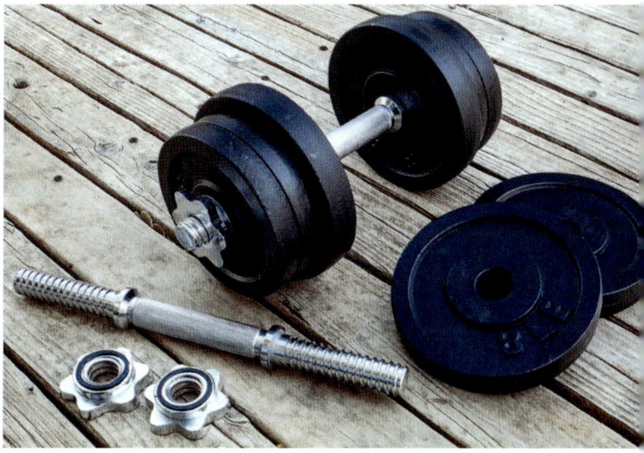

Kurzhanteln mit sternförmigen Schraubmuttern.

• Pull-up-Band

Das Pull-up-Band, auch als breites Power-Band oder Superband bezeichnet, gehört zu den Fitnessbändern – zur Verdeutlichung und aufgrund seiner Wichtigkeit ist es hier extra aufgelistet. Das harte elastisches Band kannst du für Zugübungen von vorn nach hinten sowie von oben nach unten nutzen. Zudem dient es beim

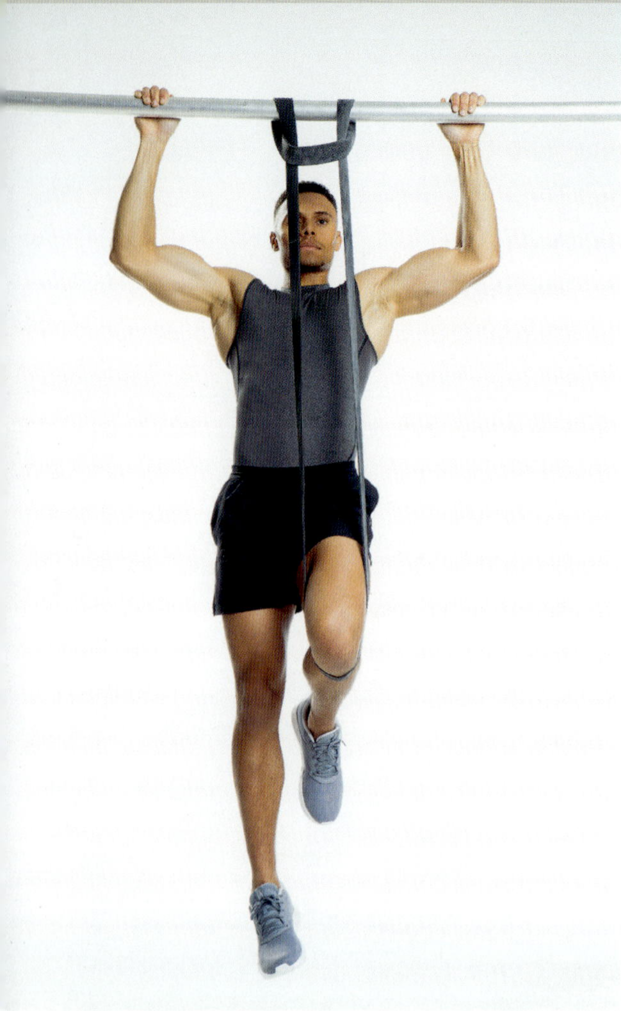

»K 15: Klimmzug« unterstützt mit Pull-up-Band.

Klimmzug als Vereinfachung, indem du ein Knie oder einen Fuß in die Schlaufe stellst und so etwas Gewicht abstützt. Die Bänder werden mit verschiedenen Härtegraden angeboten. Du kannst ein breites Band in guter Qualität im Handel für circa 15–40 EUR erwerben.

- Schlingentrainer

Der Schlingentrainer ist ein hervorragendes Trainingsgerät, um die Muskulatur des ganzen Körpers zu trainieren. Er lässt sich leicht handhaben und auch auf Reisen mitnehmen, da er wenig Gewicht hat. Der populärste Schlingentrainer ist der TRX®, den es als Einsteigermodell »TRX® Move« ab circa 100 EUR zu erwerben gibt. Es gibt zahlreiche günstigere Geräte; bereits ab 40 EUR kannst du Schlingentrainer finden, die den Anforderungen zumindest bei den meisten Übungen genügen.

Ergänzende Trainings-Tools

Mit den folgenden Tools kannst du dein Gym schrittweise erweitern. So kannst du fortlaufend neue Übungen integrieren, um den Körper mit neuen Trainingsreizen zu fordern. Zudem kannst du Tools einsetzen, die du bereits besitzt.
Überlege dir, welche Tools du wirklich benötigst – keinesfalls benötigst du alle. Das Fehlen von Trainingsgeräten darf nicht als Ausrede dienen, um mit dem Krafttraining auszusetzen oder sogar ganz darauf zu verzichten. Wähle entsprechend der vorhandenen Tools solche Übungsvarianten, mit denen du dein Krafttraining ausführen kannst.

- Bauchroller «AB-Roller«

Der Bauchroller, auch als AB-Roller oder Ab Wheel bekannt, ermöglicht intensives Bauchmuskeltraining mit »K 58: Aufrollen mit AB-Roller«. Ab circa 15 EUR wird es in ordentlicher Verarbeitung verkauft.

- Faszienrolle

Mit einer Hartschaumrolle, auch bekannt als Faszienrolle, Foamroller, Pilatesrolle oder Massageroller, kannst du aktiv gegen Verspannungen vorgehen und die Regeneration beschleunigen.

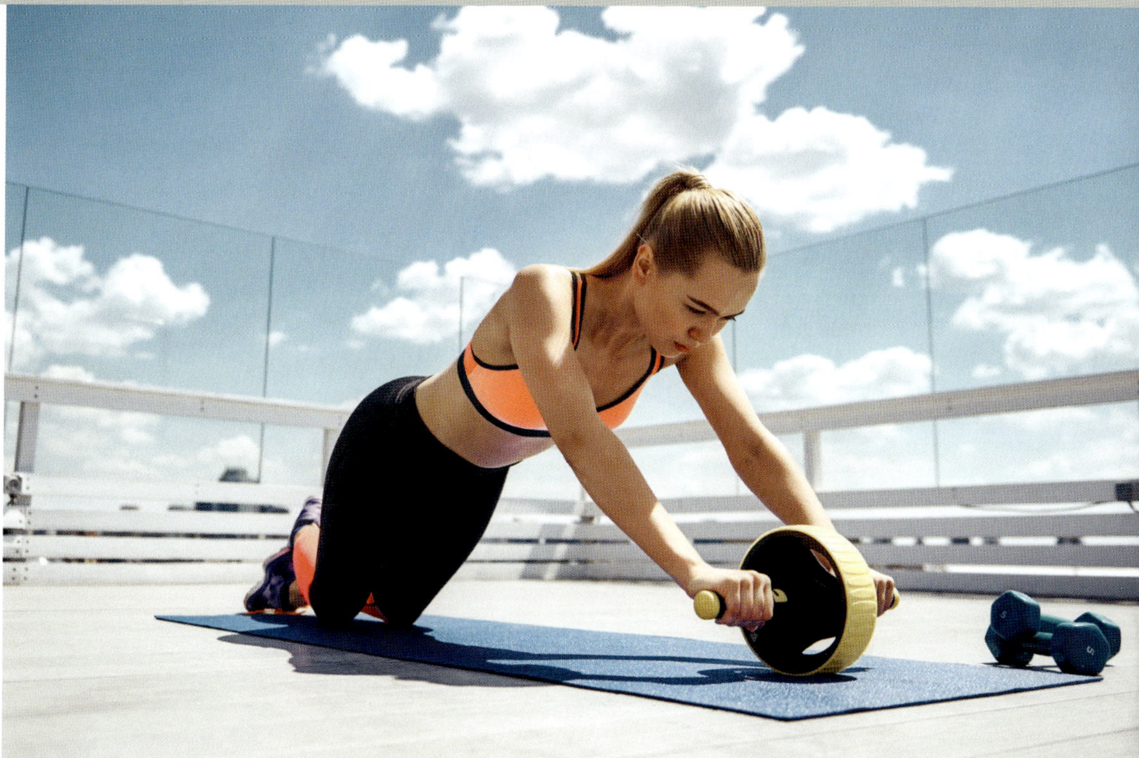

Das Training mit dem AB-Roller.

Der Durchmesser sollte 15 cm sein und die Länge 30 cm, alternativ 45 cm. Im Handel werden gut verarbeitete Rollen, beispielsweise die von Blackroll®, für etwa 30 EUR angeboten. Als Alternative kannst du eine Grid® (Trigger Point Massagerolle) verwenden, die für 40–45 EUR vertrieben wird. Wähle als Einsteiger keine harte Rolle. Wenn du keine Rolle verfügbar hast, dann kannst du ein Handtuch festzusammenrollen und mit Tapes fixieren.

- ## Fußgewichte

Bei Beinhebeübungen kannst du Gewichtsmanschetten an den Fußgelenken anbringen, um die Übungen zu intensivieren. Die Manschetten werden im Handel paarweise angeboten, üblicherweise mit Gewichten von 0,5–4 kg und für circa 6–20 EUR.

- ## Gewichtsweste

Bei einigen Übungen wie »K 15: Klimmzug« kannst du eine Gewichtsweste einsetzen, in die Gewichttaschen eingearbeitet sind, um die Übung zu erschweren. Eine Weste gibt es mit 2–50 kg zu einem Preis zwischen 20–100 EUR.

- ## Gliding Discs/Slide Pads

Für Gleitübungen mit Füßen und Händen kannst du Gleitscheiben einsetzen. Du kannst z. B. »K 82: Gleitender Rückwärts-Ausfallschritt« und »K 96: Fersenanziehen« ausführen, auch kannst du bei »K 4: Liegestütz« mit den Händen nach oben oder zur Seite rutschen. Die Scheiben ermöglicht dynamische Übungsbewegungen, wodurch eine intensive Aktivierung der stabilisierenden Muskulatur erzielt wird. Häufig werden Scheiben von Valslide® genutzt, die als Paar im Handel für circa 35 EUR verfügbar sind. Du kannst günstigere Scheiben nutzen oder ein beziehungsweise zwei zusammengefaltete Handtücher.

- ## Gymball

Der Gymball, auch Physio-Ball, Pezziball, Gymnastikball, Fitnessball oder Stability-Ball bezeichnet, kann als instabiler Untergrund genutzt werden, indem du Hände, Füße, Rumpf oder Gesäß darauf positionierst. Der Körper muss die Übungsbewegung auf dem Ball ausbalancieren, wodurch die stützende Muskulatur und die Core-Muskulatur intensiv gekräftigt werden. Zudem wird das Muskelzusammenspiel gefördert. Nutze eine Ballgröße, bei der im Sitz deine Kniegelenkswinkel etwas mehr als 90 Grad betragen. Für Übungen, bei denen du die Füße darauf positionierst, kannst du eine kleinere Größe wählen. Ein Gymball ist ab circa 15 EUR erhältlich.

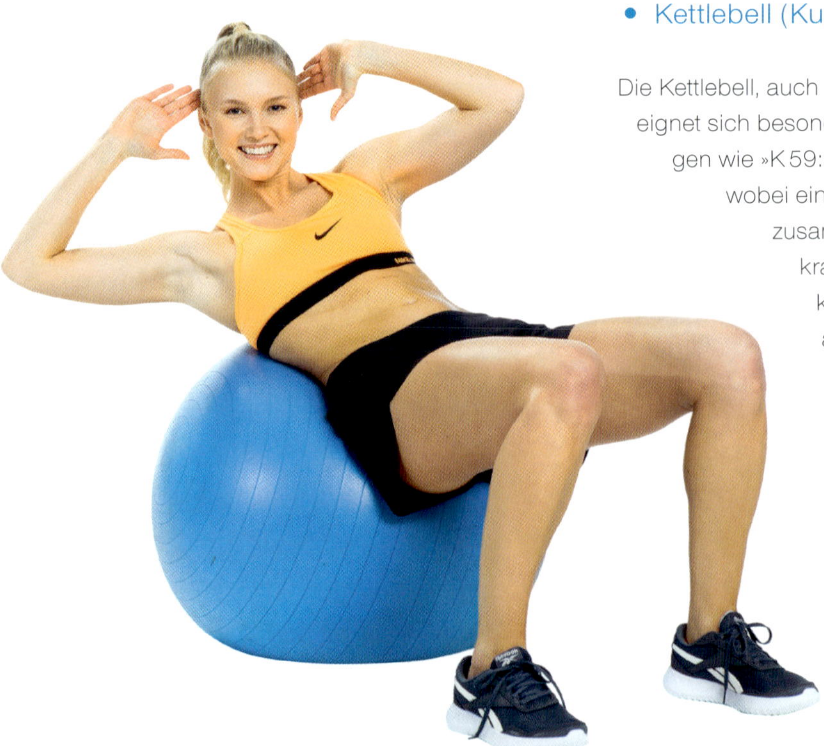

Das Training mit dem Gymball.

- ## Intervall-Timer

Das Training mit Zeitintervallen erfordert einen Timer. Du kannst einen Online-Timer nutzen, von denen zahlreiche im Internet kostenlos angeboten werden. Ein solcher Timer lässt sich leicht finden, indem du in eine Suchmaschine »Online Intervall Timer« oder »Online Tabata Clock« eingibst, wie z. B. www.tabatatimer.com. Du kannst auch eine kostenfreie App mit Timer-Funktion auf dein Handy laden. Oder du kaufst einen Timer, beispielsweise von der Firma Gymboss, der ab circa 20 EUR angeboten wird.

- ## Kettlebell (Kugelhantel)

Die Kettlebell, auch als Kugelhantel bezeichnet, eignet sich besonders gut für Schwungübungen wie »K 59: Kettlebell-Schwingen«, wobei eine Vielzahl von Muskeln zusammen agieren und die Griffkraft gefördert wird. Du kannst die Kettlebell auch alternativ bei vielen Kurzhantelübungen einsetzen. Die Preise sind abhängig von Verarbeitung und Gewicht. Die günstigsten Modelle mit einem Gewicht von mindestens 4 kg sind ordentlich verarbeitet ab circa 20 EUR erhältlich; die Kettlebells sind aber auch deutlich teurer im Handel verfügbar.

• Medizinball

Der Medizinball ist nicht nur zum Werfen und Stoßen ein hervorragendes Trainingsgerät, sondern eignet sich auch als Zusatzgewicht und instabiler Untergrund. Es sind mittlerweile viele Bälle verfügbar, die unterschiedliche Trainingsaspekte hervorheben. Für das Training daheim eignen sich insbesondere die Gummibälle, die bereits ab 20 EUR erhältlich sind, aber auch deutlich teurer angeboten werden. Die klassischen Bälle kosten zwischen 30–50 EUR. Beabsichtigst du beim Training daheim Wurfübungen gegen eine Wand und auf den Boden auszuführen, ist der Kauf eines Gummiballs vorzuziehen, da dieser seine runde Form behält. Ansonsten kannst du frei zwischen Gummiball und Lederball wählen. Wenn du häufig trainierst, dann können sich auch die anderen Modelle lohnen, beispielsweise ein großer Soft Ball, der aber in der Anschaffung recht teuer ist.

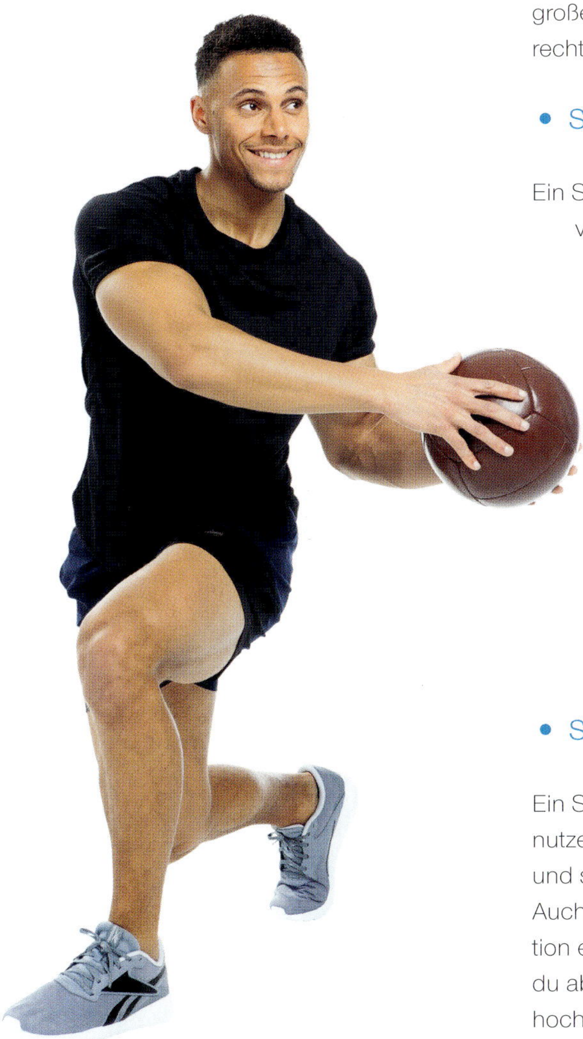

Das Training mit dem Medizinball.

• Sprungseil

Ein Sprungseil eignet sich für das Aufwärmen vor dem Krafttraining. Zudem kannst du im Anschluss an das Fitnesstraining noch Seilspringen, um deine Ausdauer zu fördern, oder du machst eine reine Konditionseinheit mit ausführlichem Seilspringen von mindestens 20 Minuten. Wichtig ist beim Springen, dass du möglichst lautlos und sanft vom Boden federst. Ein einfaches Sprungseil kannst du ab circa 10 EUR erwerben, Profi-Seile kosten deutlich mehr.

• Stepper

Ein Stepper mit verstellbarer Höhe kannst du nutzen, um Füße oder Hände darauf zu stützen und so die Übungsintensität zu verändern. Auch kann er helfen, die geeignete Hangposition einzunehmen. Einen guten Stepper kannst du ab circa 50 EUR erwerben. Es werden auch hochwertige Stepper mit verstellbarer Rückenlehne ab circa 130 EUR angeboten, die du für das Hanteltraining einsetzen kannst.

Trainingsbank

Als Einsteiger benötigst du keine Trainingsbank. Die Übungen im Sitz kannst du auf einem Stuhl machen und die Übungen in Bauch- oder Rückenlage kannst du auch am Boden ausführen. Bei langfristigem Training sowie der Nutzung von hohen Gewichten ist jedoch der Einsatz einer Hantelbank vorzuziehen, da du dann bei »K 1: Bankdrücken« und »K 7: Fliegende« mit größerem Bewegungsspielraum üben kannst und die Hanteln nicht den Boden berühren. Als Fortgeschrittener kannst du diese Problematik kompensieren, indem du auf einem Gymball übst, was allerdings eine kräftige Core-Muskulatur voraussetzt, um die Position stabilisieren zu können, und somit für Einsteiger zu intensiv ist. Zudem sollte das Gesamtgewicht auf dem Ball nicht zu hoch sein.
Beim Kauf einer Hantelbank musst du stabilen Stand und Verarbeitung prüfen, am besten testest du die Bank durch Probeliegen in einem

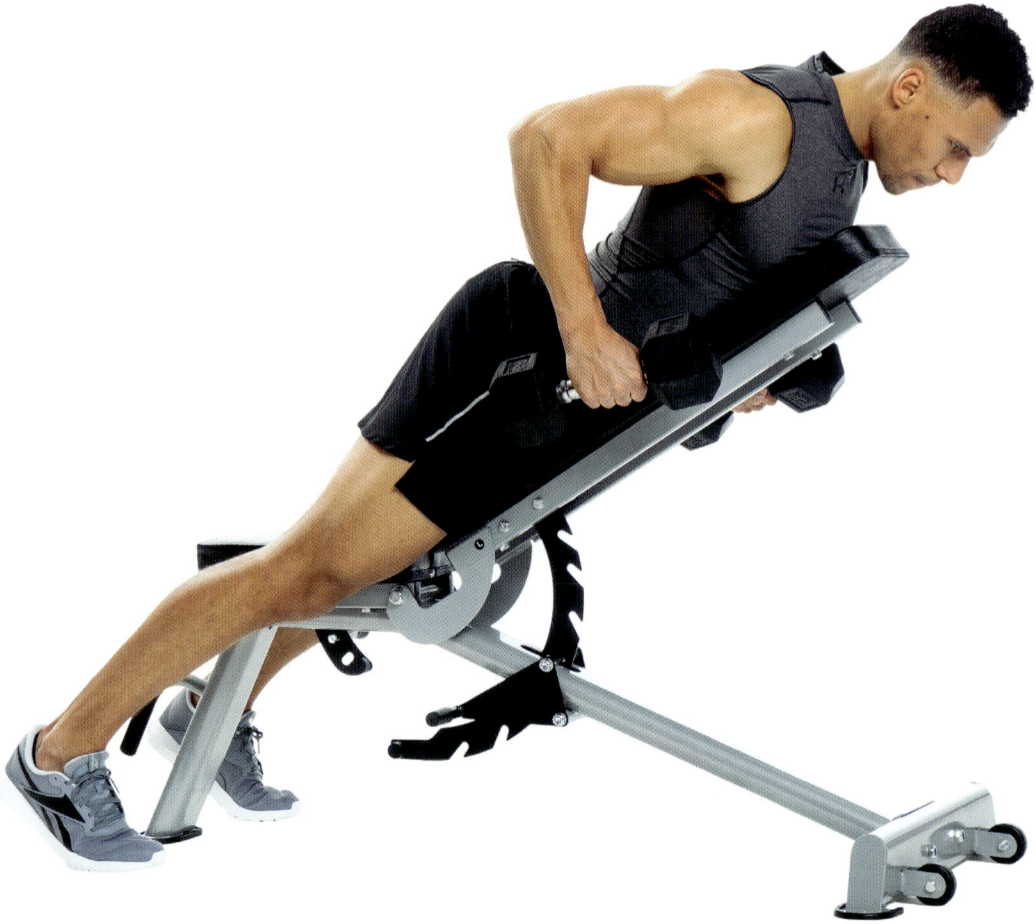

»K 10: Beidarmiges Hantelrudern« auf der Schrägbank

Fachgeschäft. Eine einfache Hantelbank ist in akzeptabler Qualität ab circa 60 EUR erhältlich; Trainingsbänke sind aber auch erheblich teurer verfügbar. Wenn du eine Bank mit verstellbarer Rückenlehne kaufst, dann gilt es darauf zu achten, dass sich die Umstellung der Lehne leicht und schnell tätigen lässt und die Lehne in jeder Position stabil ist. Eine Hantelbank mit Schrägeinstellung kannst du ab circa 70 EUR erwerben.

• Trainingsmatte

Eine Trainingsmatte, z. B. eine Yogamatte, eignet sich für Übungen in Bodenlage sowie im Kniestand. Als Alternative kannst du die Übungen auf einem Teppich oder einem großen Handtuch ausführen. Wähle eine Matte aus rutschfestem Material, damit du bei intensiven Dehnpositionen auf glattem Boden sicher bist. Eine qualitativ gute Trainingsmatte bekommst du im Handel für 20–50 EUR.

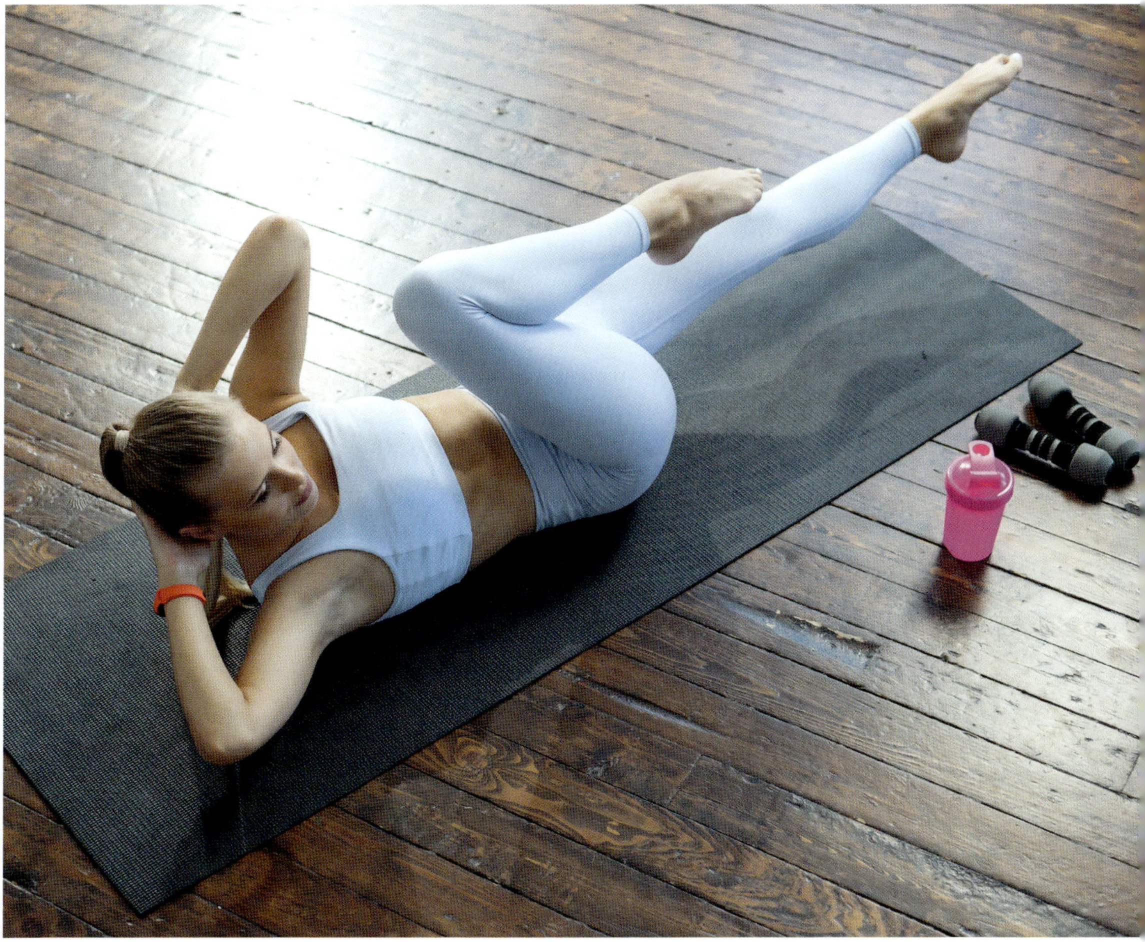

Eine Yogamatte genügt für das Training zuhause.

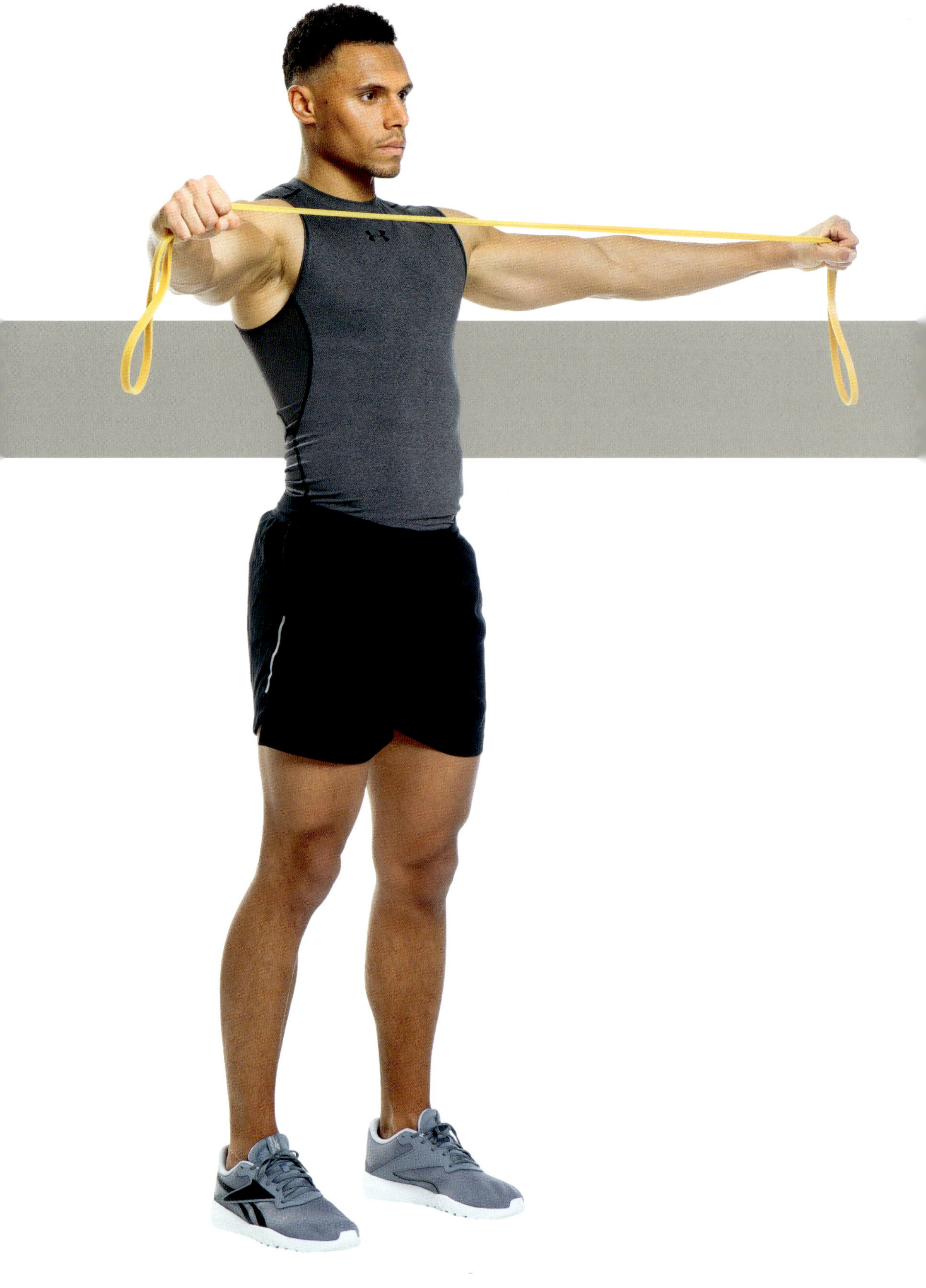

TEIL 2:
Zur Trainingslehre

Grundlagen

Das Krafttraining hat zahlreiche positive Effekte für unsere Gesundheit und unser Wohlbefinden. Dazu musst du deine Muskeln ausgewogen trainieren – nicht hingegen nur einige Muskeln aus optischen Gründen. Wichtig ist zudem regelmäßiges Training, und die Trainingsanreize sollten kontinuierlich vergrößert werden.

In diesem Buch findest du funktionelle Kraftübungen, mit denen du deinen Körper effektiv trainierst und deine Kraftleistungsfähigkeit deutlich steigerst. Es sind Übungen ausgewählt, die im selbstständigen Training daheim ausführbar sind. Wenn du für eine vorgestellte Übung nicht das Trainings-Tool verfügbar hast, dann nutze eine andere Übung für dieselbe Bewegungsrichtung (Muskelgruppe).

Es werden zuerst die Übungen vorgestellt, die vorrangig den Oberkörper aktivieren, dann den Rumpf und schließlich Gesäß und Beine. Mit den Übungen werden alle wichtigen Muskeln effektiv trainiert. Es werden zahlreiche Varianten angeboten, damit das Training dem Leistungsniveau angepasst werden kann und ortungebunden ist.

Es ist auf ein ausgeglichenes Körpertraining geachtet sowie auf ein intensives Training der Core-Muskeln, der sogenannten tieferliegenden Muskulatur von Bauch und Rücken. Denn die Core-Muskeln sind sehr wichtig zur Leistungserbringung und auch zum Schutz der Wirbelsäule.

Wenn du ein fortgeschrittenes Trainingsniveau erreichst, dann wähle auch freie einbeinige beziehungsweise einarmige Ausführungen sowie Übungsvarianten auf instabilem Untergrund, denn diese anspruchsvollen Übungen

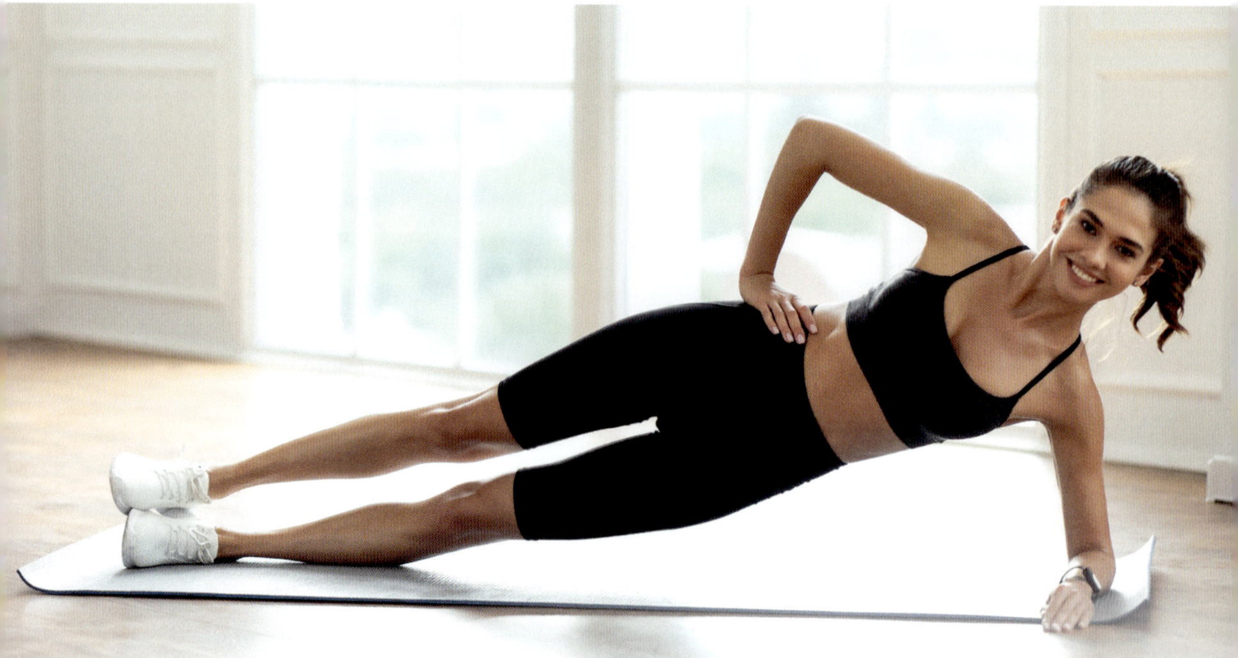

Mit Training nach den folgenden Prinzipien erreichst du deine Fitnessziele.

müssen ausbalanciert werden, was den Rumpf und die Gelenkstabilisatoren intensiv kräftigt. Zudem kannst du Sprungübungen ergänzen. Beim Krafttraining gilt immer als erste Priorität: Verletzungen sollten auf jeden Fall vermieden werden! Überlaste und verletze nicht deinen Bewegungsapparat durch zu hohe Trainingsintensität und fehlerhafte Übungsausführung. Nutze die im Buch vorgestellten Trainingsmethoden und Übungen, und sorge somit für ein effektives, erfolgreiches und sicheres Training.

Trainingsprinzipien

PRINZIP 1: Trainiere den Körper ausgeglichen

Achte bei der Zusammenstellung deines Trainingsprogramms darauf, dass du deinen Körper ausgeglichen trainierst. So entwickelst du das Kraftpotenzial optimal und schützt deinen Körper bestmöglich vor Verschleiß und Verletzungen. Es gilt Oberkörper, Rumpf und Unterkörper zu trainieren, und zwar so, dass für eine Bewegung auch deren Gegenbewegung gekräftigt wird. Bei der Zusammenstellung der Work-outs ist nicht entscheidend, dass du den Körper an einem Tag ausgeglichen trainierst, sondern über den Wochentrainingsplan hinweg verteilt, da die Möglichkeit besteht, die Work-outs aufzuteilen.

Einige Fitnesssportler hingegen trainieren einseitig, d.h. sie konzentrieren sich beispielsweise auf die Bewegung »Druck nach vorn«. Es ist jedoch zu beachten, dass die entgegengesetzte Bewegung »Zug nach hinten« mit der gleichen Intensität trainiert werden muss.

Dies lässt sich an einem geraden Boxschlag gut nachvollziehen: Durch das Training der vordrückenden Muskulatur wird das mögliche Kraftpotenzial vergrößert, die Schlagbewegung muss aber ausgeglichen und stabilisiert werden. Nur mit einer kräftigen Rückenmuskulatur lässt sich der gerade Boxschlag im optimalen Bewegungsumfang und somit mit großer Wirkung ausführen.

Weitere oftmals auftretende Schwachstellen aufgrund von einseitigem Training sind die hintere Oberschenkel- und Gesäßmuskulatur sowie die seitliche Rumpfmuskulatur. In den entsprechenden Buchabschnitten wird verdeutlicht, wie du diese Körperpartien effektiv trainierst.

PRINZIP 2: Wähle den richtigen Schwierigkeitsgrad

Wähle die Übung und deren Intensität so, dass die Anforderung deinem Leistungsstand entspricht. Es ist grundlegend, dass du jede Übung technisch korrekt ausführst. Ausweichbewegungen und Fehlstellungen gilt es zu vermeiden, denn die machen dich nicht stärker, sondern führen nur zu Verletzungen und vorzeitigem Verschleiß.

Bist du noch Einsteiger im Krafttraining, dann gilt es, dass du die Übungen zuerst mit geringer Belastung ausführst. Wähle also Belastungen eher mit zu niedriger als zu hoher Intensität, da sich dein Körper noch an das Training gewöhnen muss. Auch ist zu beachten, dass sich Muskeln schneller an die Anforderungen anpassen als Sehnen und Bänder.

Du findest bei den Übungen Möglichkeiten, sie zu vereinfachen und zu intensivieren, damit du mit dem für dich geeigneten Schwierigkeitsgrad trainieren kannst. Wähle die Übungsvariante und die Intensität beziehungsweise das Zusatzgewicht immer so, dass dir die Ausführung technisch korrekt gelingt.
Schaffst du eine Übung länger als die Satzdauer (beziehungsweise häufiger als die geplante Wiederholungszahl) auszuführen, dann kannst du die Belastung steigern, indem du eine intensivere Variante oder ein höheres Übungsgewicht nutzt. Steigere die Intensität nur so weit, dass du noch mindestens circa 30 Sekunden beziehungsweise 8 Wiederholungen lang die Belastung korrekt ausführen kannst.

PRINZIP 3: Intensiviere die Trainingseinheiten

Training hat zum Ziel, die körperliche Leistungsfähigkeit zu steigern. Dazu musst du deinen Körper beim Krafttraining ebenso wie bei jeder anderen Sportart fordern, Leistung zu erbringen. Durch die Belastungen in der Trainingseinheit ermüdet dein Körper, seine Leistungsfähigkeit nimmt also ab. In der Regenerationsphase, die unmittelbar nach dem Training beginnt, reagiert dein Körper auf die Anstrengung mit Anpassungsvorgängen.
Übst du in der Trainingseinheit mit einer größeren Intensität als in der vorherigen Trainingseinheit, dann setzt du einen überschwelligen Reiz.

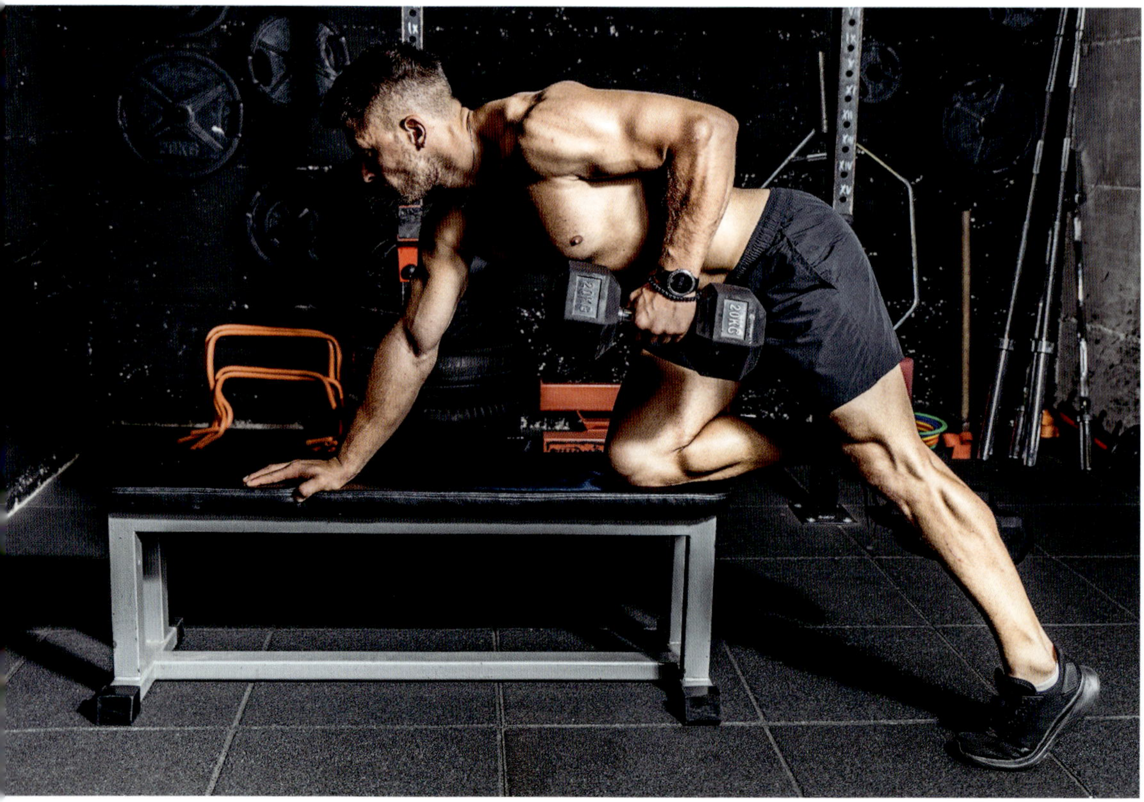

Beim Krafttraining mit Hanteln lassen sich die Leistungssteigerungen leicht erkennen. Bereits nach wenigen Wochen wirst du deutlich schwerere Gewichte heben können.

Durch diesen Reiz wird dein Organismus veranlasst, in der Regenerationsphase ein größeres Leistungsniveau zu entwickeln. Trainingsziel ist es, kontinuierlich die Anforderungen zu steigern. Allerdings stellt der Organismus das größere Leistungsvermögen nur für eine bestimmte Zeit zur Verfügung; wird es nicht genutzt, dann verringert sich die Leistungsfähigkeit wieder. Zudem ist anzumerken, dass die möglichen Leistungssteigerungen mit fortlaufendem Training immer geringer werden. Achte darauf, dass du spätestens nach 12 Wochen zumindest einige Umstellungen am Training vornimmst, da sich dein Körper ansonsten auf die Anforderungen einstellt.

PRINZIP 4: Intensiviere die Übungsbelastungen

Die erste Option, um die Satzlänge zu intensivieren, besteht darin, die Satzlänge zu verlängern beziehungsweise mehr Wiederholungen auszuführen. Du kannst eine Intensivierung von mindestens 4 Sekunden Belastungszeit beziehungsweise mindestens einer Wiederholung pro Woche erreichen (viele Übungen in diesem Buch werden so ausgeführt, dass eine Übungswiederholung etwa 4 Sekunden dauert), vorausgesetzt, du regenerierst genügend und ernährst dich angemessen.
Erreichst du die Obergrenze für eine Satzleistung gemäß der gewählten Trainingsmethode, dann nutze eine andere Intensivierungsoption. Bei Übungen mit Zusatzgewicht, wie beispielsweise Hanteln, kannst du nun das Gewicht erhöhen. Alternativ kannst du die Belastung bei der gleichen Übungsvariante erhöhen, indem du die Erholungszeit während der Übungssätze reduzierst sowie Sätze ergänzt.
Du kannst die Übungsintensität verändern, indem du die Position der abstützenden Kontaktpunkte variierst. Bringst du beispielsweise bei »K 4: Liegestütz« die Füße eng zusammen, dann wird die Übung intensiver; bringst du die Füße bis zu einer bestimmten Position weiter auseinander, dann wird die Übung einfacher. Oder du positionierst die Füße auf einen kleinen Kasten, um die Übung zu erschweren. Zudem intensivierst du die Übung umfassend, indem du ein abstützendes Körperteil anhebst. Du erreichst eine intensivere Muskelbeanspruchung bei einer Übung, wenn du dynamische und statische Durchführung miteinander kombinierst. Dazu verbleibst du während der Übungsbewegung in einer oder mehreren Positionen für einige Sekunden, beispielsweise in der Endposition mit maximaler Kontraktion. Außerdem kannst du Teilbewegungen in der Endposition ausführen. Dazu bewegst du dich in die Endposition und führst dann kleine, langsame Bewegungen nach unten und oben aus. Wiederholungen im Bereich höchster Muskelaktivität bewirken ein besseres Trainingsergebnis. Achte bei allen Haltepositionen darauf, dass du gleichmäßig atmest.
Als Fortgeschrittener kannst du instabile Untergründe wie Gymball, Balance-Pad, Therapiekreisel oder Kissen einsetzen.
Erhöhe generell die Intensität beziehungsweise das Zusatzgewicht nur so weit, dass du die Übung noch technisch korrekt in der beabsichtigten Zeitdauer beziehungsweise mit der geplanten Wiederholungszahl ausführen kannst.

PRINZIP 5: Trainiere regelmäßig

Regelmäßiges Krafttraining ist grundlegend, damit du kontinuierlich die Leistungsfähigkeit steigern kannst. Seltenes, sehr intensives Training ist hingegen nicht empfehlenswert, da dies, wenn überhaupt, das Leistungsvermögen

kaum verbessert, sondern vielmehr den Bewegungsapparat intensiv belastet.
Es empfiehlt sich, dass du jede wichtige Bewegungsrichtung beziehungsweise Muskelgruppe 2–3-mal pro Woche kräftigst. Die optimale Häufigkeit ist davon abhängig, wie intensiv du trainierst und wie gut dein entwickeltes Leistungsvermögen bereits ist. Umso besser du trainiert bist, desto detaillierter muss der Trainingsplan für Leistungssteigerungen ausgearbeitet werden. Damit du das erreichte Leistungsvermögen halten kannst, gilt die Regel, dass du wöchentlich mindestens 1-mal Krafttraining für alle wichtigen Muskelgruppen beziehungsweise Bewegungsrichtungen ausführen musst. Pausierst du hingegen länger vom Training, dann baut der Körper seine Leistungsfähigkeit wieder langsam ab. Wenn du verletzt bist, dann schone diese Körperpartie. Du kannst dann andere Körperpartien trainieren. Bei einer Krankheit allerdings musst du vom Training pausieren, um keine Verzögerung des Heilungsprozesses zu riskieren.

PRINZIP 6: Trainiere kurz und intensiv

Es hat sich in den letzten Jahren gezeigt, dass mit kurzen, intensiven Trainingseinheiten die besten Ergebnisse erzielt werden. Oftmals wird eine Dauer von 30–60 Minuten für den Hauptteil des Work-outs empfohlen, zuzüglich Auf- und Abwärmphase.
Das Training wird in Übungen, Sätzen und Wiederholungen beziehungsweise Zeitintervallen beschrieben. Ein Satz beschreibt die Ausführung einer Übung ohne Unterbrechung. Die sinnvolle Satzanzahl hängt von der Gesamtzahl der Übungen sowie von der Trainingsplanung und vom Leistungsniveau des Fitnesssportlers ab.

Für das Krafttraining in diesem Buch bietet sich oftmals das effektive Zirkeltraining an. Beim Zirkeltraining machst du für eine Übung einen Satz und folgst direkt mit einem Satz für die nächste Übung. Dann machst du eine Pause und wiederholst schließlich den Zirkel. Ein Zirkel wird meistens mit 5–12 Übungen und 2–3 Durchgängen gestaltet, je nachdem wie intensiv die Übungen sind und wie viele Sätze du in der Trainingseinheit geplant hast. Wenn du einen Intervall-Timer nutzt, dann gibst du als geplante Übungszeit 30–60 (120) Sekunden pro Satz ein und als Pausenzeit zwischen den einzelnen Übungen 15 Sekunden. Nachdem du für alle Übungen einen Satz ausgeführt hast, machst du eine Pause von 2–3 Minuten und beginnst schließlich wieder mit der ersten Übung.
Du kannst auch mit Wiederholungszahlen trainieren, wenn du diese Form des Trainings bevorzugst. Dazu empfehlen sich 8–12 Wiederholungen pro Satz einer Übung bei vorrangigem Ziel Muskelaufbau und 15–20 (20–30) Wiederholungen, wenn dein Training auf die Verbesserung der Kraftausdauer ausgerichtet ist.
Alternativ kannst du so trainieren, dass du zuerst eine Bewegungsrichtung (Muskelgruppe) trainierst und dann deren Gegenbewegung (Gegenspieler), was sich beispielsweise für »Druck nach vorn« (z. B. »K 4: Liegestütz«) und »Zug nach hinten« (z. B. » K 11: Bandzug von vorn«) anbietet. Dann führst du wieder die erste Übung aus und fährst so fort, bis du alle Sätze gemacht hast. Anschließend beginnst du mit dem nächsten Übungspaar.
Als weitere Option kannst du so vorgehen, dass du zuerst alle Sätze einer Übung machst, bevor du mit der nächsten Übung beginnst. Dieses Vorgehen erfordert allerdings, dass du 1–3 Minuten zwischen zwei Übungssätzen pausierst, wodurch sich die gesamte Trainingszeit für das Work-out deutlich verlängert.

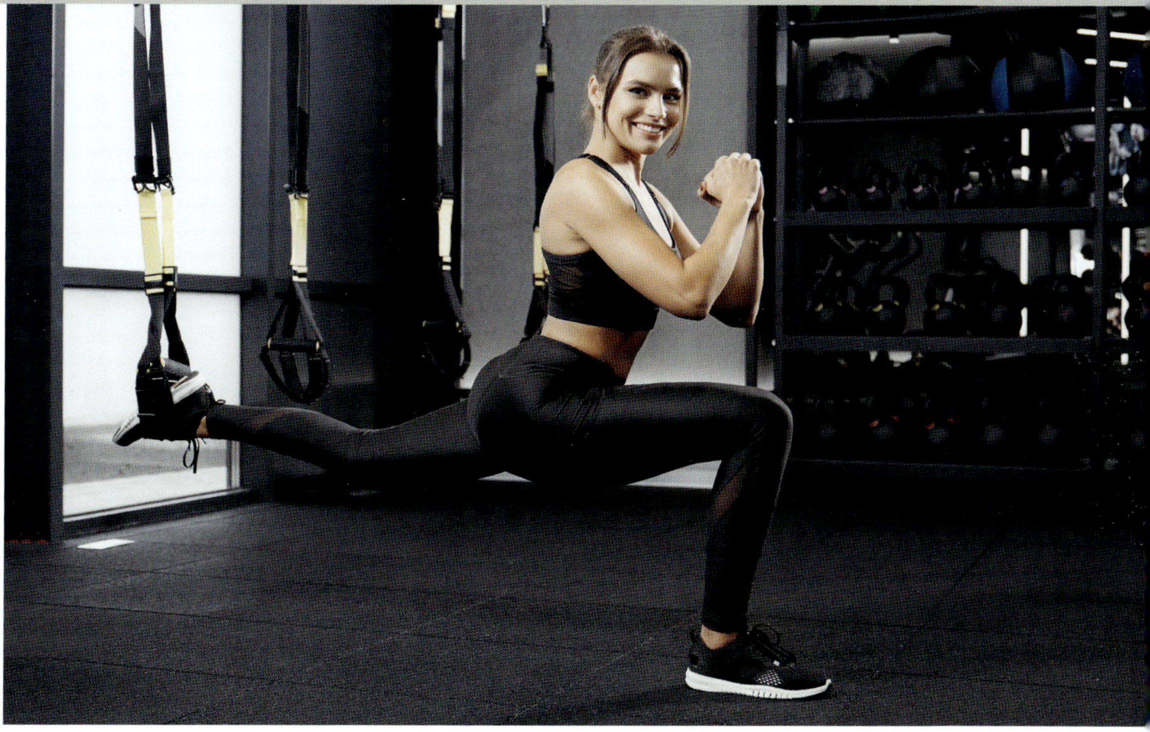

Trainiere kurz und intensiv – so erreichst du optimale Trainingsergebnisse!

Prinzip 7: Regeneriere angemessen

Nach einer Trainingseinheit benötigt die aktivierte Muskulatur eine Pause, um sich zu erholen und ein größeres Leistungsvermögen zu entwickeln. Dabei gilt, dass du weder zu kurz noch zu lange pausieren sollst. Denn wenn du zu lange vom Training pausierst, dann baut dein Körper sein Leistungsvermögen wieder ab. Pausierst du hingegen zu kurz, dann kann sich dein Körper nicht erholen und ein erhöhtes Leistungsvermögen entwickeln, es kann sich sogar ein Zustand von Übertraining einstellen. Wenn du deinen Körper zusätzlich zum Krafttraining mit intensivem Ausdauertraining und/oder anderen Sportarten intensiv belastest, dann musst du bei der Trainingsplanung die Gesamtbelastungen im Wochenplan berücksichtigen, also die Krafteinheiten ebenso wie alle anderen intensiven körperlichen Belastungen.

Üblicherweise wird eine Erholungsdauer von 1–3 Tagen zwischen 2 Krafteinheiten für dieselbe Bewegungsrichtung, also der daran vorrangig beteiligten Muskelgruppen, empfohlen. Die optimale Zeitdauer ist von Trainingsintensität, Leistungsstand und Regenerationsmaßnahmen abhängig. Achte auf deinen Körper: Fühlst du dich kräftig und leistungsbereit, dann kannst du trainieren. Fühlst du dich hingegen müde und schlapp, dann trainierst du andere Körperpartien oder verzichtest auf eine Trainingseinheit. In »Teil 5: Dein Krafttraining« ab Seite 167 findest findest du Pläne, die zeigen, wie du die Trainingswoche effektiv gestaltest. Du kannst auf die Regenerationsphase einwirken, indem du auf genügend Schlaf- und Erholungsphasen achtest. Zudem kannst du die Regenerationsphase durch eine Massage mit

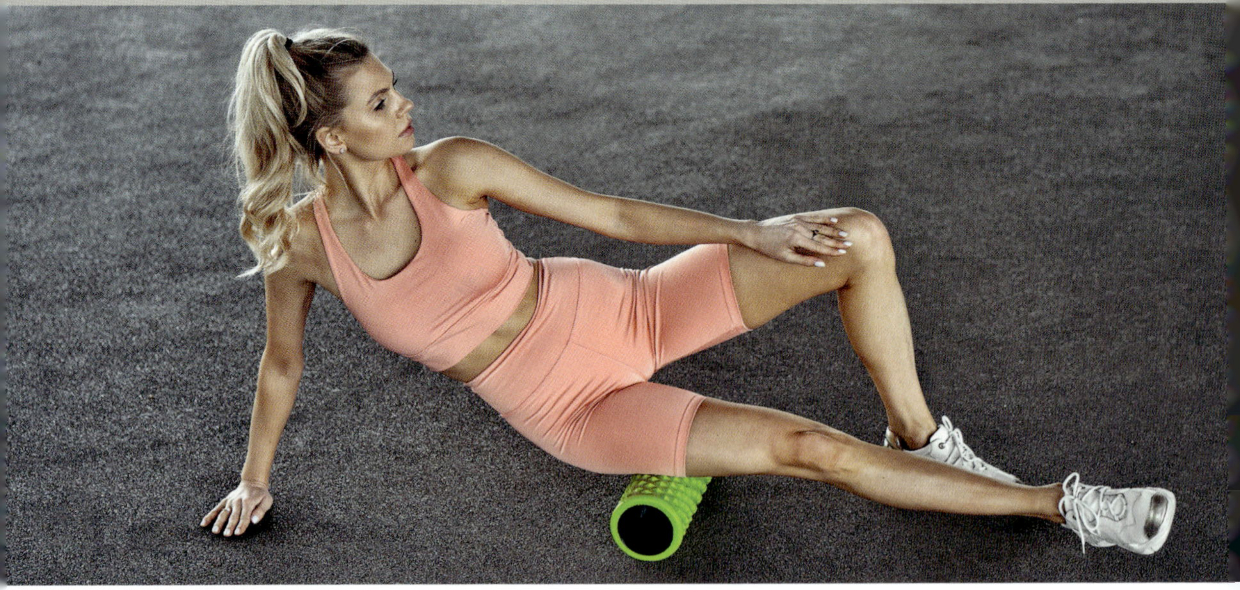

Das Abrollen mit der Faszienrolle hilft, die Regeneration zu beschleunigen.

der Faszienrolle und einen Saunabesuch etwas verkürzen. Entscheidend ist außerdem, wie du dich ernährst. Wähle gesunde Nahrungsmittel, verzehre genügend Eiweiß, und gleiche die Eiweißmenge mit einer großen Menge an Gemüse, Salat und auch Obst aus. Das Ausgleichen durch basische Nahrungsmittel ist wichtig, um eine Übersäuerung des Körpers zu vermeiden, denn mit der Zeit können sich aus einer fortlaufenden Übersäuerung zahlreiche gesundheitliche Problematiken entwickeln.

PRINZIP 8: Achte auf korrekte Körperhaltung

Bei den Übungen ist eine korrekte Körperposition entscheidend, denn diese ermöglicht effiziente Bewegungen und optimales Weiterleiten von Kraft und Energie. Liegen hingegen Defizite wie eine Schiefstellung des Körpers vor, dann können Bewegungen nicht effizient erfolgen und deine Leistungsfähigkeit ist einge-

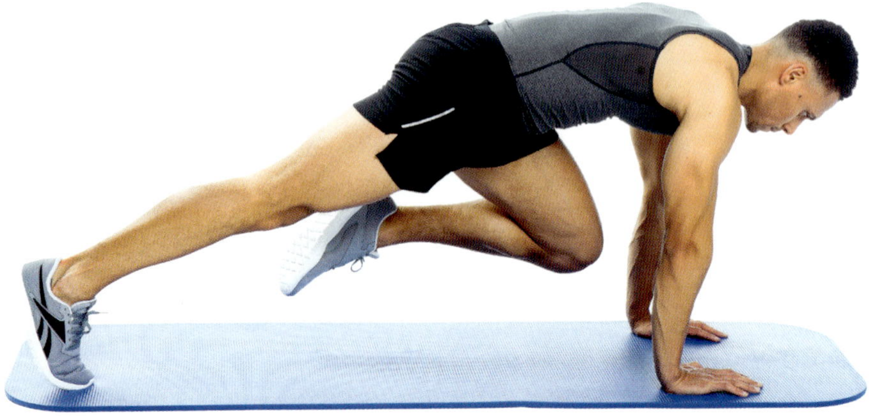

Achte auf korrekte Körperhaltung sowie auf Rumpf- und Schulterspannung.

schränkt. Aus Fehlhaltungen entstehen Ausweichbewegungen, welche Verspannungen, Verletzungen und langfristig Gelenkabnutzung verursachen. Widme deiner Körpermitte, dem Zentrum der Kraft, besondere Aufmerksamkeit beim Einnehmen und Stabilisieren der Übungsposition. Sind Rumpf, Becken und Schultern in einer stabilen Position, dann ist der Körper leistungsfähig, da alle Bewegungen über diese Körperpartien verlaufen.

Nimm immer zuerst eine stabile Anfangsposition ein, bevor du mit der Übungsdurchführung beginnst. Spanne die quer verlaufende Bauchmuskulatur an, indem du den Bauchnabel nach innen und etwas hochziehst – ohne dabei die Luft anzuhalten. Achte auf gerade Hüften und spanne die Gesäßmuskulatur an. Halte die Schultern gerade, spanne sie erst etwas nach hinten und lasse sie dann leicht nach unten sinken. Der Kopf ist gerade und mittig ausgerichtet, das Kinn wird leicht zur Brust gezogen.

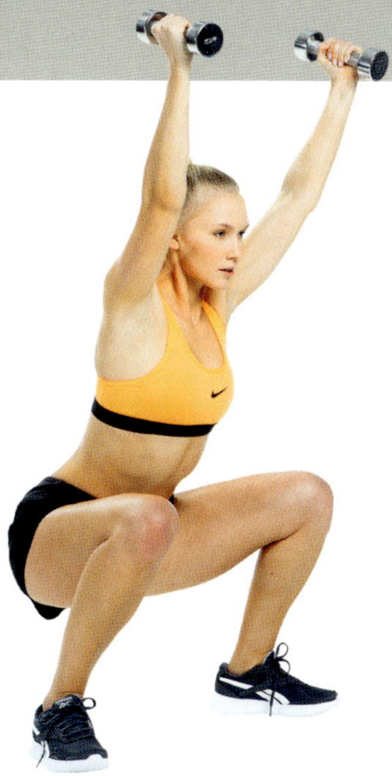

Bei »K 78: Beidbeinige Y-Kniebeuge« atmest du während dem Senken ein und während dem Beinstrecken aus. Führst du die Übung jedoch sehr langsam aus, dann atme am besten durchgehend gleichmäßig.

Atmen beim Krafttraining

Die korrekte Atmung ist vom Trainingsziel beziehungsweise der Trainingsmethode abhängig. Verfahre bei den Übungen zur Körperkräftigung wie folgt, gleich ob diese mit Körpergewicht oder mit Zusatzgewicht ausgeführt werden:

- Atme ein, wenn du die dich in die Anfangsposition begibst, während der Anstrengungsphase atmest du aus und beim Zurückkehren in die Anfangsposition atmest du wieder ein. Das bedeutet: Bei Druckbewegungen atmest du während dem Senken in die tiefe Position ein und atmest während der Streckphase aus. Bei Zugbewegungen atmest du während des Streckens ein und beim Heranziehen atmest du aus.
- Führst du die Übungen jedoch sehr langsam aus beziehungsweise verbleibst du über einige Sekunden oder über den kompletten Übungsverlauf statisch in einer Position, dann atmest du durchgehend gleichmäßig ein und aus. In den Übungsbeschreibung ist oft »kurz« beim Halten der Endposition genannt, damit sind nur 1 bis maximal 2 Sekunden gemeint, was kein weiteres Ein- und Ausatmen erfordert.
- Bei explosiver Übungsdurchführung, beispielsweise bei »Sprüngen aus der Kniebeuge«, atmest du ein, während du dich in die Anfangsposition begibst, und atmest während der explosiven Phase aus.
- Wenn du hingegen Sprungübungen mit hohen Wiederholungszahlen zur Förderung der Kraftausdauer ausführst, dann kannst du wie zuvor beschrieben atmen. Alternativ kannst du durchgehend gleichmäßig atmen, da dies helfen kann, den Puls etwas zu senken. Wenn dies gelingt, dann wirst du die Leistung länger erbringen.

TEIL 3:
Die Übungen

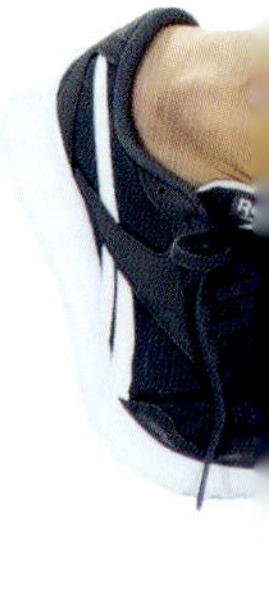

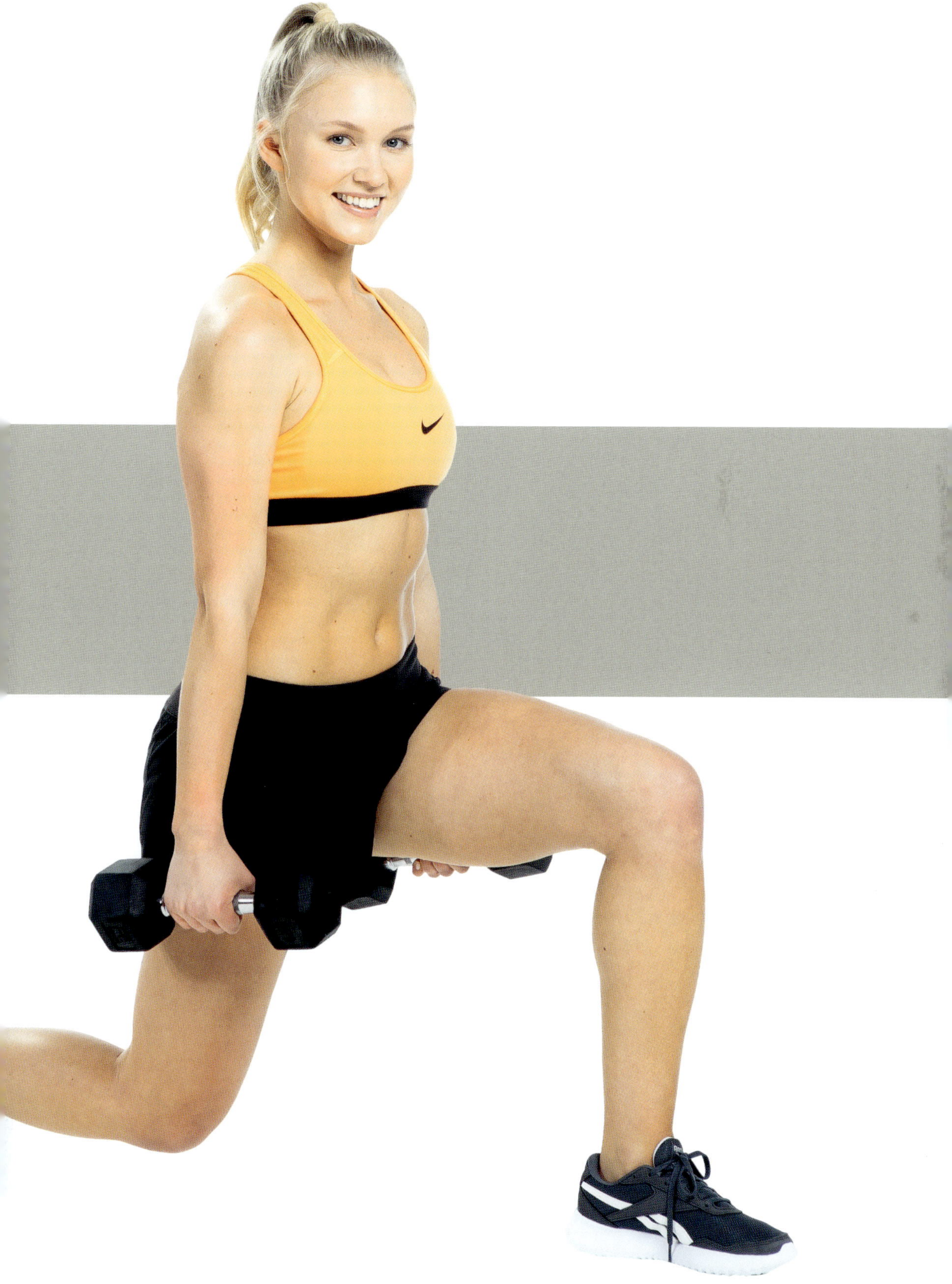

So führst du die Übungen aus

In den folgenden Abschnitten findest du Übungen zur Übersichtlichkeit unterteilt in »Oberkörper«, »Rumpf« und »Gesäß und Beine«.

Den Bereich, den die Übungen vorrangig kräftigen, findest du unter »Kräftigung« bei der Übungsbeschreibung.

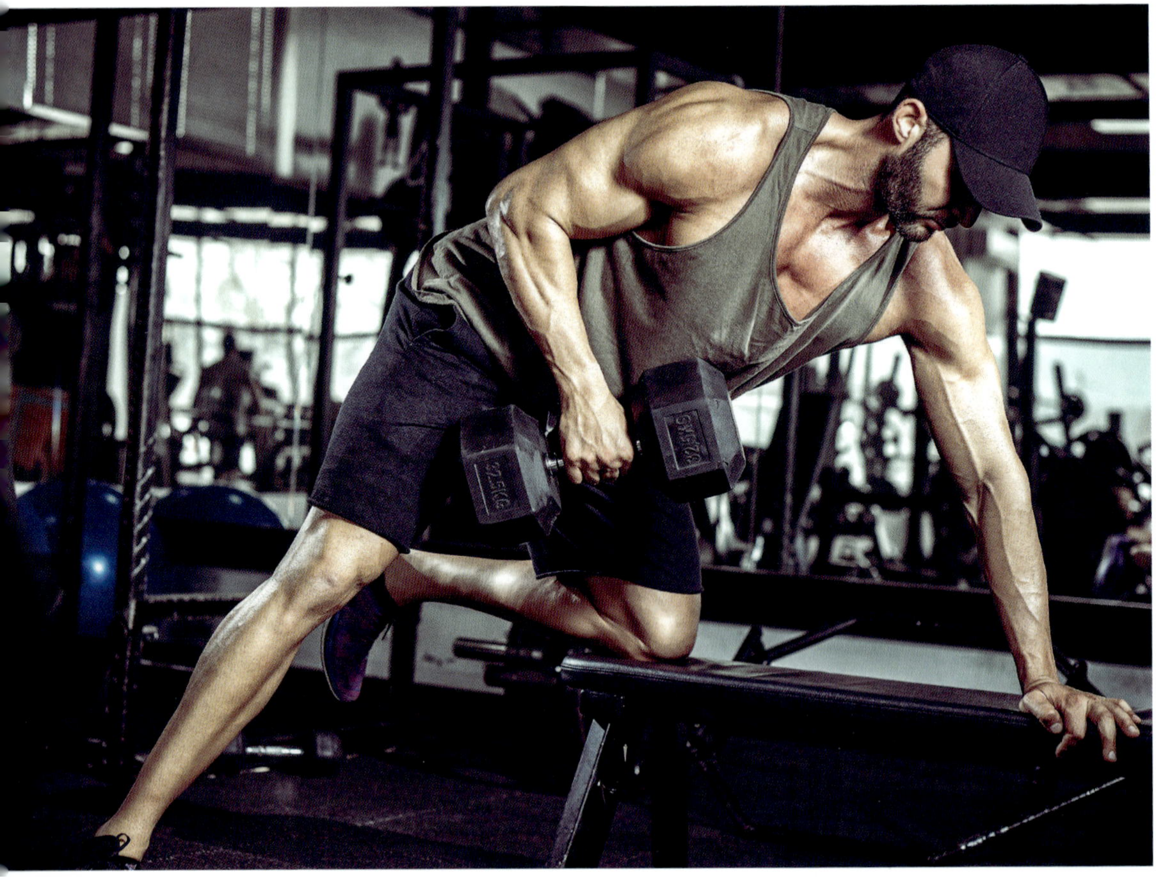

Wähle die für dich geeignete Übungsvariante und trainiere in stabiler Position.

INFO: Englische Übungsnamen

Ich habe englische Übungsbezeichnungen beigefügt, damit du Filme auf *YouTube* leichter finden kannst, falls du die Übungen auch in Bewegung sehen willst. Allerdings ist bei einigen *YouTube*-Filmen die Ausführung technisch nicht ganz korrekt. Zudem werden die Übungsnamen nicht einheitlich verwendet und es könnten sich Änderungen nach der Bucherstellung ergeben.

Beginne die Übung in einer stabilen Anfangsposition, baue Körperspannung auf und halte sie durchgehend aufrecht. Aktiviere die Bauch- und die Gesäßmuskulatur, halte den Rücken gerade und spanne die Schulterblätter nach hinten unten. Kontrolliere regelmäßig deine Anfangsposition und die Übungsdurchführung vor einem Spiegel. Achte darauf, dass die Schultern auf gleicher Höhe bleiben und darauf, dass du die aufgebaute Körperspannung durchgehend bewahrst und somit der Rücken gerade bleibt.

Führe die Übung konzentriert aus und achte auf technisch korrekte Bewegungen. Vermeide jede Form von Ausweichbewegungen wie Verdrehen des Körpers und Schwung holen, denn dies führt nicht zu einem besseren Trainingsergebnis, sondern erhöht die Verletzungsgefahr und kann vorzeitigen Gelenkverschleiß verursachen. Du wirst beispielsweise bei »K 15: Klimmzug« feststellen, wie Rücken-, Hand-, Unterarm- und vordere Oberarmmuskulatur zittern und ermüden. Durch ruckartige Bewegungen, Verdrehen der Schulter und Anheben des Nackens gelingt es dir vielleicht, eine Wiederholung mehr auszuführen, dadurch wird die Muskulatur aber nicht besser trainiert, sondern die Übung mit Körperfehlstellungen bewältigt.

Die Zielmuskulatur muss während der gesamten Übungsdurchführung aktiviert bleiben. Du sollst beispielsweise bei »K 38: Bizeps-Curl« den Arm bei der Streckbewegung nicht durchhängen lassen, sondern ihn leicht gebeugt in Spannung halten. Die Muskelaktivität nimmt während der Bewegung zu und ist in der Endposition am intensivsten, deshalb kann die Übung auch durch Halten der Endposition und Teilbewegungen intensiviert werden.

Führe dein Krafttraining ausgeglichen aus, d. h. trainiere die rechte und die linke Körperseite mit der gleichen Intensität. Kräftige eine Bewegungsrichtung (Muskelgruppe) mit der gleichen Satzzahl wie die Gegenbewegung (Gegenspieler), Wenn du dein Training in unterschiedliche Work-outs aufteilst, dann achte darauf, dass die Bewegungen im Wochenplan ausgeglichen vorhanden sind.

Grundlegend ist es, dass du alle in diesem Buch als wichtig vorgestellten Bewegungsrichtungen/ Körperbereiche zumindest 1-mal pro Woche trainierst.

Einseitiges Training sowie Verletzungen können dazu führen, dass sich Muskelungleichgewichte bilden und sich daraus eine schlechte Körperhaltung entwickelt. Solche Schwachstellen musst du beseitigen, da diese zu verringerter Leistungsfähigkeit führen, generell die Verletzungsgefahr erhöhen und die Gelenke belasten.

Mache zuerst den Satz für die schwächere Körperseite. Mache mehr oder sogar die doppelte Anzahl an Sätzen für die schwächere Muskulatur einige Wochen lang, bis sich wieder ein ähnliches Kraftverhältnis eingestellt hat.

Trainiere intensiv, aber ohne Schmerzen. Falls eine Übungsbewegung schmerzt, dann musst du abstoppen. Lässt der Schmerz umgehend nach, dann mache dir deine Körperhaltung bewusst und versuche die Übung erneut. Tritt der Schmerz erneut auf, dann wähle eine andere Übung für dieselbe Bewegungsrichtung oder beginne mit der nächsten Übung im Trainingsplan. Lässt der Schmerz jedoch auch im Ruhezustand nicht nach, dann beende das Training und suche einen Arzt auf.

Es ist davon abzuraten, den Schmerz »wegzutapen«, denn eine solche Maßnahme stellt nur im Ausnahmefall und nach Absprache mit Arzt oder Krankengymnasten eine Option dar.

INFO: Übungsdurchführung

Nimm die Anfangsposition ein und stabilisiere die Position, indem du deine Körperspannung aufbaust.
Führe die Übung entsprechend der Beschreibung durch, ohne Ausweichbewegungen und Fehlstellungen.
Wiederhole die Übung so lange beziehungsweise so oft, wie es deinem Leistungsniveau entspricht und im Trainingsplan vorgesehen ist.
Achte auf technisch korrekte Ausführung. Wenn du Ausweichbewegungen benötigst, um die geplante Intervalldauer oder Wiederholungszahl zu erreichen, dann nutze eine einfachere Übungsvariante. Du musst immer beide Körperseiten kräftigen, auch wenn eine Übung nur zu einer Seite beschrieben ist.
Wenn du die Übungen mit Zeitintervallen ausführst, dann gilt es, dass du den Körper möglichst intensiv in der Übungszeit belastest. Du sollst hingegen nicht möglichst schnell viele Wiederholungen ausführen.
Intensiviere erst dann eine Übung, wenn du mindestens 12 Wiederholungen (beziehungsweise circa 48 Sekunden Übungszeit) technisch perfekt ausführen kannst.
Die Zeichen (++) und (+) verdeutlichen, ob eine Übung einen Muskel vorrangig kräftigt oder mitkräftigt.

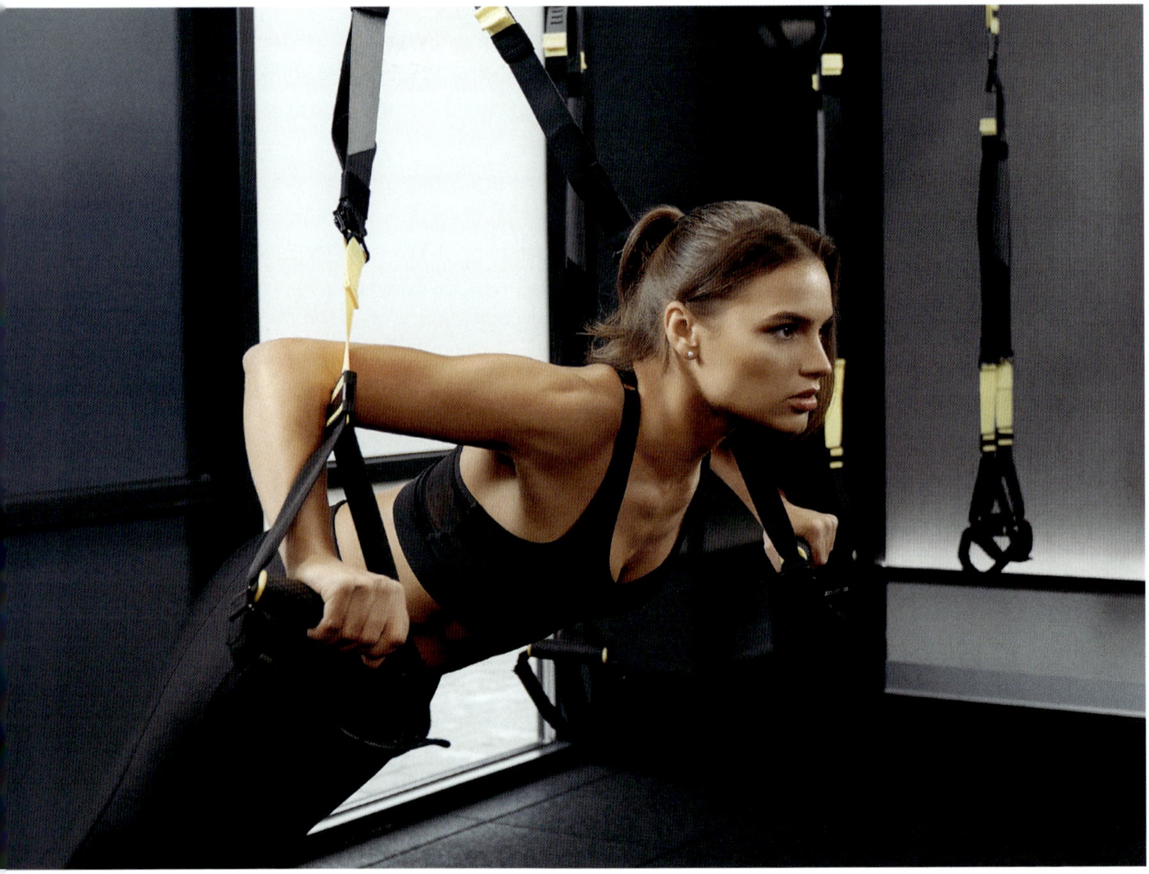

Trainiere intensiv, aber vermeide Fehlstellung und Schmerzen beim Training.

Übungen für den Oberkörper

Richtige Power im Oberkörper entwickelst du mit Übungen aus dem funktionellen Training, da diese eine Vielzahl von Muskeln aktivieren. Dazu kannst du Übungen mit dem eigenen Körpergewicht ausführen und Tools wie Hanteln, Fitnessbänder und Schlingentrainer einsetzen. Ziel ist es Übungen zu nutzen, die eine Vielzahl von Muskeln gleichzeitig aktivieren; so bekommst du wirkliche Kraft – gleich ob du im Alltag schwere Gegenstände heben musst oder kraftvolle Technikausführung in einer Sportart anvisierst.

Beim effektiven Training für den Oberkörper musst du darauf achten, dass du den Körper ausgeglichen trainierst. So erfolgen nicht nur die Bewegungen in Alltag und Sport optimal, sondern der Körper ist auch bestmöglich vor Verletzungen und vor Verschleiß geschützt. Wenn du hingegen deinen Körper nur einseitig trainierst, dann führt dies zu Bewegungseinschränkungen und Verletzungen. Einige Fitnesssportler trainieren jedoch die Druckbewegung nach vorn vor allem mit den Übungen »K 1: Bankdrücken« und »K 4: Liegestütz« viel intensiver als die Zugbewegung nach hinten. Aus einem solchen Ungleichgewicht können sich Körperfehlstellungen entwickeln wie eine durchgehende Schulterspannung nach vorn oben. Als Folge davon wird der Körper zu Ausweichbewegungen veranlasst, welche die Verletzungsanfälligkeit erhöhen, Schulterschmerzen und erhöhte Gelenkabnutzung verursachen. Wenn bei dir ein Muskelungleichgewicht besteht, dann mache wöchentlich bewusst mehr Sätze für die schwächere Muskulatur beziehungsweise für die schwächere Bewegungsrichtung – so lange, bis das Ungleichgewicht behoben ist.

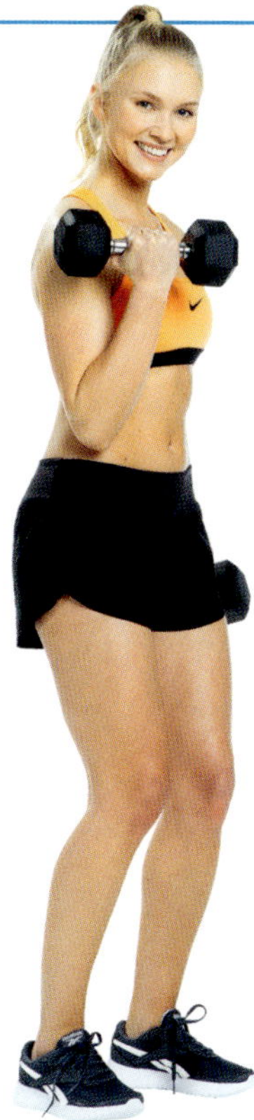

»K 38: Bizeps-Curl«

Bei Schulterproblemen sind häufig Defizite bei hinterer Schultermuskulatur, Außenrotatoren und generell Stabilisation der Schulterblätter feststellbar, weshalb du hierzu entsprechende Ergänzungsübungen findest.

Die Übungen werden zur übersichtlichen Darstellung in Rubriken geordnet. Zahlreiche Übungen trainieren jedoch mehrere Körperbereiche.

Brust	K 1–K 8
Rücken	K 9–K 15
Schultern	K 16–K 32
Schulterblätter und Außenrotatoren	K 33–K 37
Vordere Oberarme	K 38–K 40
Hintere Oberarme	K 41–K 43

K 1 Bankdrücken mit Hanteln **Dumbbell Chest Press**

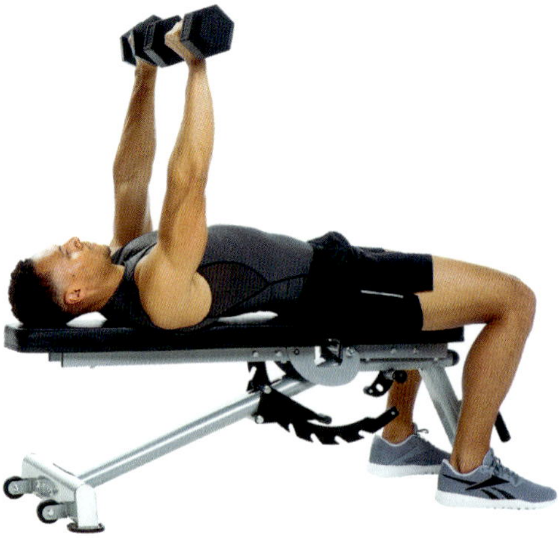

(A)

KRÄFTIGUNG

++ Brust-, hintere Oberarm- und vordere Schultermuskulatur

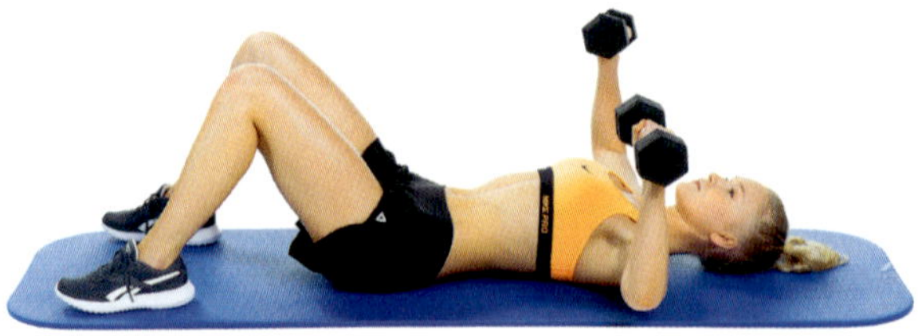

(C)

Die Variante auf dem Boden, ohne Rotation beim Senken.

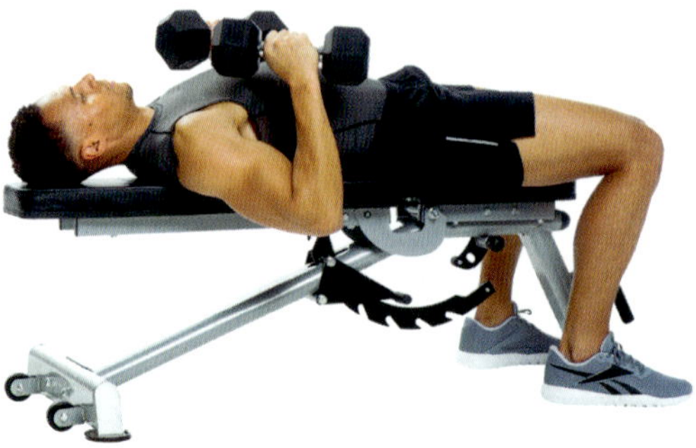

(B)

Die Anfangs- und die Endposition.

SO GEHT´S

- Lege dich mit dem Rücken auf eine Hantelbank oder, falls nicht vorhanden, auf den Boden. Die Arme streckst du senkrecht in die Luft, etwa schulterbreit auseinander, und in den Händen hast du Kurzhanteln, mit zueinander gerichteten Daumen (A).
- Drücke die Füße auf den Boden und spanne die Bauch- und die Gesäßmuskulatur an.
- Senke die Hanteln und führe sie etwas nach außen, bis die Oberarme etwa waagerecht sind. Du kannst dabei die Hände rotieren (B), sodass in der Endposition die Handflächen zueinander zeigen, was aber nicht zwingend ist. Gleichzeitig atmest du ein. Halte kurz die Position.
- Drücke die Hanteln in die Anfangsposition zurück, wobei du ausatmest. Dann wiederholst du die Übung.
- Vermeide es, die Schultern anzuheben, und halte die Handgelenke gerade.

VARIANTEN

Nutzt du schwere Kurzhanteln, dann kannst du diese im aufrechten Sitz auf die Oberschenkel stellen und sie unterstützend mit den Beinen anheben, während du die Rückenlage einnimmst.

Du kannst die Hanteln abwechselnd anheben. Auch kannst du durchgehend in neutraler Position üben, d. h. mit den Handflächen zueinander gerichtet. Beim Üben auf dem Boden senkst du die Hanteln nur so weit, dass die Oberarme nicht aufliegen (C).

K2 Brustpresse mit Band **Band Chest Press**

KRÄFTIGUNG
++ Brust- und vordere Schultermuskulatur
+ hintere Oberarm- und Rumpfmuskulatur

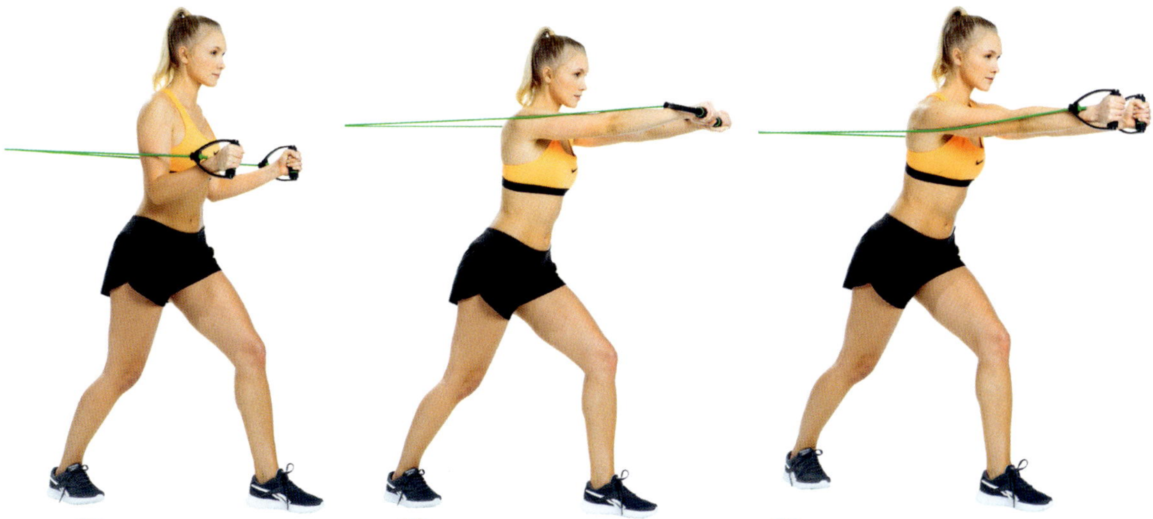

(A) Die Anfangs- und die Endposition.

(B)

(C) Die Variante mit den Handflächen zueinander in der Endposition.

SO GEHT´S

- Das Band ist etwa in Schulterhöhe befestigt. Du stehst mit dem Rücken zur Bandbefestigung im leichten Ausfallschritt oder Parallelstand. Greife die Griffe oder Enden des Bandes mit gebeugten Armen, Handflächen zueinander (A). Das Band befindet sich in mittlerer Spannung.
- Aktiviere die Bauch- und die Gesäßmuskulatur und ziehe die Schulterblätter nach hinten und in Richtung Gesäß. Nun atmest du ein.
- Drücke die Hände gegen den Bandwiderstand gerade nach vorn (B), wobei du die Handflächen nach unten drehst. Gleichzeitig atmest du aus. Die Hände sind nun etwa schulterbreit auseinander. Halte kurz die Position.
- Bewege die Hände langsam in die Anfangsposition zurück und atme ein, um dann die Übung zu wiederholen.
- Vermeide es, die Schultern anzuheben, halte den Rumpf durchgehend in Spannung und achte auf gerade Handgelenke.

VARIANTEN

Du kannst ohne Handdrehung üben, mit den Handflächen durchgehend zueinander (C) oder nach unten gerichtet. Du kannst alternativ einarmig üben.
Als weitere Option kannst du das Band um den Rücken legen und so die Übung im Stand oder in Rückenlage ausführen.

K3 Brustpresse in Schlingen TRX® Chest Press

KRÄFTIGUNG
++ Brust-, vordere Schulter- und hintere Oberarmmuskulatur
+ Rumpfmuskulatur

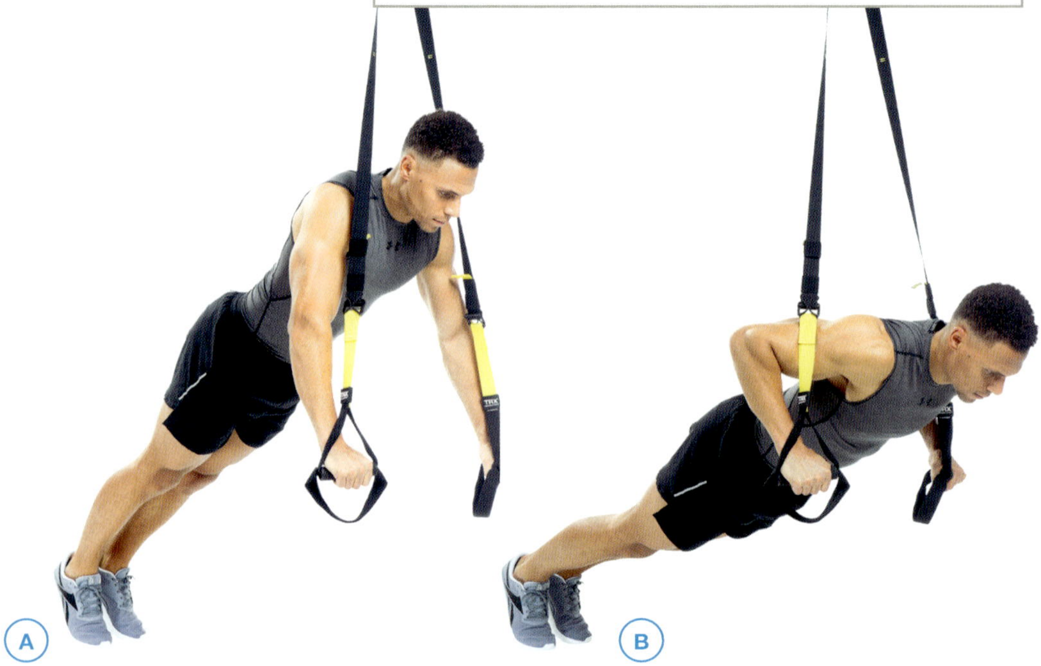

Die Anfangs- und die Endposition. Du kannst die Hände höher halten und die Schräglage verkleinern, um die Übung zu vereinfachen.

SO GEHT´S

- Du stehst mit dem Rücken zum Schlingentrainer, mit hüft- bis schulterbreitem Stand. Fasse die Griffe von innen und hebe die gestreckten Arme an. Die Handflächen zeigen nach unten.
- Gehe mit den Füßen zurück, um die Schräglage einzunehmen (A) und die Bänder zu spannen. Die Fersen hebst du an.
- Aktiviere die Bauch- und die Gesäßmuskulatur und ziehe die Schulterblätter zusammen und in Richtung Gesäß.
- Beuge kontrolliert die Arme, recht nahe am Körper entlang, und senke dabei die Brust zwischen den Griffen ab (B). Gleichzeitig atmest du ein. Halte kurz die tiefe Position.
- Drücke dich mit Ausatmung nach oben, um die Übung zu wiederholen.
- Halte den Rumpf durchgehend in Spannung und achte auf gerade Handgelenke.

VARIANTEN

Du kannst alternativ mit den Handflächen zueinander zeigend üben oder mit Drehung der Handflächen, um etwas unterschiedliche Muskelanteile zu aktivieren.
Fortgeschrittene können einen Fuß durchgehend in der Luft halten oder einarmig üben.

K 4 Liegestütz **Push Up**

KRÄFTIGUNG
++ Brust-, hintere Oberarm- und vordere Schultermuskulatur
\+ Rumpfmuskulatur

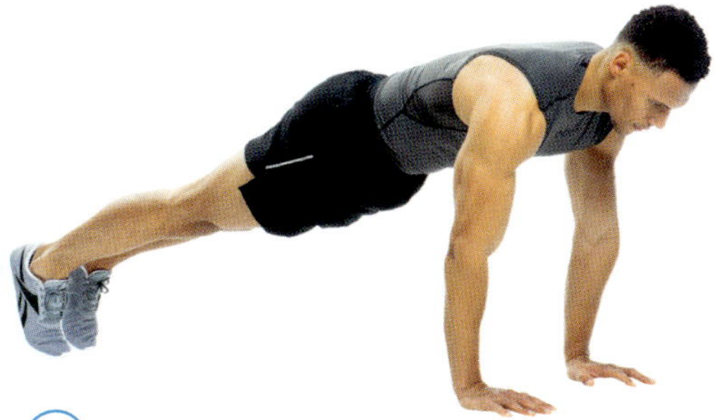

A

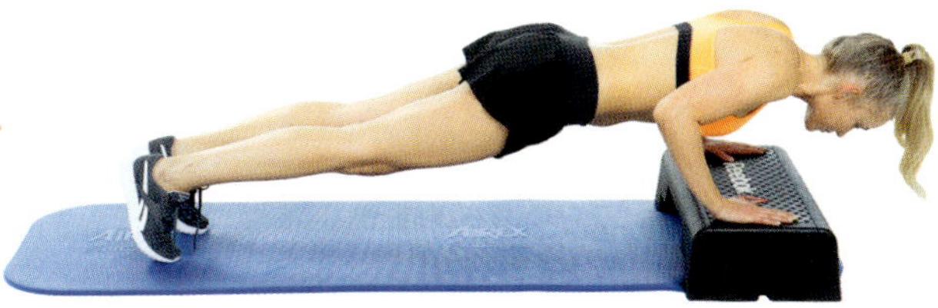

C

Die Vereinfachung mit den Händen auf dem Stepper.

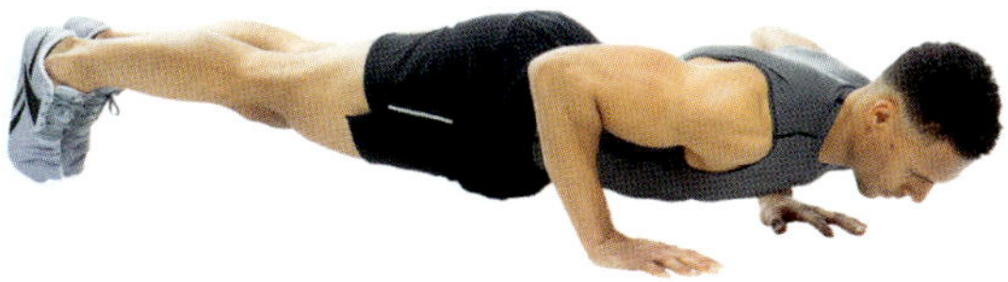

B

Die Anfangs- und die Endposition.

SO GEHT´S

- Du bist in der Liegestützposition mit gestreckten Armen. Die Füße sind nahe zueinander oder ganz zusammengestellt, und die Zehen sind aufgestellt.
- Spanne die Gesäß- und die Bauchmuskulatur an, indem du den Bauchnabel nach innen ziehst. Rotiere die Ellbogeninnenseiten vor, ohne dabei die Schultern anzuheben. Der rechte Arm rotiert im Uhrzeigersinn und der linke Arm seitenverdreht. Die Schulterblätter spannst du in Richtung Gesäß (A).
- Beuge die Arme, bis die Brust fast den Boden berührt (B) und atme ein. Die Ellbogen werden recht nahe am Körper entlang bewegt. Halte kurz diese Position.
- Drücke dich mit Ausatmung ganz nach oben und wiederhole dann die Übung.
- Halte den Körper durchgehend in Spannung und vermeide es, ein Hohlkreuz einzunehmen und den Kopf »runterzuschieben«.

VARIANTEN

Je näher du die Ellbogen am Körper bewegst, desto mehr Aktivität wird von der hinteren Armmuskulatur ausgeführt.
Du vereinfachst die Übung, indem du die Hände auf eine Erhöhung wie einen Stepper stellst (C), und zudem kannst du die Füße weiter auseinander bewegen. Einsteiger können die Knie auf dem Boden positionieren. Du intensivierst die Übung, indem du einen Fuß anhebst.

K5 Spiderman-Liegestütz **Spiderman Push Up**

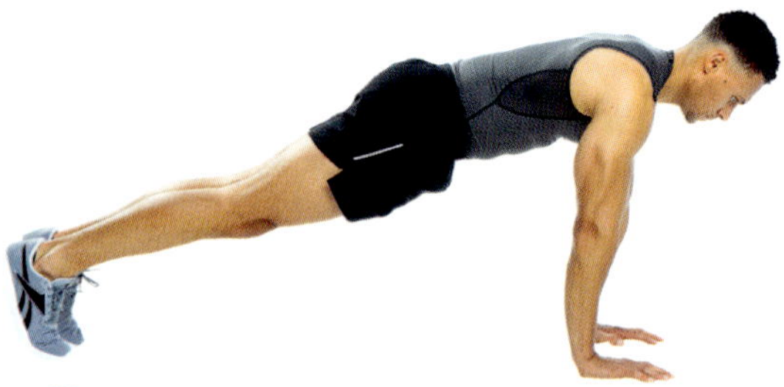

A

KRÄFTIGUNG

++ Brust-, hintere Oberarm-, vordere Schulter- und Rumpfmuskulatur

+ vordere Oberschenkelmuskulatur

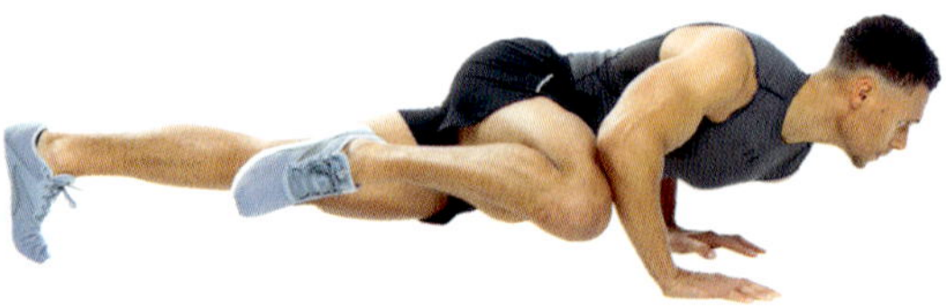

B

Die Anfangsposition und Beugen nach rechts und links.

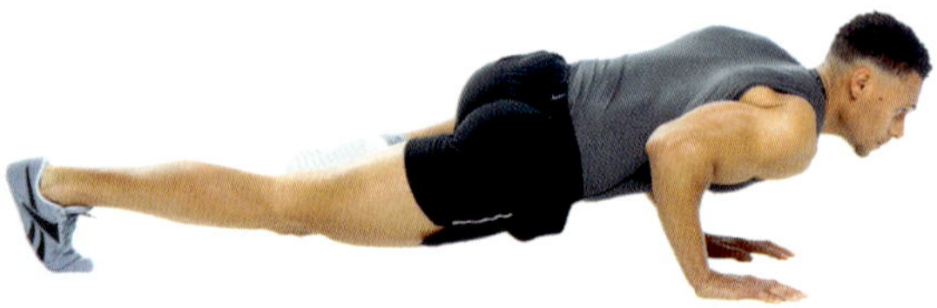

C

Die Anfangsposition sowie Knieanziehen nach rechts und links.

SO GEHT´S

- Du bist in Liegestützposition, die Hände sind schulterbreit oder etwas weiter auseinander positioniert. Spanne die Gesäß- und die Bauchmuskulatur an, indem du den Bauchnabel nach innen ziehst. Die Schulterblätter bringst du zusammen und in Richtung Gesäß (A).
- Beuge die Arme, bis die Brust fast den Boden berührt und atme ein. Gleichzeitig ziehst du das rechte Knie über rechts außen zum rechten Ellbogen (B). Halte kurz diese Position.
- Drücke dich nach oben in die Anfangsposition zurück und atme aus.
- Beuge die Arme und ziehe nun das linke Knie über links außen zum linken Ellbogen (C) und atme ein. Halte auch kurz diese Position.
- Drücke dich in die Anfangsposition zurück. Nun beginnst du wieder mit der rechten Seite und fährst entsprechend fort.
- Halte den Rumpf durchgehend in Spannung, um Verdrehen und Durchhängen in ein Hohlkreuz zu vermeiden.

VARIANTE

Wenn du die Hände enger zusammenstellst, wird die hintere Oberarmmuskulatur intensiver aktiviert.

K 6 Liegestütz und Beinanziehen mit Gymball

Stability Ball Push Up to Pike

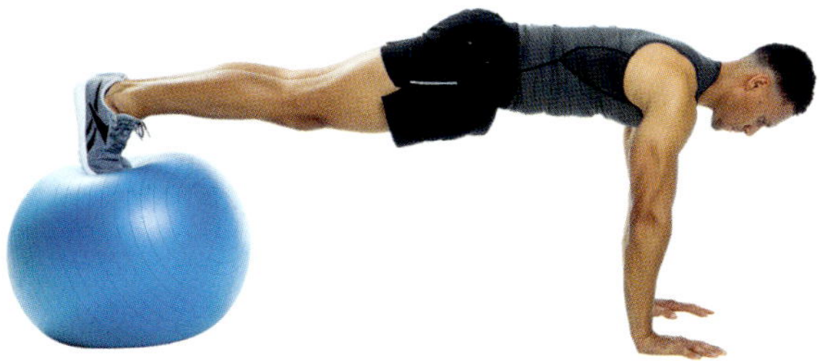

A

KRÄFTIGUNG

++ Brust-, Rumpf-, Schulter- und hintere Oberarmmuskulatur

+ Gesäß- und vordere Oberschenkelmuskulatur

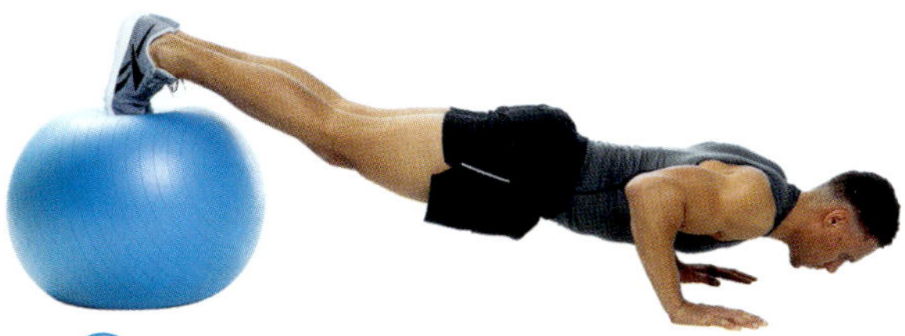

B

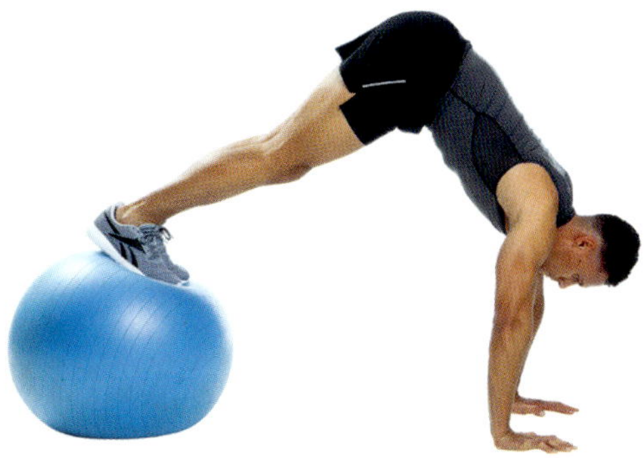

C

Der Bewegungsablauf.

SO GEHT´S

- Du befindest dich in Liegestützposition, mit den Zehen auf dem Gymnastikball positioniert. Die Hände sind unterhalb der Schultergelenke.
- Spanne die Bauch- und die Gesäßmuskulatur an (A). Im Übungsverlauf muss der Rücken durchgehend gerade oder leicht nach oben gewölbt sein. Rotiere die Ellbogeninnenseiten vor, ohne die Hände zu bewegen und die Schultern anzuheben.
- Beuge die Arme, bis die Brust fast den Boden berührt (B), und atme dabei ein. Die Ellbogen werden recht nahe am Körper entlang bewegt. Halte kurz die Position.
- Drücke die Hände fest in den Boden und dich in die Anfangsposition zurück. Direkt folgend rollst du den Ball nach vorn, wozu du die gestreckten Beine anziehst und das Gesäß weit anhebst (C). Während dieser zügigen Bewegung atmest du aus.
- Rolle den Ball in die Anfangsposition zurück und beuge wieder die Arme mit Einatmung, um die Übung zu wiederholen. Führe die Übung in eher zügigem Tempo aus.

VARIANTEN

Du kannst erst die Beine anziehen und dann die Arme beugen.

Alternativ kannst du auf einem glatten Boden mit Slide-Scheiben unter den Füßen oder einem zusammengefalteten Handtuch üben. Auch mit dem Schlingentrainer ist die Übung gut durchführbar.

K7 Fliegende mit Hanteln **Dumbbell Chest Fly**

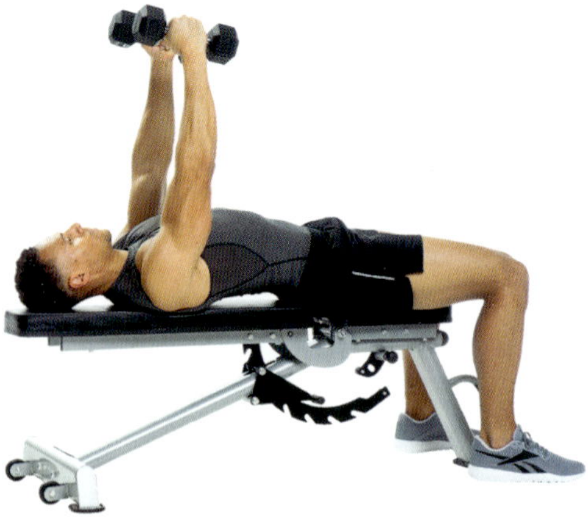

A

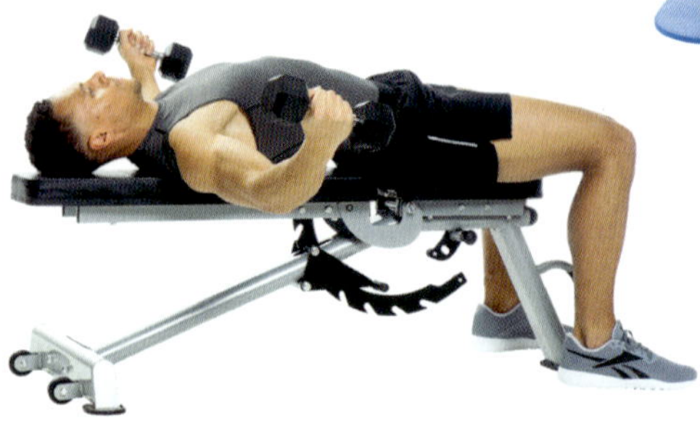

B

Die Anfangs- und die Endposition.

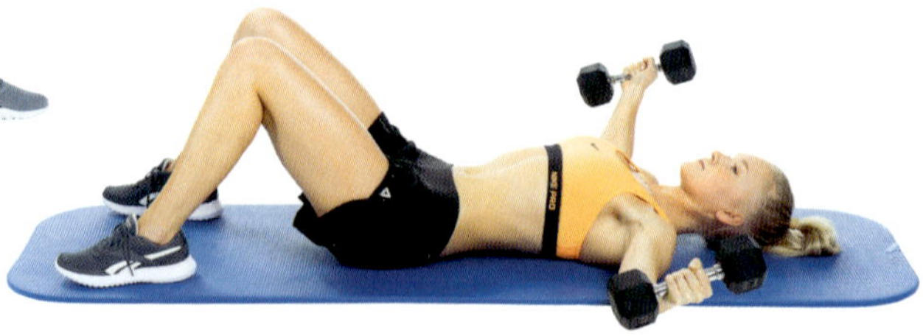

C

Die Variante am Boden.

KRÄFTIGUNG
++ Brustmuskulatur
+ vordere Schultermuskulatur

SO GEHT´S

- Lege dich mit dem Rücken auf eine Hantelbank. Die Arme streckst du senkrecht in die Luft, etwa schulterbreit auseinander. In den Händen hast du Kurzhanteln mit den Handflächen zueinander zeigend (A).
- Drücke die Füße auf den Boden und spanne die Bauch- und die Gesäßmuskulatur an, um die Position zu stabilisieren.
- Führe die leicht gebeugten Arme nach außen, bis die Oberarme etwa waagerecht sind (B), ohne sie nach unten zu überstrecken, und atme ein. Halte kurz diese Position.
- Bewege die Hanteln in die Anfangsposition zurück und atme dabei aus. Dann wiederholst du die Übung.
- Vermeide ein Hohlkreuz und achte auf gerade Handgelenke.

VARIANTEN

Du kannst die Hanteln abwechselnd nach links und rechts absenken.
Du kannst auf positiv oder negativ eingestellter Schrägbank üben, was den oberen Bereich beziehungsweise unteren Bereich der Brustmuskulatur etwas mehr aktiviert.
Hast du keine Hantelbank zur Verfügung, dann kannst du die Übung auf dem Boden machen. Senke die Oberarme nur so weit, dass du sie nicht auf dem Boden ablegst (C).

K8 Fliegende mit Band **Band Chest Fly**

KRÄFTIGUNG

++ Brust- und vordere Schultermuskulatur

\+ Rumpfmuskulatur

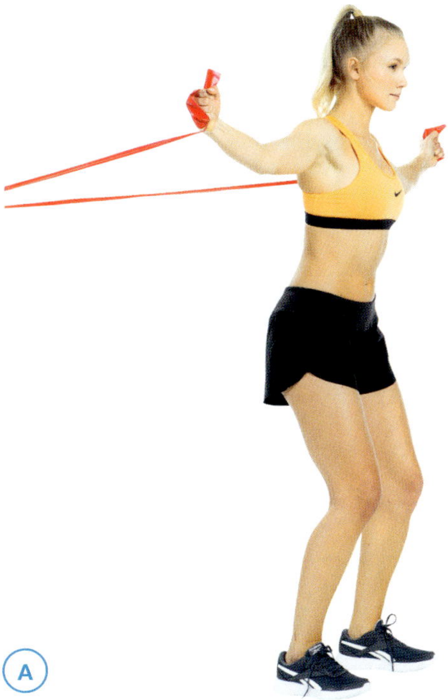

A

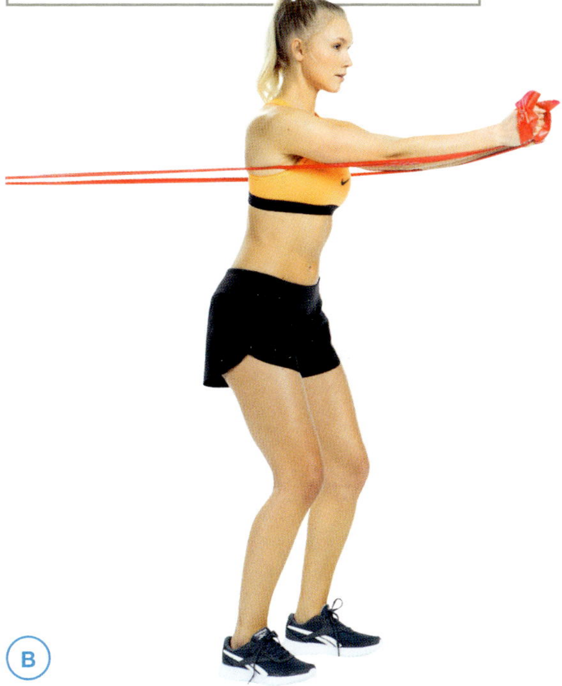

B

Die Anfangs- und die Endposition.

SO GEHT´S

- Das Band ist etwa in Schulterhöhe befestigt. Du stehst mit dem Rücken zur Bandbefestigung im Parallelstand oder leichten Ausfallschritt. Die leicht gebeugten Arme sind auf Schulterhöhe nach außen gerichtet und die Handflächen zeigen nach vorn (A). Das Band befindet sich in mittlerer Spannung.
- Aktiviere die Bauch- und die Gesäßmuskulatur, spanne die Schulterblätter nach hinten unten und atme ein.
- Bewege die Hände zusammen (B), wobei du ausatmest. Die Arme bleiben leicht gebeugt. Halte kurz die Position und achte auf Schulterblattspannung nach unten.
- Bewege die Hände langsam in die Anfangsposition zurück und atme ein, um dann die Übung zu wiederholen.
- Achte darauf, dass sich nur die Arme bewegen. Vermeide die Schultern anzuheben, halte den Rumpf durchgehend aktiviert und die Handgelenke in gerader Position.

VARIANTEN

Du kannst dich etwas vorlehnen, um mehr Spannung auf das Band zu bekommen. Du kannst den Zug etwas nach unten oder oben verändern, um die Muskelanteile der Brust unterschiedlich zu aktivieren.

K9 Einarmiges Hantelrudern **One Arm Dumbbell Row**

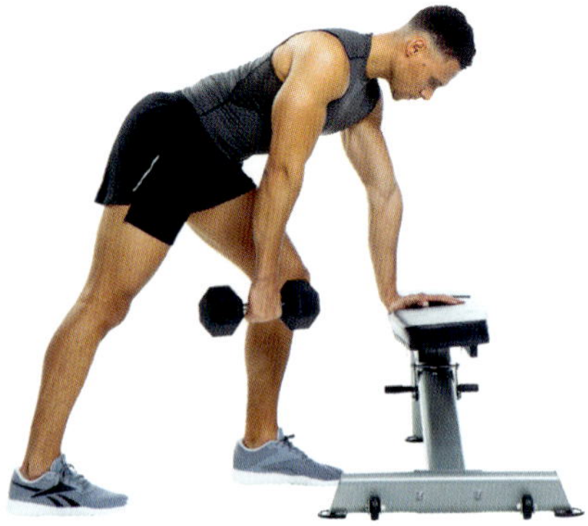

A

KRÄFTIGUNG

++ obere Rückenmuskulatur

\+ Unterarm-, vordere Oberarm-, hintere Schulter- und Nackenmuskulatur

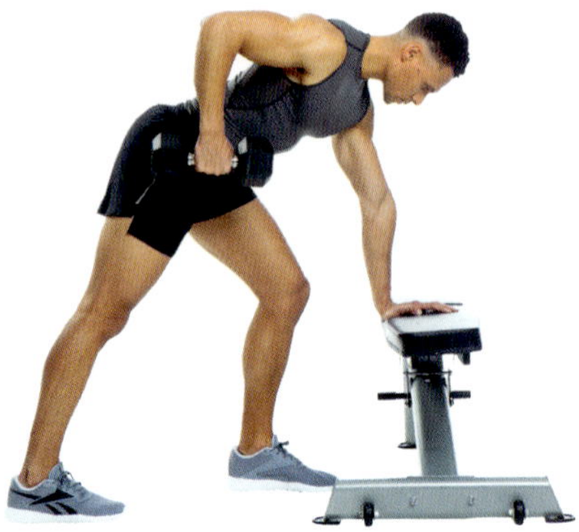

B

Die Anfangs- und die Endposition.

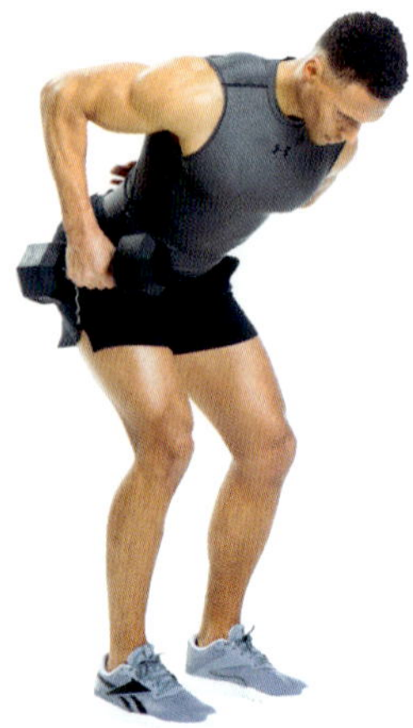

C

Die freie Ausführung.

SO GEHT´S

- Du stehst im Ausfallschritt und stützt dich mit einer Hand auf die Trainingsbank oder auf einen Stuhl. In der anderen Hand hast du eine Kurzhantel, der Arm hängt nach unten und die Handfläche ist zum Körper gerichtet.
- Halte den Rücken gerade und aktiviere die Bauch- und die Gesäßmuskulatur. Spanne die Schulterblätter zusammen und in Richtung Gesäß (A) und atme ein.
- Ziehe den Ellbogen weit nach hinten oben, eng am Körper entlang (B), und atme dabei aus. Halte kurz die Position.
- Senke kontrolliert die Hantel, ohne die Schulterblattspannung zu lösen, und atme ein. Dann wiederholst du die Übung.
- Vermeide es, während der Übung die Schultern anzuziehen, und halte den Oberkörper gerade. Bewege den Ellbogen nach hinten oben – nicht gerade nach oben.

VARIANTEN

Du kannst alternativ deine Stützhand auf deinen vorderen Oberschenkel positionieren. Fortgeschrittene können die Schulterblattspannung beim Senken in tiefer Position lösen und vor dem Anziehen wieder aktivieren. Einsteiger halten sie besser durchgehend aktiviert. Alternativ können Fortgeschrittene ohne Abstützen üben und die freie Hand hinter den Rücken legen. Dazu kannst du die vorgebeugte Kniebeuge einnehmen (C).

K 10 Beidarmiges Hantelrudern **Two Arm Dumbbell Row**

KRÄFTIGUNG

++ obere Rückenmuskulatur

\+ Unterarm-, vordere Oberarm-, hintere Schulter-, Nacken- und Rumpfmuskulatur

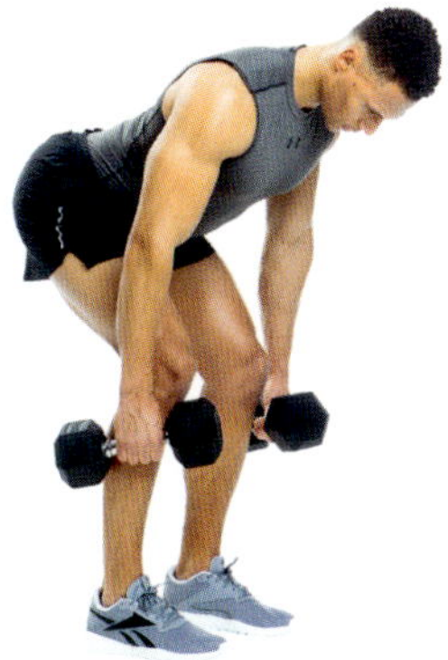

(A)

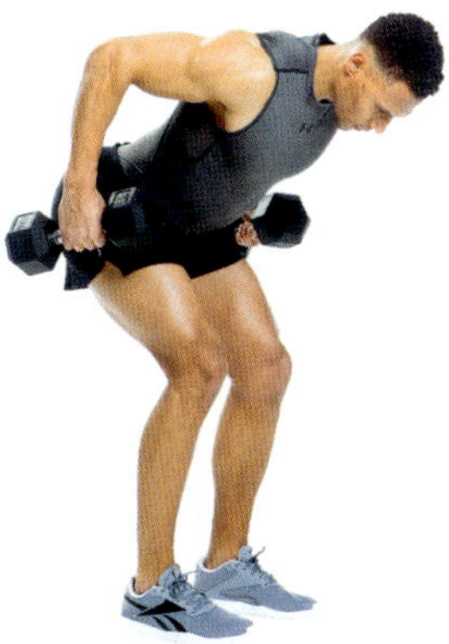

(B)

Die Anfangs- und die Endposition.

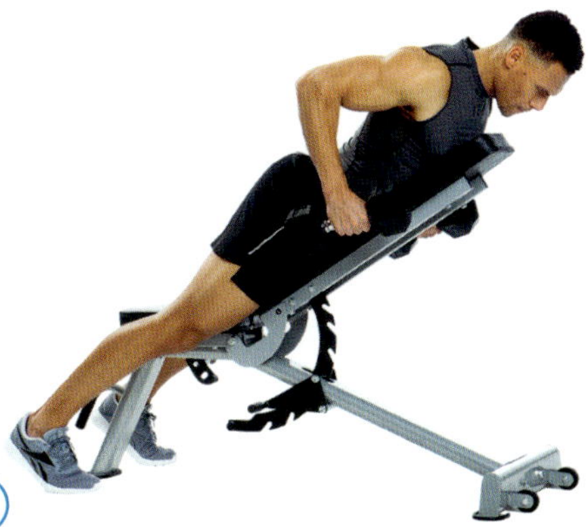

(C)

Die Endposition beim »Bankziehen«.

SO GEHT´S

- Aus dem aufrechten Stand beugst du die Beine etwas, schiebst das Gesäß nach hinten und verlagerst den Oberkörper nach vorn. In den Händen hast du Kurzhanteln, die Handflächen zueinander gerichtet.
- Halte den Rücken gerade und spanne die Bauch- und die Gesäßmuskulatur an, um die Position zu stabilisieren. Ziehe die Schulterblätter nach hinten und zusammen (A).
- Ziehe die Hanteln nahe der Rippen nach hinten oben, ohne den Rücken zu bewegen (B). Gleichzeitig atmest du aus. Am Ende der Zugbewegung spannst du die Schulterblätter zusammen. Halte kurz diese Position.
- Senke die Hanteln kontrolliert ab und atme ein, um die Übung zu wiederholen.
- Achte darauf, dass deine Rumpfmuskulatur in Spannung bleibt, und dass du nach hinten oben ziehst – nicht senkrecht nach oben.

VARIANTEN

Je enger du die Ellbogen an den Rippen entlang bewegst, desto mehr wird die obere Rückenmuskulatur aktiviert.

Du kannst auch mit den Handinnenseiten zueinander gerichtet starten und mit oder ohne Handdrehung hochziehen.

Als Option kannst du in Bauchlage auf einer Hantelbank mit schräg eingestellter Lehne üben (»Bankziehen«). In der Anfangsposition hängen die Arme nach unten. Ziehe die Ellbogen nach hinten oben, ohne die Schultern anzuheben (C).

K 11 Bandzug von vorn **Band Low Row**

KRÄFTIGUNG

++ obere Rücken- und vordere Oberarmmuskulatur

\+ hintere Schulter-, Nacken- und Rumpfmuskulatur

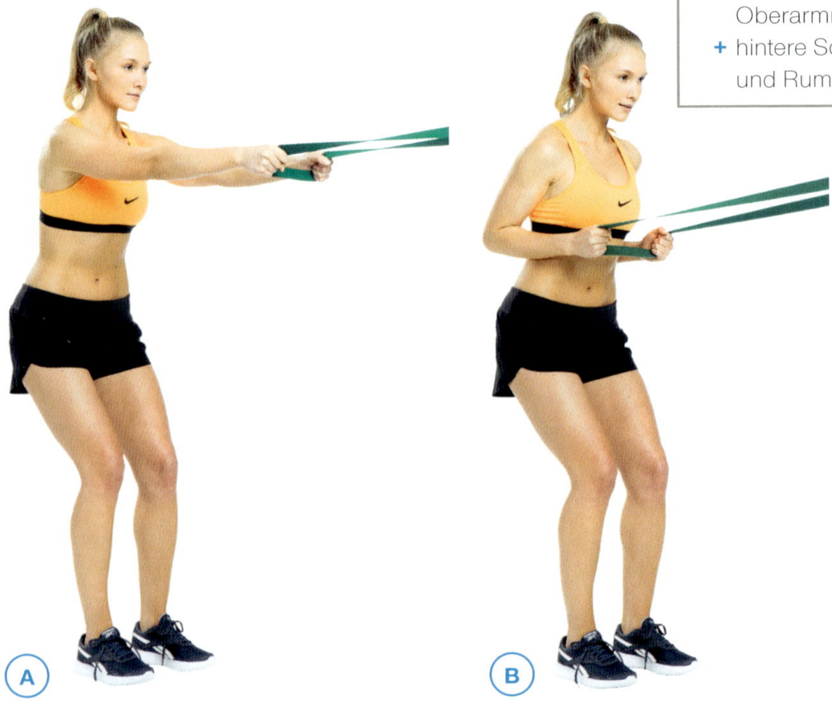

Die Anfangs- und die Endposition.

SO GEHT´S

- Das Band ist in Brusthöhe oder etwas tiefer befestigt. Du stehst hüft- bis schulterbreit mit leicht gebeugten Beinen in Richtung der Bandbefestigung. Die Arme sind vorgerichtet, in den Händen hast du das Band, wobei die Handflächen zueinander oder nach unten gerichtet sind. Das Band befindet sich in mittlerer Spannung (A).
- Aktiviere die Bauch- und die Gesäßmuskulatur, spanne die Schulterblätter nach hinten unten und atme ein.
- Ziehe die Arme eng am Körper zurück, ohne den Rücken zu bewegen (B), und atme dabei aus. Halte kurz die Position und achte auf die Schulterblattspannung.
- Strecke die Arme langsam in die Anfangsposition zurück, ohne den Rücken zu bewegen, um schließlich die Übung zu wiederholen.
- Achte darauf, dass sich nur die Arme bewegen. Vermeide es, die Schultern anzuheben, halte den Rumpf durchgehend in Spannung und die Handgelenke in gerader Position.

VARIANTEN

Du kannst mit Armdrehung üben. Du kannst dazu in der Anfangsposition die Handflächen nach unten gerichtet halten und während des Zugs nach hinten zueinander drehen. Als Option kannst du mit den Handflächen zueinander zeigend starten und sie bei der Zugbewegung nach oben drehen.

K 12 Bandzug von oben **Band Lat Pulldown**

KRÄFTIGUNG

++ obere Rücken- und vordere Oberarmmuskulatur

\+ hintere Schulter-, Nacken- und Rumpfmuskulatur

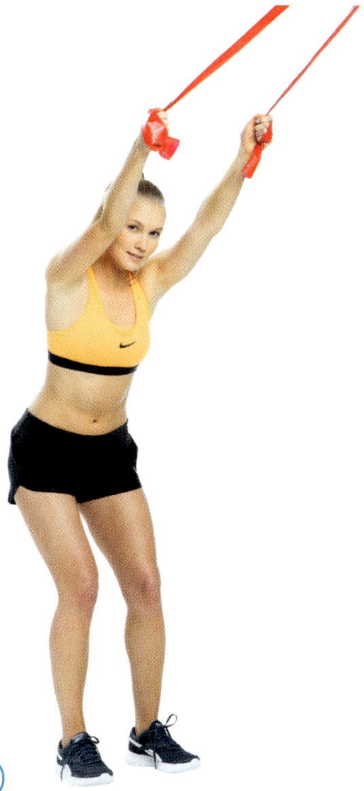

A

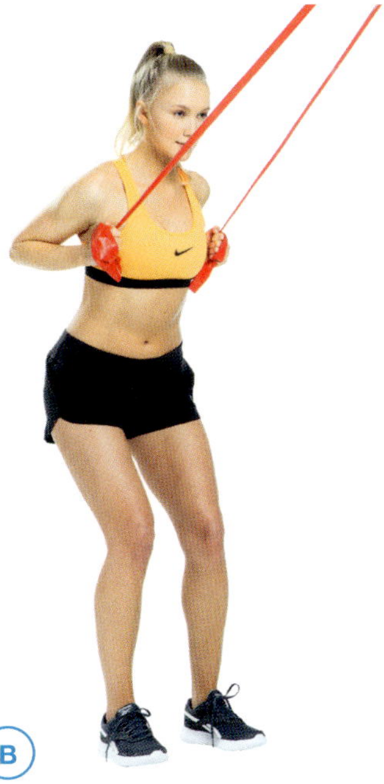

B

Die Anfangs- und die Endposition.

SO GEHT´S

- Das Fitnessband ist weit über Kopfhöhe befestigt. Du stehst hüft- bis schulterbreit, mit leicht gebeugten Beinen in Richtung beziehungsweise unter dem Ankerpunkt. Die Arme sind schulterbreit und hoch gestreckt, in den Händen hast du das Band, mit den Handflächen zueinander zeigend. Das Band ist in mittlerer Spannung.
- Aktiviere die Bauch- und die Gesäßmuskulatur, spanne die Schulterblätter nach hinten unten (A) und atme ein.
- Ziehe die Ellbogen mit Ausatmung zu den Rippen (B). Halte kurz die Position und achte dabei auf die Schulterblattspannung.
- Strecke die Arme langsam in die Anfangsposition zurück, ohne den Rücken zu bewegen. Gleichzeitig atmest du ein. Dann wiederholst du die Übung.
- Achte darauf, dass sich nur die Arme bewegen. Vermeide es, die Schultern anzuheben, halte den Rumpf durchgehend gespannt und die Handgelenke gerade.

VARIANTEN

Einsteiger können im Sitzen üben, um weniger auf die Rumpfstabilität achten zu müssen.
Du kannst auch mit Handdrehung ziehen, sodass in der Anfangsposition die Handflächen nach unten zeigen und beim Anziehen zueinander gedreht werden.

K 13 Standzug mit Schlingen **TRX® Low Row**

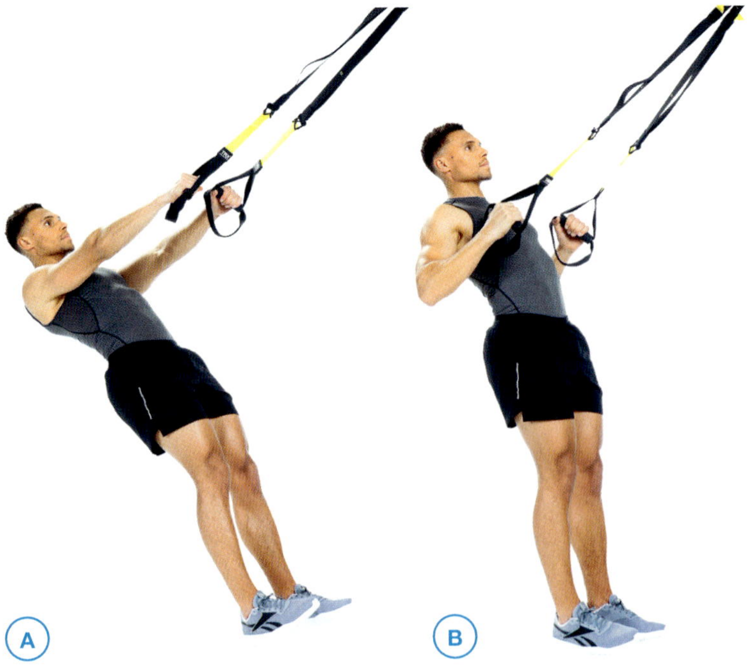

(A) (B)

Die Anfangs- und die Endposition.

KRÄFTIGUNG

++ obere Rücken-, Unterarm-, vordere Oberarm- und hintere Schultermuskulatur

+ Rumpfmuskulatur

SO GEHT´S

- Du stehst gerade in Richtung zum Ankerpunkt und hast die Griffe in den Händen. Lehne dich zurück in die Schräglage, die Handflächen zeigen nach unten. Spanne die Bauch- und die Gesäßmuskulatur an.
- Spanne zuerst die Schulterblätter zusammen und nach unten (A) und atme ein.
- Ziehe dich mit Ausatmung nach oben, sodass die Brust zu den Griffen kommt. Dabei bewegst du die Ellbogen am Körper entlang nach hinten und drehst die Hände, sodass am Ende die Handflächen nach innen zeigen (B). Halte diese Position kurz.
- Senke dich kontrolliert in die Anfangsposition zurück, um die Übung zu wiederholen. Gleichzeitig atmest du ein.
- Vermeide Ausweichbewegungen wie Hochziehen der Schultern.

VARIANTEN

Du kannst ohne Drehung üben und die Handflächen durchgehend nach innen gerichtet halten. Du intensivierst die Übung durch Erweiterung der Schräglage. Fortgeschrittene können einarmig üben und/oder einen Fuß in der Luft halten.

Hast du keinen Schlingentrainer, so übe alternativ mit einem Handtuch, das du um eine stabile Stange gelegt hast.

Die Anfangsposition eignet sich gut, um das Anziehen der Schulterblätter zu üben. Ziehe die Schulterblätter zusammen und nach unten und halte die Position einen Atemzug. Dann löst du die Position auf. Wiederhole das Vorgehen 15–20-mal.

K 14 Bodenzug mit Schlingen TRX® Inverted Row

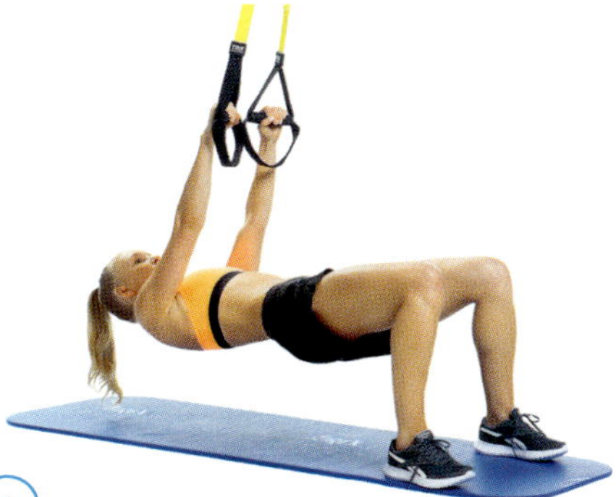

A

KRÄFTIGUNG

++ obere Rücken-, Unterarm-, vordere Oberarm- und hintere Schultermuskulatur

\+ Rumpfmuskulatur

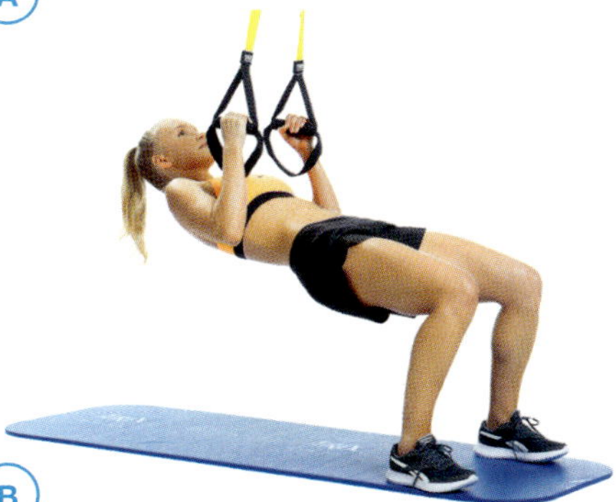

B

Die Anfangs- und die Endposition.

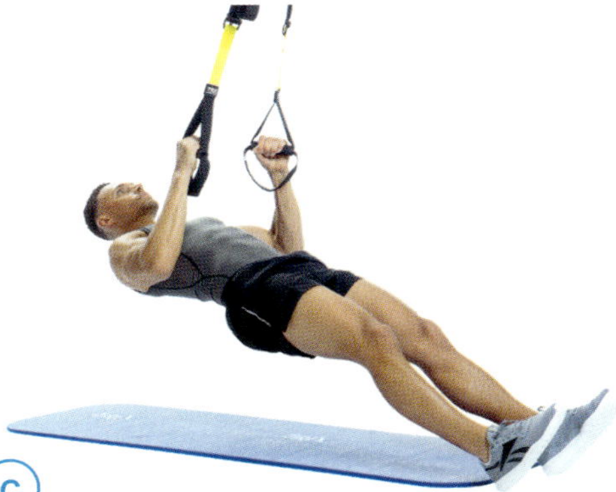

C

Die Intensivierung während der Zugbewegung.

SO GEHT´S

- Der Schlingentrainer ist so eingestellt, dass sich im Stand die Griffe etwa auf Hüfthöhe befinden. Begib dich mit gebeugten Beinen unter den Ankerpunkt und stelle die Fußsohlen auf. Greife die Schlingen, die Handflächen zeigen in Richtung der Füße.
- Drücke das Gesäß nach oben, sodass Oberschenkel und Gesäß eine Linie bilden. Spanne die Schulterblätter zusammen und in Richtung Gesäß (A) und atme ein.
- Ziehe dich mit Ausatmung nach oben, sodass die Brust zu den Griffen kommt. Dabei bewegst du die Ellbogen nach hinten am Körper entlang und drehst die Handflächen nach innen (B). Halte kurz die Position.
- Senke dich kontrolliert in die Anfangsposition zurück, Oberschenkel und Gesäß bleiben in einer Linie. Gleichzeitig atmest du ein. Dann wiederholst du die Übung.
- Vermeide Ausweichbewegungen wie Hochziehen der Schultern und halte die Rumpf- und Gesäßmuskulatur durchgehend aktiviert.

VARIANTEN

Du kannst ohne Drehung üben, wozu in der Anfangsposition die Handflächen zueinander zeigen.

Du intensivierst die Übung, indem du die Beine streckst (C). Weit-Fortgeschrittene können einen Fuß in der Luft halten oder einarmig üben. Wenn du keinen Schlingentrainer zur Verfügung hast, kannst du mit einem Handtuch üben, das du um eine stabile Stange legst.

K 15 Klimmzug **Pull Up**

KRÄFTIGUNG
++ obere Rücken- und Unterarmmuskulatur
+ vordere Oberarm-, Schulter- und Rumpfmuskulatu

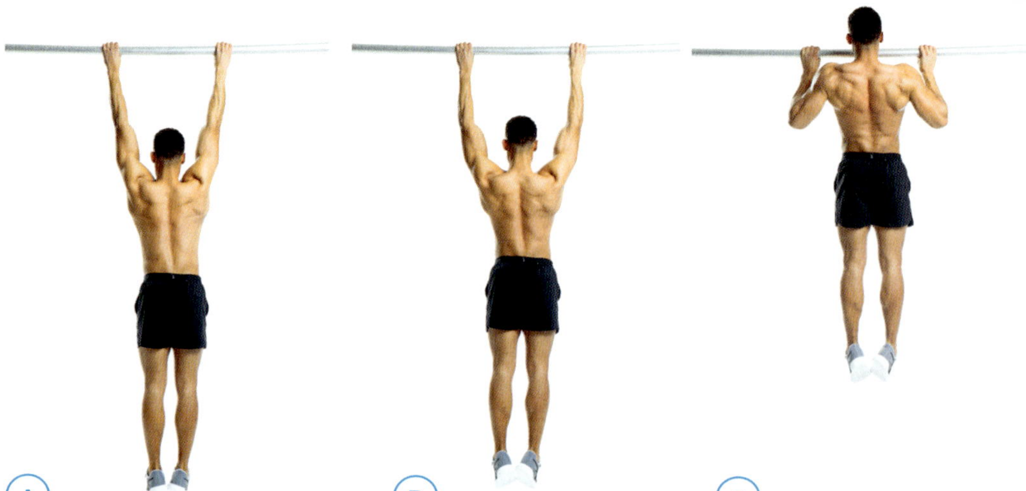

A B C

Der Bewegungsablauf mit Schulterblattaktivierung.

SO GEHT´S

- Du hängst an einer Stange. Die Arme sind schulterbreit oder etwas weiter auseinander, mit den Handflächen nach vorn gerichtet und festem Griff. Drücke die Daumen fest auf (A).
- Aktiviere die Bauch- und die Gesäßmuskulatur, spanne die Schulterblätter nach hinten unten und atme ein (B).
- Bewege dich mit Ausatmung nach oben, bis die Brust nahe der Stange ist (C). Übe so, als würdest du die Stange herunterziehen, und bringe dabei die Ellbogen zu den Rippen.
- Halte kurz die Position und achte darauf, dass die Schultern unten und die Schulterblätter angespannt sind.
- Senke dich langsam ab und atme ein. Halte auch in der tiefen Position die Muskulatur in Spannung. Dann wiederholst du die Übung.
- Vermeide Ausweichbewegungen wie Schwungholen und Anziehen der Schultern.

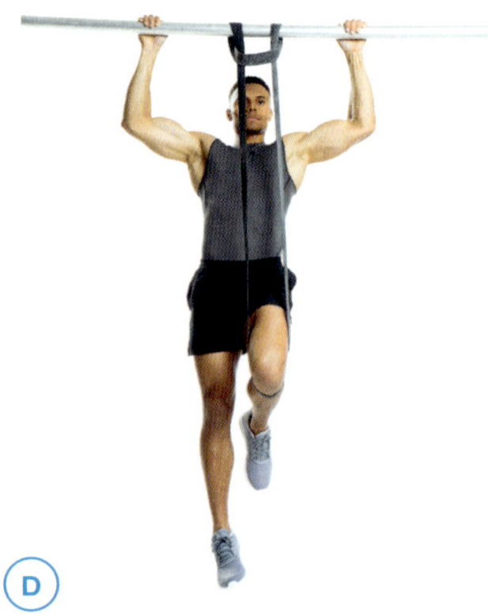

D

Die Vereinfachung mit Pull-up-Band.

VARIANTEN

Zur Vereinfachung kannst du ein Pull-up-Band nutzen (D).
Mit Gewichtsweste oder Kurzhantel zwischen den Füßen kannst du intensivieren.

K 16 Frontheben mit Hanteln **Dumbbell Front Raise**

KRÄFTIGUNG

++ Schultermuskulatur, insbesondere vorderer Anteil

\+ Nacken- und Brustmuskulatur

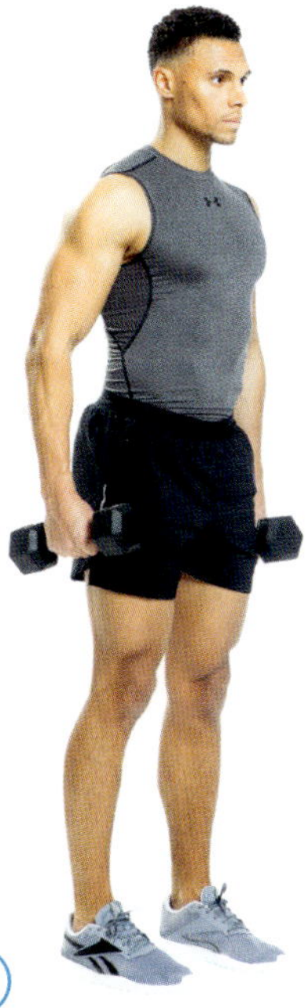

A

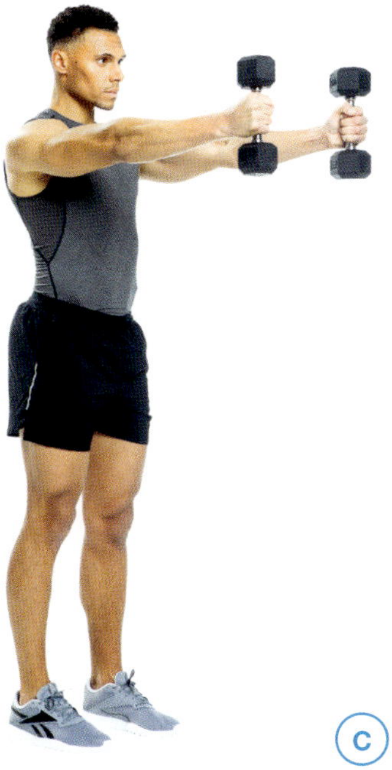

B

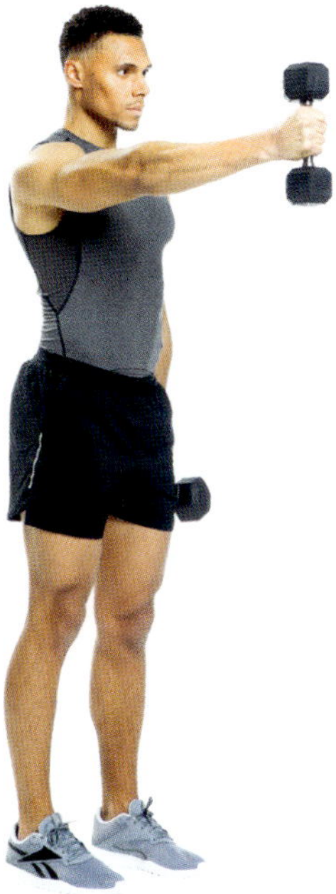

C

Die Anfangs- und die Endposition mit zueinander gerichteten Handflächen.

Das abwechselnde Anheben.

SO GEHT´S

- Du stehst aufrecht, die Beine sind leicht gebeugt und hüft- bis schulterbreit auseinander. Die Hanteln hast du vor oder neben den Oberschenkeln, mit den Handinnenseiten oder den Handflächen zueinander gerichtet (A).
- Aktiviere die Bauch- und die Gesäßmuskulatur, stabilisiere die Schulterblätter und halte die Handgelenke gerade. Die Beine sind gleichmäßig belastet.
- Hebe die Arme frontal bis auf Schulterhöhe an (B), wobei du ausatmest. Halte kurz die Position.
- Senke langsam die Hanteln, jedoch nicht zu weit, damit die Muskulatur in Spannung bleibt. Gleichzeitig atmest du ein. Dann wiederholst du die Übung.
- Führe die Übung ohne Schwung aus und achte darauf, dass dein Rücken gerade bleibt. Vermeide Ausweichbewegungen wie das Hochziehen der Schultern.

VARIANTEN

Du kannst die Hanteln abwechselnd anheben (C).

Du kannst auch eine Hantelscheibe nutzen und »Drehen wie ein Lenkrad« in angehobener Position durchführen.

K 17 Frontheben mit Band **Band Front Raise**

KRÄFTIGUNG
++ Schultermuskulatur, insbesondere vorderer Anteil
+ Nacken- und Brustmuskulatur

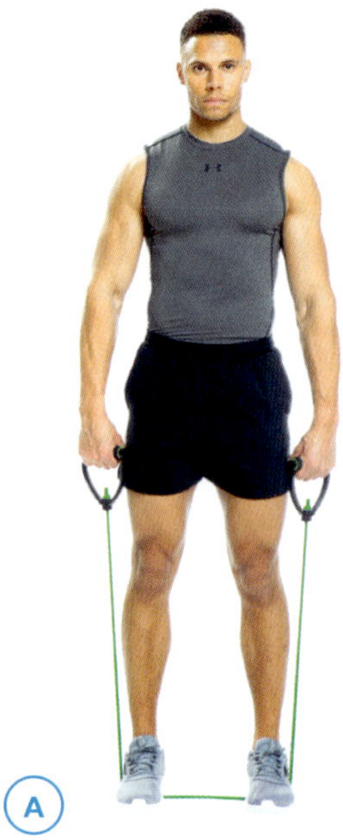

Die Anfangs- und die Endposition.

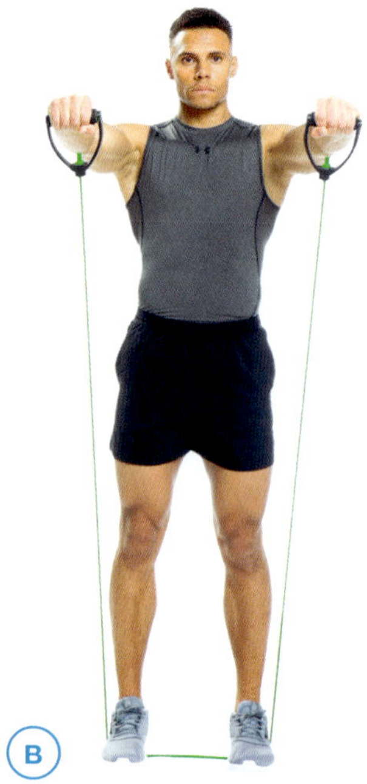

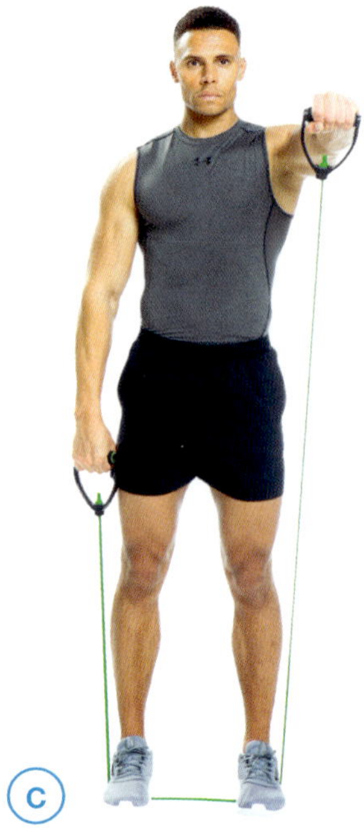

Das abwechselnde Anheben.

SO GEHT´S

- Du stehst mittig auf dem Fitnessband. Die Beine sind leicht gebeugt und gleichmäßig belastet. Die Arme hast du frontal vor dem Körper. Das Band ist leicht- bis mittelstark gespannt, die Handrücken zeigen nach vorn (A) und die Handgelenke sind gerade.
- Aktiviere die Bauch- und die Gesäßmuskulatur, spanne die Schulterblattmuskulatur zusammen und nach unten und atme ein.
- Hebe die Arme frontal bis auf Schulterhöhe an (B) und atme gleichzeitig aus. Halte kurz die Position und konzentriere dich auf die Aktivität der Schultermuskulatur.
- Senke die Arme langsam nach unten, jedoch nicht zu weit, damit das Band und somit die Muskulatur in Spannung bleiben. Nun wiederholst du die Übung.
- Führe die Übung ohne Schwung aus, halte die Schultern unten und achte auf einen geraden Rücken.

VARIANTEN

Du kannst die Arme abwechselnd anheben (C).
Du kannst alternativ die Handflächen zueinander gerichtet halten.
Als weitere Option kannst du die Arme bis über Kopf heben, um die Schulterstabilität zu fördern. Nutze dazu ein Band mit geringer Stärke und starte in der Anfangsposition mit wenig Spannung.

K 18 Schulterpresse am Boden **Inverted Shoulder Press**

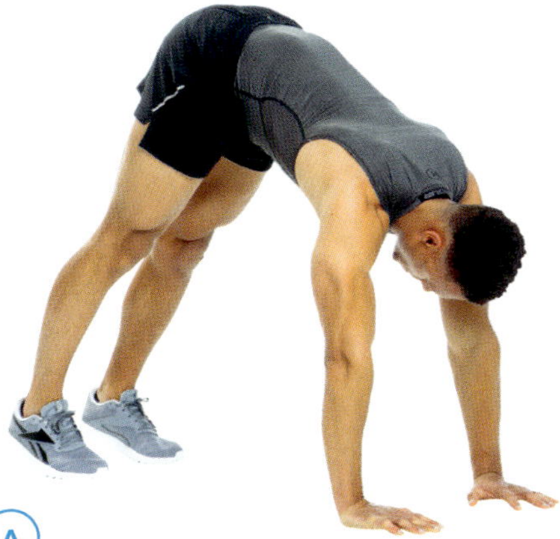

A

KRÄFTIGUNG

++ seitliche Schulter-, Nacken- und hintere Oberarmmuskulatur

\+ Rumpf-, Brust- und vordere Schultermuskulatur

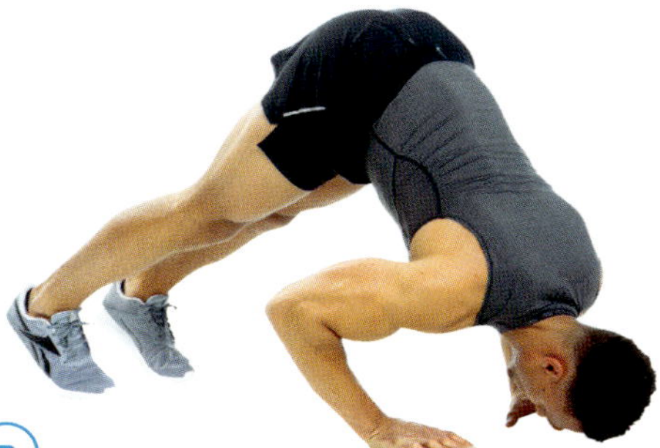

B

Die Anfangs- und die Endposition.

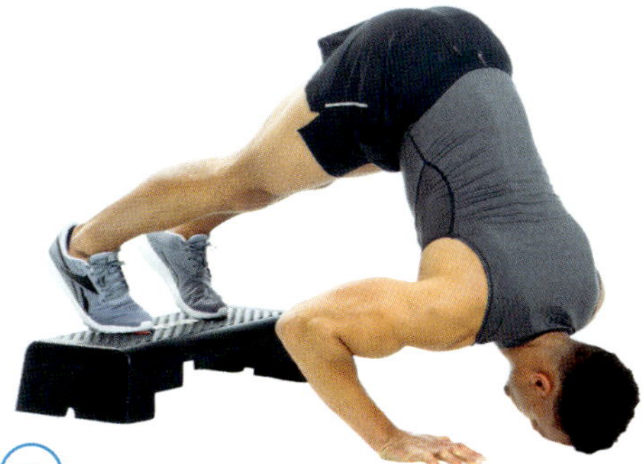

C

Die Intensivierung.

SO GEHT´S

- Stütze dich mit den Händen auf den Boden, die Finger kannst du spreizen. Die Beine sind, wenn möglich, gestreckt und die Zehen auf dem Boden aufgestellt.
- Schiebe das Gesäß so weit wie möglich nach oben hinten (A). Spanne die Bauch- und die Gesäßmuskulatur an.
- Beuge langsam die Arme, bis der Kopf leicht den Boden berührt (B), ohne dich jedoch mit dem Kopf abzustützen. Gleichzeitig atmest du ein.
- Halte kurz die Position und achte darauf, wie die aktivierte Muskulatur arbeitet.
- Strecke die Arme mit Ausatmung und bewege dich so in die Anfangsposition zurück. Dann wiederholst du die Übung.
- Achte darauf, dass der Rumpf durchgehend angespannt und das Gesäß hochgehoben ist.

VARIANTEN

Du vereinfachst die Übung, indem du die Hände auf einen tiefen Gegenstand wie beispielsweise einen Stepper stützt.
Du intensivierst die Übung, wenn du die Füße auf einen Stepper aufstellst (C).

K 19 Schulterpresse mit Hanteln **Dumbbell Shoulder Press**

KRÄFTIGUNG
++ seitliche und vordere Schultermuskulatur
\+ Brust- und hintere Oberarmmuskulatur

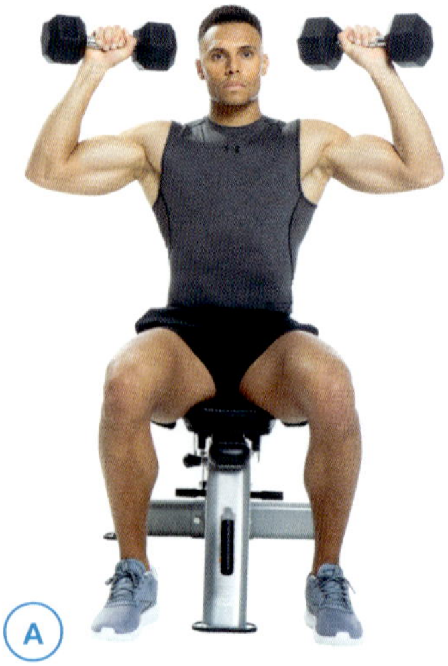

Die Anfangs- und die Endposition.

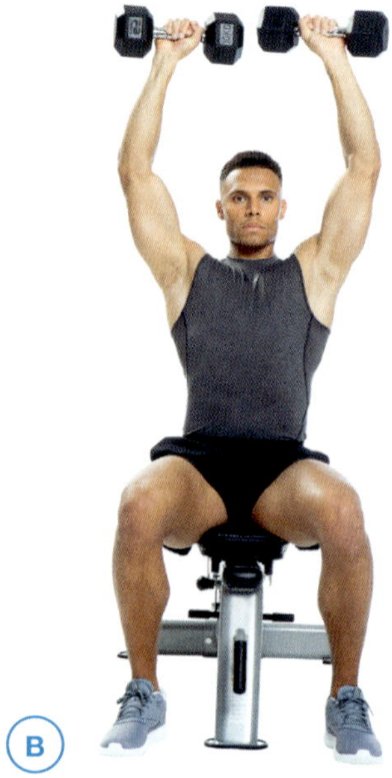

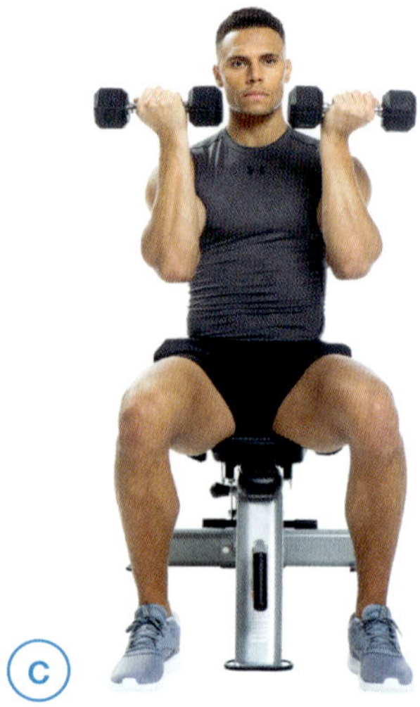

Die Anfangsposition bei der Arnold-Presse im Sitz.

SO GEHT´S

- Setze dich aufrecht auf die Trainingsbank oder auf einen Stuhl. Die gebeugten Arme sind in der Luft, die Ellbogen weisen nach außen. In den Händen hast du Kurzhanteln mit zueinander gerichteten Daumen (A).
- Drücke die Füße auf den Boden, spanne die Bauch- und die Gesäßmuskulatur an und ziehe die Schulterblätter nach hinten unten. Dabei atmest du ein.
- Drücke die Hanteln nach oben und zusammen, wobei du ausatmest. Die Handhaltung bleibt bestehen (B). Halte kurz die Position.
- Senke die Hanteln kontrolliert ab und atme ein. Dann wiederholst du die Übung.
- Halte den Rumpf in Spannung, um ein Hohlkreuz zu vermeiden. Vermeide es, den Kopf vorzuschieben sowie Ausweichbewegungen mit den Hanteln.

VARIANTEN

Du kannst die Hanteln abwechselnd und/oder mit Drehung hochdrücken. Auch kannst du sie in der Anfangsposition mit den Handflächen zueinander halten.
Alternativ kannst du die Übung im Stand ausführen.
Als weitere Option kannst du die »Arnold«-Presse durchführen, wobei die Handflächen in der Anfangsposition zu dir zeigen (C) und beim Hochdrücken vorgedreht werden.

K 20 Schulterpresse mit Band **Band Shoulder Press**

KRÄFTIGUNG
++ Schultermuskulatur, insbesondere mittlerer Anteil
+ Nacken- und Brustmuskulatur

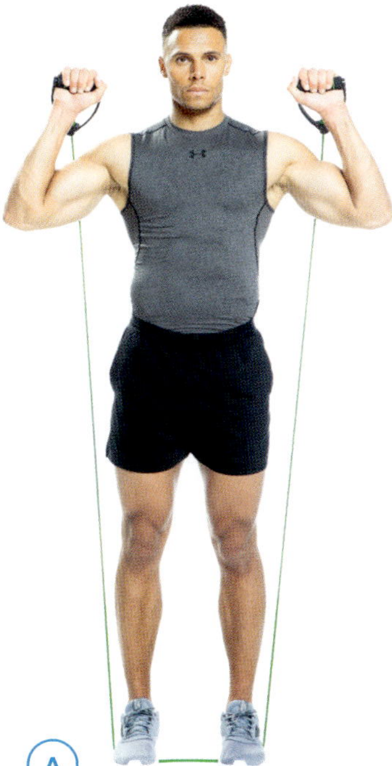

A

Die Anfangs- und die Endposition.

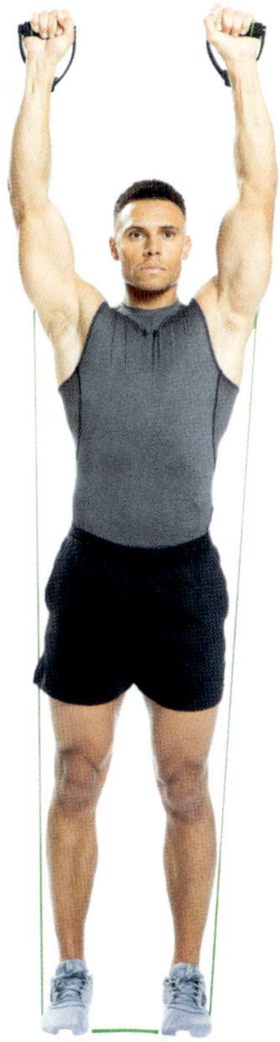

B

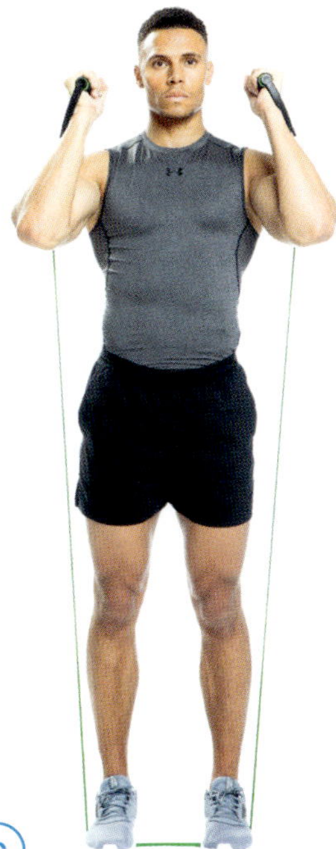

C

Die Anfangsposition mit zueinander gerichteten Handflächen.

SO GEHT´S

- Du stehst mittig auf dem Fitnessband. Die Beine sind leicht gebeugt, hüft- bis schulterbreit auseinander und gleichmäßig belastet. Die Arme sind gebeugt angehoben, die Ellbogen weisen nach außen und die Handflächen zeigen vor. Das Band befindet sich hinter den Armen und ist vorgespannt (A).
- Aktiviere die Bauch- und die Gesäßmuskulatur, spanne die Schulterblätter nach hinten unten und atme ein.
- Drücke die Hände gerade nach oben und etwas zusammen (B), wobei du ausatmest. Halte kurz die Position.
- Senke die Arme langsam in die Anfangsposition zurück und atme ein. Dann wiederholst du die Übung.
- Führe die Übung ohne Schwung aus und halte den Rücken durchgehend gerade. Vermeide es, den Nacken hochzuziehen, sowie Ausweichbewegungen mit den Händen nach vorn oder hinten.

VARIANTEN

Du kannst die Arme abwechselnd anheben.
Du kannst alternativ die Handflächen zueinander gerichtet halten (C).

K21 Handstand-Liegestütz **Handstand Push Up**

KRÄFTIGUNG

++ seitliche Schulter-, Nacken-, Unterarm- und hintere Oberarmmuskulatur

\+ Brust-, Rumpf-, vordere und hintere Schultermuskulatur

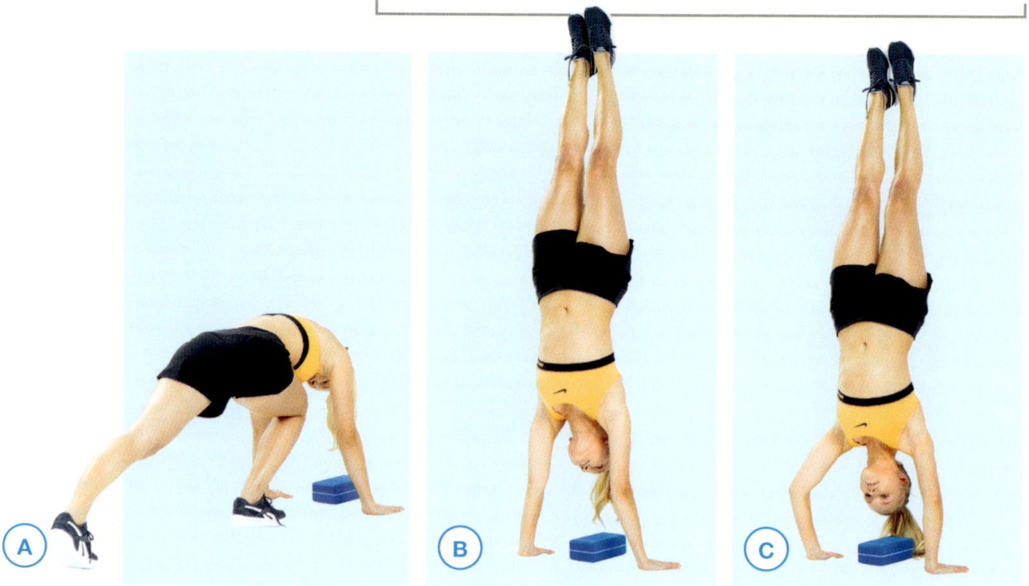

Der Bewegungsablauf.

SO GEHT´S

- Du benötigst eine Wand, an der du keine Fußabdrücke hinterlässt. Lege einen kleinen Gegenstand (z. B. Yogablock) mit etwas Abstand davor. Stütze dich mit den Händen neben dem Gegenstand ab, sodass sie etwa 20–30 cm von der Wand entfernt sind. Die Hände sind mindestens schulterbreit auseinander, die Finger zeigen zur Wand und sind gespreizt. Ein Bein ist etwas angezogen und das andere Bein ist nach hinten gestreckt (A).
- Hole Schwung und bringe die Beine an die Wand, das gestreckte Bein zuerst.
- Balanciere die Position aus (B). Während dem Ausbalancieren atmest du gleichmäßig. Drücke die Hände in den Boden und die Schultern weg von den Ohren. Aktiviere die Bauch- und die Gesäßmuskulatur.
- Beuge langsam die Arme, bis der Kopf den Gegenstand berührt (C). Stütze dich jedoch nicht mit dem Kopf ab. Gleichzeitig atmest du ein.
- Drücke die Hände fest auf den Boden, strecke die Arme und atme dabei aus, um dich in die Anfangsposition zurückzubewegen. Dann wiederholst du die Übung.
- Halte den ganzen Körper in Spannung und achte auf geraden Rücken.

VARIANTE

Du kannst an einer Tür üben, wenn sie nicht von außen geöffnet werden kann.
Nachdem du die geplante Wiederholungszahl erreicht hast, nutzt du einen tieferen Gegenstand und gehst so fortlaufend vor, bis du den Boden erreichst.

K 22 Seitheben mit Hanteln **Dumbbell Lateral Raise**

KRÄFTIGUNG
++ Schultermuskulatur, insbesondere seitlicher Anteil
+ Nacken- und hintere Oberarmmuskulatur

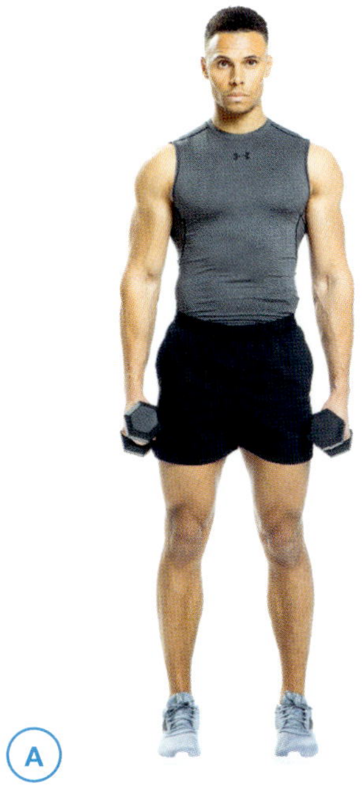

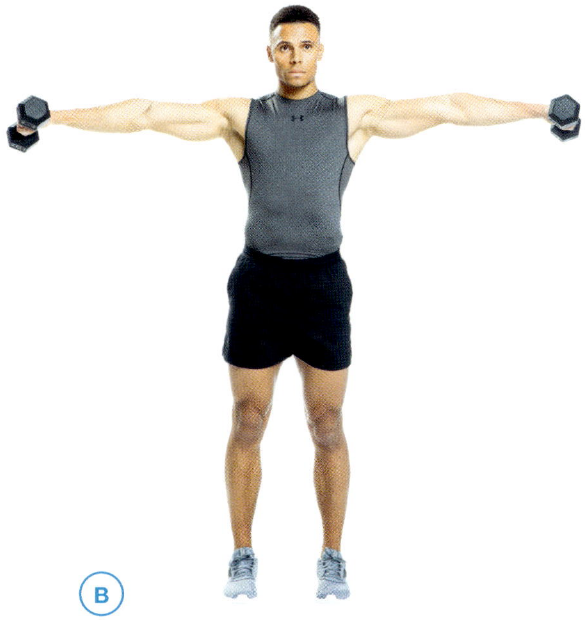

Die Anfangs- und die Endposition.

SO GEHT´S

- Du stehst aufrecht, die Beine sind leicht gebeugt und gleichmäßig belastet. Die Arme hast du seitlich neben dem Körper oder vor den Oberschenkeln (A). Halte die Kurzhanteln mit nach außen zeigenden Handrücken und geraden Handgelenken.
- Hebe den Brustkorb etwas an, die Schultern sind bewusst unten. Aktiviere die Bauch- und die Gesäßmuskulatur und atme ein.
- Hebe die leicht gebeugten Arme seitlich bis auf Schulterhöhe an (B) und atme dabei aus. Halte kurz die Position.
- Senke die Hanteln kontrolliert ab und atme ein, um die Übung zu wiederholen.
- Führe die Übung ohne Schwung aus und achte auf geraden Rücken. Vermeide Ausweichbewegungen wie Hochziehen von Schultern und Nacken.

VARIANTE

Du kannst die Hanteln abwechselnd anheben. Du kannst alternativ mit vorzeigenden Handflächen üben.
Fortgeschrittene können die Hanteln in der Anfangsposition hinter dem Rücken halten, um mehr den hinteren Anteil der Schultermuskulatur anzusprechen.
Einsteiger können die Übung im Sitzen machen. Die Arme sind im 90-Grad-Winkel seitlich am Körper und werden in dieser Position bis zur Horizontalen angehoben.

K23 Seitheben mit Band **Band Lateral Raise**

KRÄFTIGUNG
++ Schultermuskulatur, insbesondere seitlicher Anteil
+ Nacken- und hintere Oberarmmuskulatur

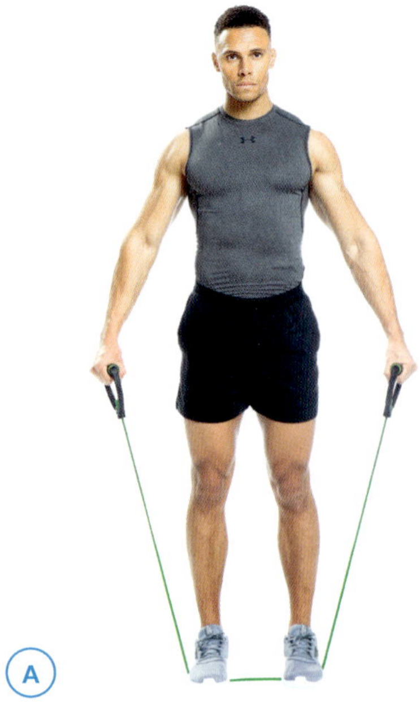

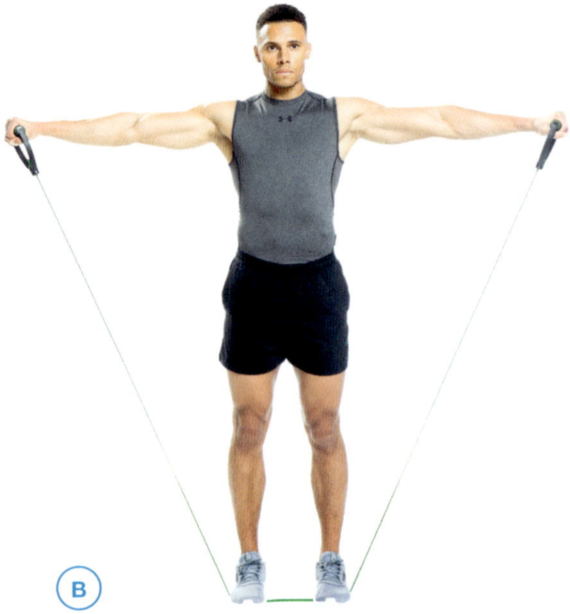

Die Anfangs- und die Endposition.

SO GEHT´S

- Du stehst mittig auf dem Fitnessband. Die Beine sind leicht gebeugt und schulterbreit auseinander. Die Arme hast du seitlich neben oder vor den Oberschenkeln, das Band ist leicht- bis mittelstark gespannt, die Handgelenke sind gerade und die Handrücken zeigen nach außen (A).
- Hebe den Brustkorb etwas an, die Schultern sind bewusst unten. Aktiviere die Bauch- und die Gesäßmuskulatur und atme ein.
- Hebe die leicht gebeugten Arme seitlich bis auf Schulterhöhe an (B) und atme aus. Halte kurz die Position und konzentriere dich auf die seitliche Schultermuskulatur.
- Senke die Arme langsam nach unten, jedoch nicht zu weit, damit das Band und somit die Muskulatur in Spannung bleiben. Dann wiederholst du die Übung.
- Führe die Übung ohne Schwung aus und vermeide Hochziehen von Schultern und Nacken. Fällt dir das schwer, dann nutze ein leichteres Band und konzentriere dich darauf, die Schulterblätter zusammen und runterzuziehen.

VARIANTE

Du kannst die Arme abwechselnd anheben und/oder mit vorzeigenden Handflächen.
Als weitere Option können Fortgeschrittene die Hände in der Anfangsposition hinter dem Rücken halten, um mehr den hinteren Anteil der Schultermuskulatur zu erreichen.

K 24 Einarmiges Seitheben mit Band

Band Single Arm Lateral Raise

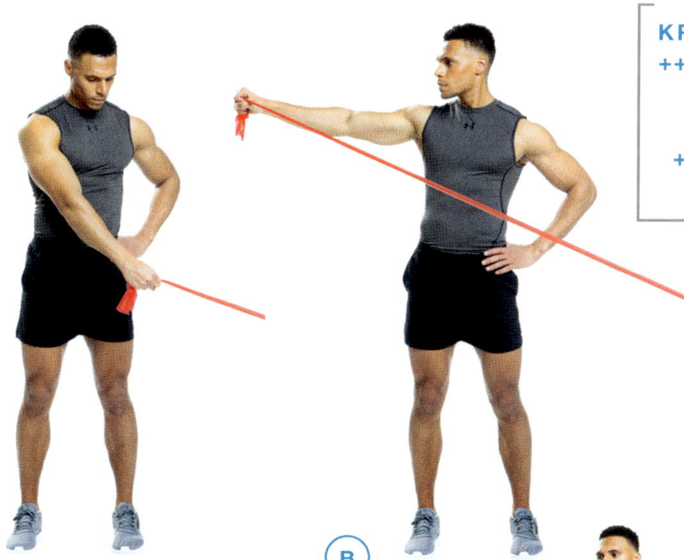

A B

Die Anfangs- und die Endposition.

KRÄFTIGUNG

++ Schultermuskulatur, insbesondere seitlicher Anteil

\+ Nacken- und hintere Oberarmmuskulatur

SO GEHT´S

- Du hast das Fitnessband in tiefer Position befestigst und stehst seitlich zu dem Ankerpunkt. Du hast das Band in der äußeren Hand, die zur Befestigung gerichtet ist, in leicht- bis mittelstarker Spannung. Das Handgelenk ist gerade und der Handrücken zeigt vor (A).
- Hebe den Brustkorb etwas an, die Schultern sind bewusst unten. Aktiviere deine Bauch- und die Gesäßmuskulatur und atme ein.
- Hebe den leicht gebeugten Arm zur anderen Seite bis auf Schulterhöhe an (B), wobei du ausatmest. Halte kurz die Position.
- Senke den Arm langsam zurück, um die Übung zu wiederholen.
- Führe die Übung ohne Schwung aus und vermeide Hochziehen von Schultern und Nacken.

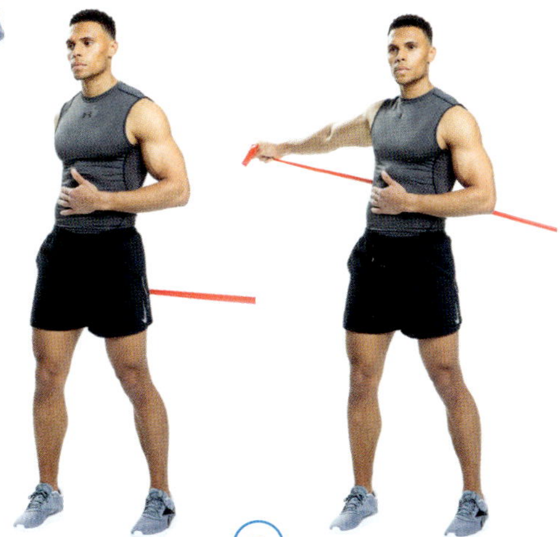

C D

Die Variante mit dem Band hinter dem Rücken beginnend.

VARIANTE

Wenn du keinen Befestigungspunkt hast, dann kannst du dich mit dem Fuß auf das Band stellen, und zwar mit dem äußeren Fuß für genügend Bewegungsspielraum.

Du kannst in der Anfangsposition die Übungshand hinter dem Rücken halten (C)–(D).

K25 Schulterheben mit Hanteln **Dumbbell Shrug**

KRÄFTIGUNG
++ Nackenmuskulatur
+ Schultermuskulatur

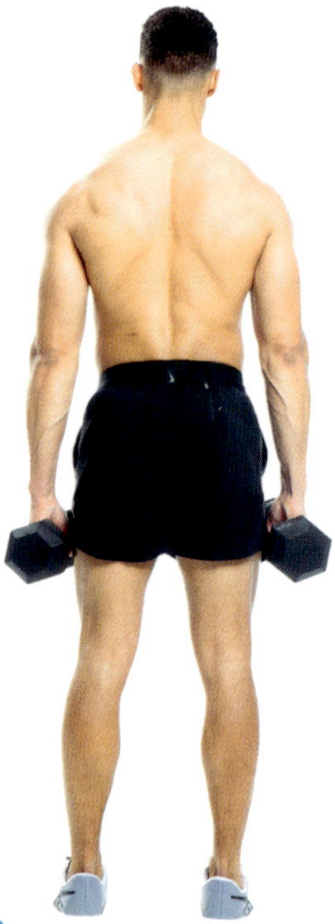

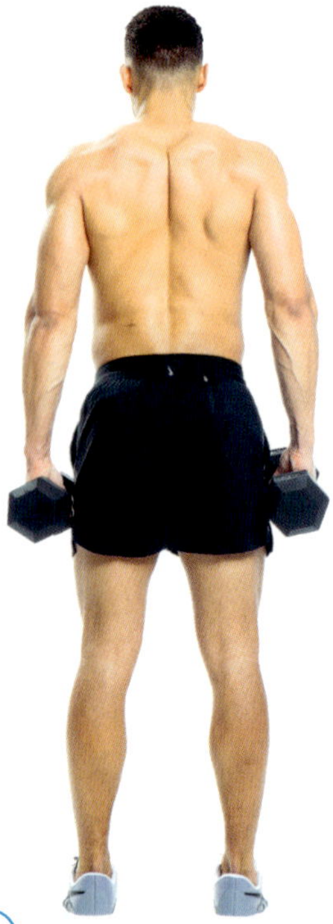

(A) (B)

Die Anfangs- und die Endposition.

SO GEHT´S

- Du stehst im aufrechten Stand, mit etwa hüftbreiten Beinen. Die Kurzhanteln sind seitlich zu den Oberschenkeln und die Handflächen sind nach innen gerichtet (A).
- Belaste die Füße gleichmäßig, spanne die Bauch- und die Gesäßmuskulatur an, um die Position zu stabilisieren, und atme ein.
- Ziehe die Schultern senkrecht so hoch wie möglich (B) und atme aus. Konzentriere dich darauf, dass die gesamte Bewegung aus den Schultern erfolgt. Halte kurz die Position.
- Senke die Hanteln bewusst langsam in die Anfangsposition, ohne die Schultern »fallen« zu lassen. Gleichzeitig atmest du ein. Dann wiederholst du die Übung.
- Vermeide es, die Hanteln durch Beugen der Arme nach oben zu bewegen.

VARIANTEN

Du kannst variieren, indem du die Schultern nach hinten oben hebst.
Du kannst auch in der Anfangsposition die Hände etwas nach außen weghalten.

K 26 Schulterheben mit Band **Band Shrug**

KRÄFTIGUNG
++ Nackenmuskulatur
+ Schultermuskulatur

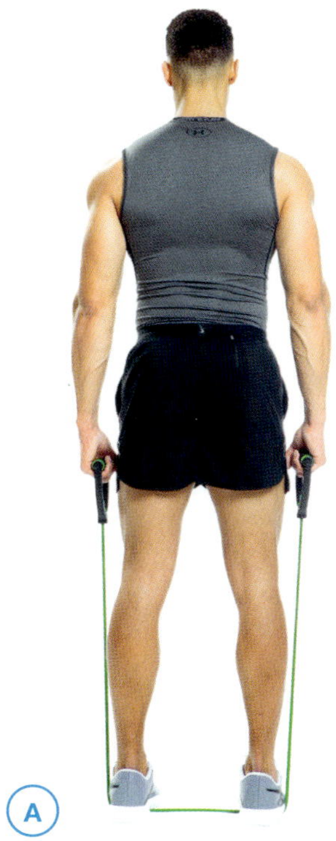

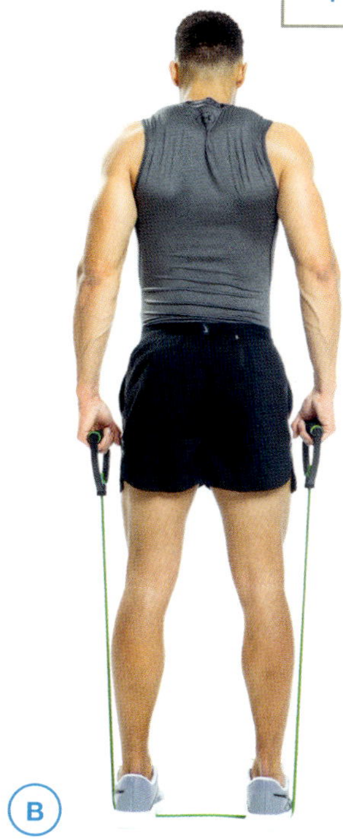

Die Anfangs- und die Endposition.

SO GEHT´S

- Du stehst mittig auf dem Fitnessband. Die Beine sind leicht gebeugt und etwa hüftbreit auseinander. Die Arme hast du seitlich an den Oberschenkeln, das Band ist mittelstark gespannt und die Handflächen zeigen nach innen (A).
- Belaste die Füße gleichmäßig, spanne die Bauch- und die Gesäßmuskulatur an und atme ein.
- Ziehe die Schultern senkrecht so hoch wie möglich (B), wobei du ausatmest. Die gesamte Bewegung erfolgt aus den Schultern. Halte kurz die Position und konzentriere dich auf die aktivierte Muskulatur.
- Senke die Arme ganz langsam in die Anfangsposition zurück und atme ein. Vermeide es, die Schultern »fallen« zu lassen. Nun wiederholst du die Übung.
- Achte darauf, dass du das Band nicht durch Beugen der Arme nach oben ziehst.

VARIANTE

Du kannst in der Anfangsposition die Hände etwas abspreizen, d. h. du ziehst etwa im 30-Grad-Winkel nach oben. Teste, wie dir die Ausführung besser gelingt.

K 27 Rückwärtige Fliegende mit Hanteln

Dumbbell Reverse Flys

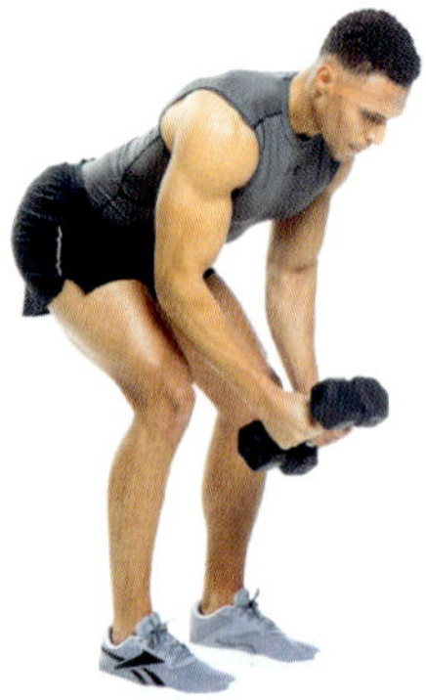

A

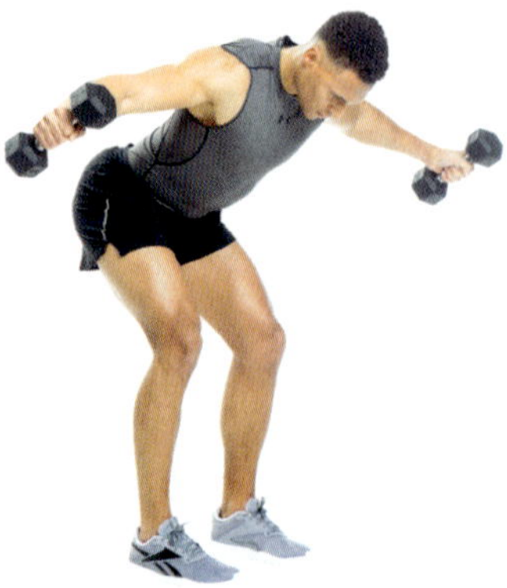

B

Die Anfangs- und die Endposition.

KRÄFTIGUNG

++ obere Rücken- und hintere Schultermuskulatur

\+ Nacken- und Rumpfmuskulatur

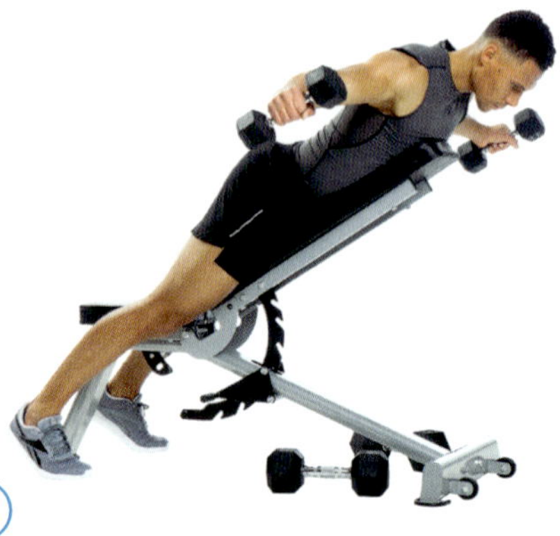

C

Die Variante auf der Schrägbank.

SO GEHT´S

- Du befindest dich im aufrechten hüftbreiten Stand, mit den Kurzhanteln vor den Oberschenkeln und den Handflächen zueinander gerichtet. Bringe die Rumpf- und Gesäßmuskulatur in Spannung und beuge etwas die Beine.
- Schiebe das Gesäß nach hinten und bewege den geraden Oberkörper nach vorn – das ist die Anfangsposition (A).
- Hebe die leicht gebeugten Arme an, bis sich die Oberarme in Verlängerung der Schultern befinden (B), und ziehe am Ende der Bewegung die Schulterblätter zusammen. Gleichzeitig atmest du aus. Halte kurz in der Position.
- Senke die Hanteln langsam ab und atme ein. Nun wiederholst du die Übung.
- Führe die Übung ohne Schwung aus und halte den Rücken möglichst stabil. Vermeide es, die Schultern hochzuziehen, und achte auf angespannten Rumpf.

VARIANTEN

Du kannst die Stirn leicht an einen Gegenstand lehnen, allerdings ohne sie abzustützen, damit du ein Schwungholen mit dem Rücken vermeidest.

Die Übung ist auch im vorgebeugten Sitz oder in Bauchlage (C) auf einer Schrägbank möglich.

K 28 Rückwärtige Fliegende mit Band

Band Reverse Flys

KRÄFTIGUNG

++ obere Rücken- und hintere Schultermuskulatur

\+ Nacken- und Rumpfmuskulatur

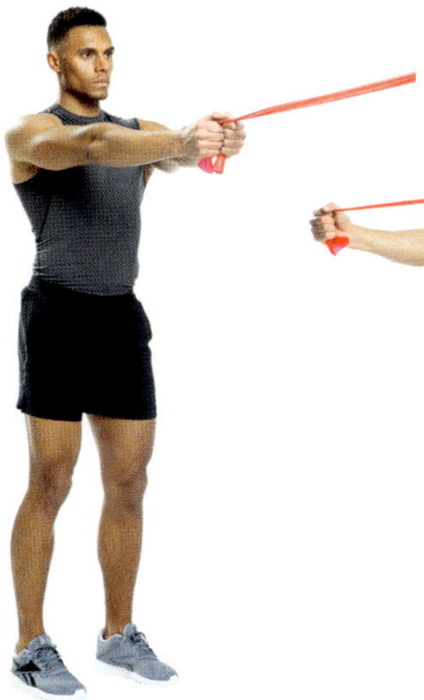

A

Die Anfangs- und die Endposition.

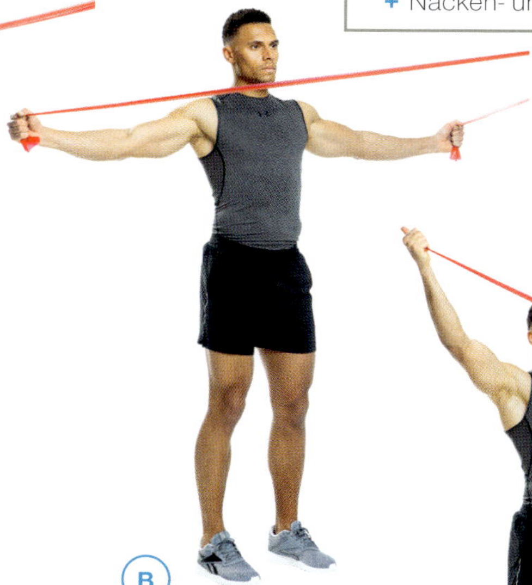

B

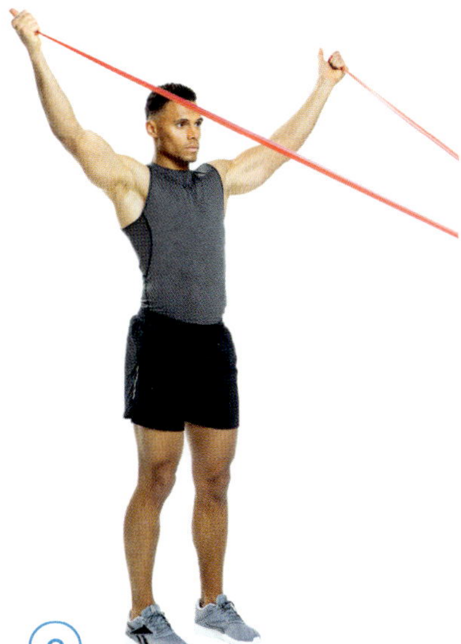

C

Die Variante mit Zug nach oben in Y-Haltung.

SO GEHT´S

- Das Band ist in Schulterhöhe befestigt und du stehst in Richtung der Bandbefestigung. Die Arme sind fast gestreckt und vorgerichtet. In den Händen hast du das Band, wobei die Handflächen zueinander gerichtet sind. Das Band befindet sich in leichter Spannung.
- Aktiviere die Bauch- und die Gesäßmuskulatur, spanne die Schulterblätter nach hinten unten (A) und atme ein.
- Ziehe die fast gestreckten Arme in Schulterhöhe zurück, ohne den Rücken zu bewegen (B). Gleichzeitig atmest du aus. Spanne die Schulterblattmuskulatur nach und halte kurz die Position.
- Bewege die Arme langsam in die Anfangsposition zurück, ohne den Rücken zu bewegen, und atme ein. Dann wiederholst du die Übung.
- Achte darauf, dass sich nur die Arme bewegen. Vermeide es, die Schultern anzuheben, und halte den Rumpf durchgehend in Spannung.

VARIANTEN

Du kannst alternativ mit hoch- oder runterzeigenden Handflächen üben.

Du kannst variieren, indem du die Arme aus der beschriebenen Anfangsposition in die Y-Haltung hochziehst (C).

K 29 Hintere Delta-Fliegende mit Hanteln

Dumbbell Rear Delt Flys

KRÄFTIGUNG
++ hintere Schultermuskulatur
+ Nacken- und obere Rückenmuskulatur

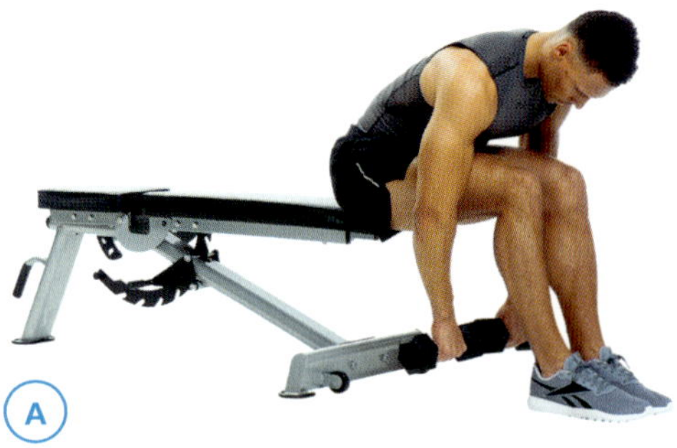

A

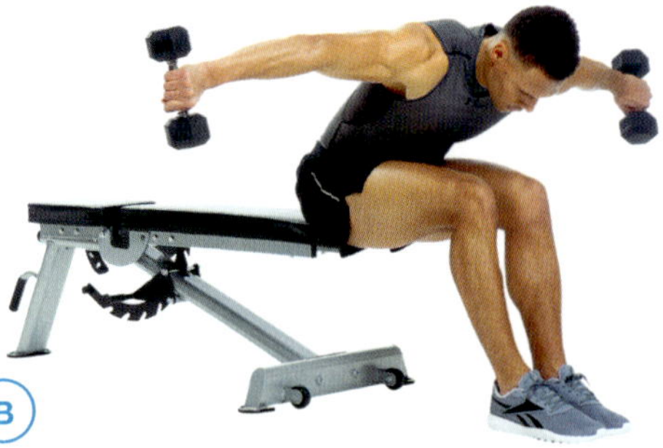

B

Die Anfangs- und die Endposition.

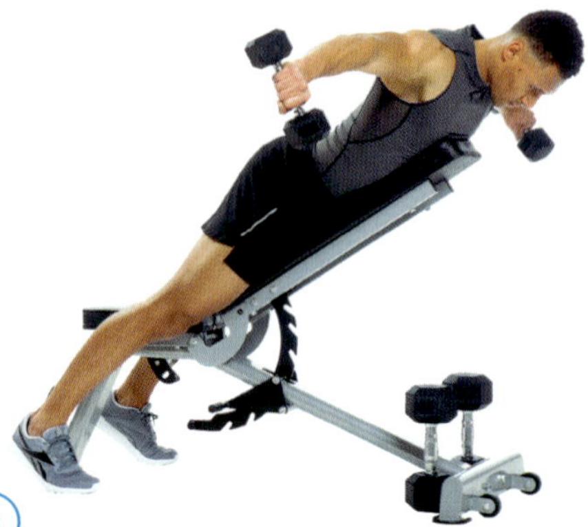

C

Die Variante auf der Schrägbank. Nutze etwa eine 45-Grad-Stellung der Lehne.

SO GEHT´S

- Für diese Übung benötigst du sehr leichte Hanteln. Du sitzt am Ende der Hantelbank mit den Beinen zusammen und den Hanteln hinter den Waden. Beuge deinen Rumpf vor und stabilisiere ihn in dieser Position. Greife die Hanteln mit hängenden Armen und den Handinnenseiten nach innen zeigend (A).
- Hebe eher langsam die Ellbogen nach außen und somit die Hanteln an, bis die Arme parallel zum Boden sind. Die Arme sind leicht gebeugt. Während des Anhebens atmest du aus (B). Halte kurz die Position und konzentriere dich auf den Zielmuskel.
- Senke die Hanteln langsam ab und atme ein. Dann wiederholst du die Übung.
- Führe die Übung ohne Schwung aus, der Rücken soll sich nicht bewegen. Bewege die Arme maximal 90-Grad nach außen. Visualisiere dir, wie du die Hanteln voneinander weg nach außen bewegst, fokussiere dich nicht auf das Hochheben.

VARIANTEN

Teste, um die für dich geeignete Position zu finden, mit der du die hintere Schultermuskulatur optimal aktivierst. Du kannst in der Anfangsposition die Handflächen nach innen gedreht halten und beim Anheben die Handaußenseiten nach außen rotieren.
Du kannst auch auf der Schrägbank üben (C). Vorgebeugt im Stand ist zudem möglich, so ist es jedoch einfacher durch Schwungholen auszuweichen.

K 30 Hoher Bandzug **Band High Row**

KRÄFTIGUNG
++ hintere Schulter- und obere Rückenmuskulatur
+ Nacken- und Rumpfmuskulatur

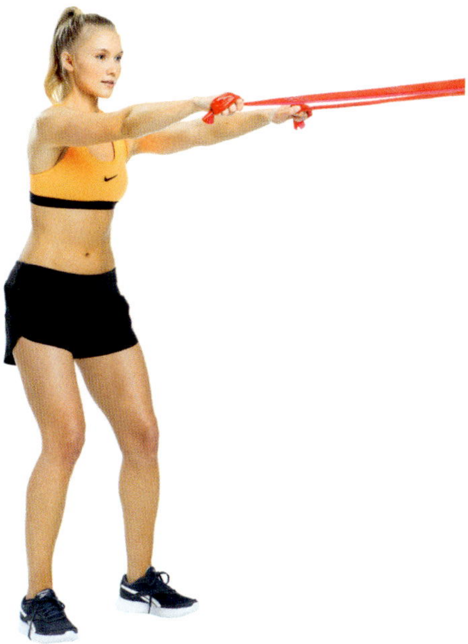

A

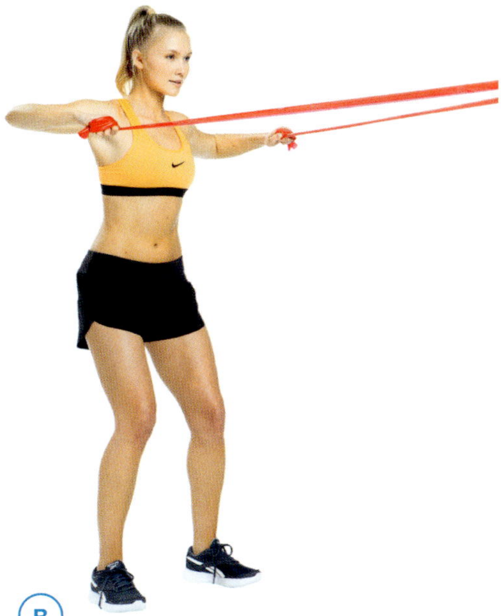

B

Die Anfangs- und die Endposition.

SO GEHT´S

- Das Band ist in Kopf- bis Schulterhöhe befestigt. Du stehst mit leicht gebeugten Beinen in Richtung der Bandbefestigung. Die Arme sind vorgerichtet. In den Händen hast du das Band, wobei die Handflächen nach unten zeigen. Das Band befindet sich in leichter Spannung.
- Aktiviere die Bauch- und die Gesäßmuskulatur und atme ein. Beginne die Bewegung, indem du die Schulterblätter nach hinten und in Richtung Gesäß ziehst (A).
- Ziehe die Ellbogen in Schulterhöhe zurück, ohne die Schultern anzuheben (B). Gleichzeitig atmest du aus. Halte kurz die Position und kontrolliere die Schulterblattposition.
- Bewege die Arme langsam in die Anfangsposition zurück, ohne den Rücken zu bewegen, und atme ein. Dann wiederholst du die Übung.
- Hebe die Ellbogen nicht weiter als schulterhoch an. Achte zudem darauf, dass die Schultern unten bleiben und sich nur die Arme bewegen, sowie auf angespannte Rumpfmuskulatur.

VARIANTEN

Du kannst alternativ mit zueinander gerichteten Handflächen üben.
Falls der horizontale Zug sich belastend für deine Schultern darstellt, dann teste den Zug etwas von oben nach unten.

K 31 Bandzug nach außen **Band Pull Apart**

KRÄFTIGUNG
++ hintere Schulter- und obere Rückenmuskulatur
\+ hintere Oberarmmuskulatur

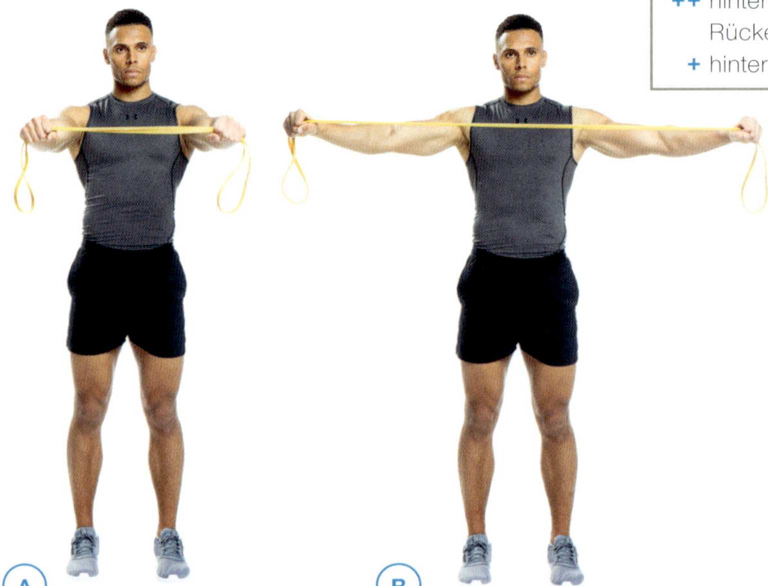

(A) (B)

Die Anfangs- und die Endposition.

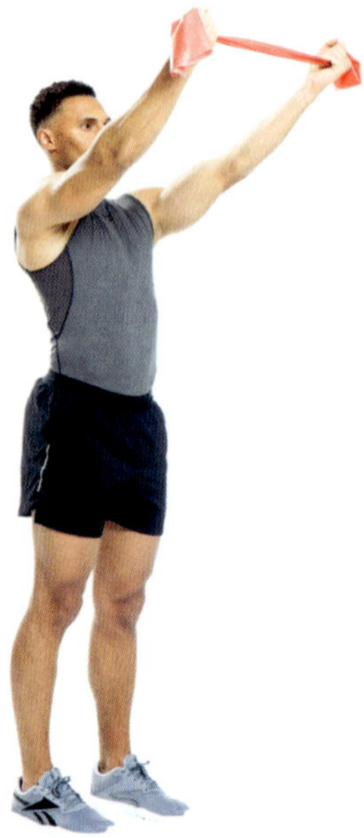

(C)

Die Anfangsposition mit Zug von oben und hochzeigenden Handflächen. Ziehe nun das Band nach unten außen.

SO GEHT´S

- Du bist im aufrechten Stand. Die Arme sind vorgestreckt, in den Händen hast du ein Fitnessband oder Theraband®. Die Hände sind schulterbreit auseinander, die Handflächen zeigen nach unten und das Band befindet sich in Vorspannung. Aktiviere die Bauch- und die Gesäßmuskulatur und atme ein (A).
- Ziehe das Band mit leicht gebeugten Armen kontrolliert nach außen, wobei du ausatmest. Halte kurz die Position und konzentriere dich auf die Muskelaktivität (B).
- Führe die Hände langsam mit Einatmung in die Anfangsposition zurück.
- Vermeide Schwungholen und Schulterhochziehen und halte die Rumpf- und Gesäßspannung aufrecht. Achte zudem auf gerade Handgelenke.

VARIANTE

Du kannst mit hoch gerichteten Handflächen üben, wodurch du die Außenrotatoren intensiv mitkräftigst. Teste, und wähle was deinen Schultern guttut.
Du kannst dich mit dem Rücken in leichter Schräglage an eine Wand stellen, um Ausweichen durch Schwungholen zu vermeiden.
Eine weitere Möglichkeit ist das Ziehen aus dem 45-Grad-Winkel von oben nach unten. Hier wird es mit hochgerichteten Handflächen gezeigt (C).

K 32 Hinterer Schulterzug einarmig

Single Arm Rear Delt Band Pull

KRÄFTIGUNG
++ hintere Schultermuskulatur
+ obere Rückenmuskulatur

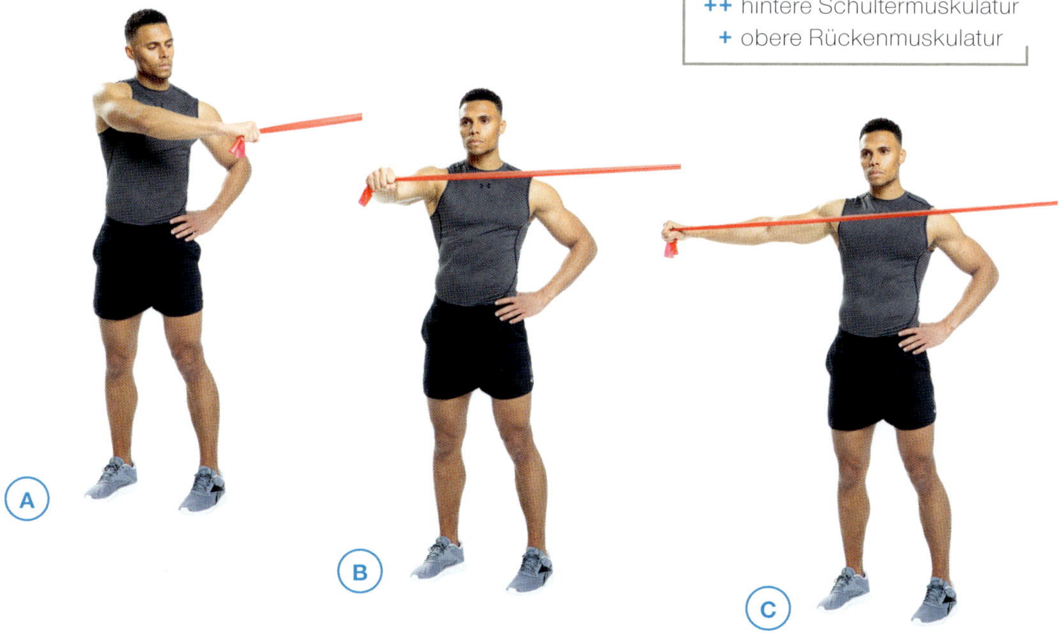

Der Bewegungsablauf.

SO GEHT´S

- Du hast ein Fitnessband an einem Gegenstand schulterhoch fixiert. Du stehst mit der linken Körperseite zur Befestigung und hast deinen rechten Arm dorthin gerichtet. In der Hand hast du das Band, mit der Handfläche nach unten zeigend, bei leichter Bandspannung. Aktiviere die Bauch- und die Gesäßmuskulatur und atme ein (A).
- Ziehe das Band kontrolliert nach rechts außen, wobei du ausatmest (B)–(C). Der Arm ist durchgehend fast gestreckt. Halte kurz die Position und konzentriere dich auf die Aktivität der hinteren Schultermuskulatur.
- Führe die Hand bewusst langsam in die Anfangsposition zurück. Gleichzeitig atmest du ein. Dann wiederholst du die Bewegung.
- Nun bringst du die rechte Seite zur Befestigung und trainierst den linken Arm.
- Vermeide Ausweichbewegungen wie Schulterhochheben und Schwungholen. Halte den Rumpf stabil; drehe ihn nicht mit. Achte zudem darauf, dass das Handgelenk gerade ist.

VARIANTE

Mit dieser Übung aktivierst du die hintere Schultermuskulatur über einen großen Bewegungsumfang. Tut dir die obige Ausführung allerdings nicht gut, dann kannst du mit gebeugtem Arm üben oder die Variante mit den Handflächen nach oben zeigend testen.

K 33 Rückwärtige A-Fliegende mit Band

Band Downwards Reverse Fly

KRÄFTIGUNG

++ hintere Schulter- und obere Rückenmuskulatur

\+ Nacken-, hintere Oberarm- und Rumpfmuskulatur

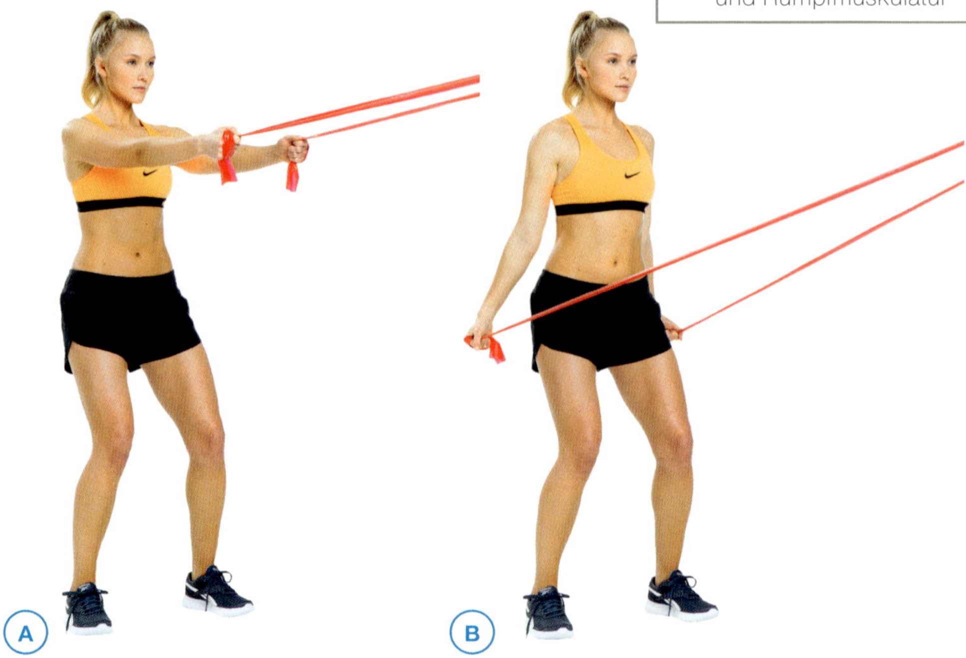

Die Anfangs- und die Endposition.

SO GEHT´S

- Das Band ist mindestens in Kopfhöhe befestigt. Du stehst aufrecht, mit leicht gebeugten Beinen in Richtung der Befestigung. Die Arme sind vorgerichtet, die Handflächen zeigen unten oder innen und das Band ist in leichter Spannung.
- Aktiviere die Bauch- und die Gesäßmuskulatur. Spanne die Schulterblätter nach hinten unten und atme ein (A).
- Ziehe die leicht gebeugten Arme nach unten, die Daumen werden nach außen rotiert (B) oder nach hinten, wenn es dir möglich ist. Gleichzeitig atmest du aus. Halte kurz die Position und achte auf die Schulterblattspannung.
- Bewege die Arme langsam wieder in die Anfangsposition, ohne den Rücken zu bewegen, und atme ein. Dann wiederholst du die Übung.
- Achte darauf, dass der Rumpf stabil ist und du nur die Arme bewegst. Vermeide die Schultern anzuheben.

VARIANTE

Du kannst die Höhe der Anfangsposition verändern, um die Muskelbeanspruchung zu variieren.

K 34 Band-Außenrotation am Körper

Band Shoulder External Rotation

KRÄFTIGUNG
++ Außenrotatoren
+ obere Rückenmuskulatur

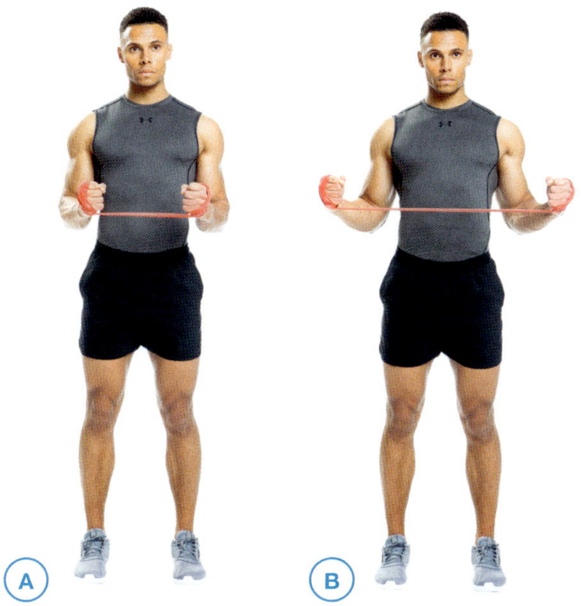

Der Bewegungsablauf. Versuche, etwas weiter zu rotieren.

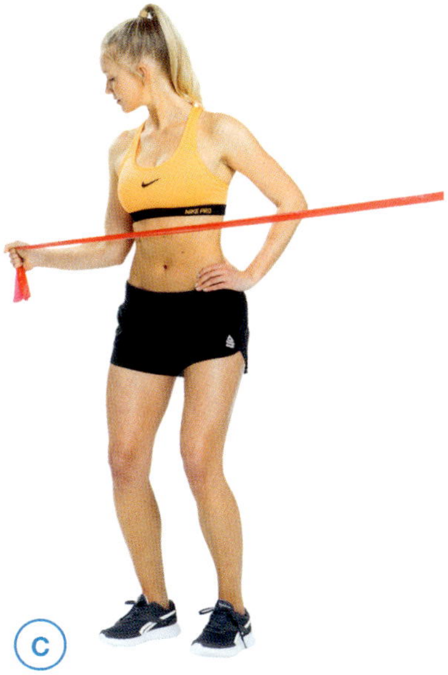

Die Endposition bei der einarmigen Variante.

SO GEHT´S

- Wähle ein Fitnessband mit geringer Stärke. Du stehst stabil und hast das Band so, dass es bei vorgestreckten Unterarmen in leichter Spannung ist. Die Ellbogen sind an den Rippen und die Handflächen zeigen zueinander.
- Spanne die Bauch- und Gesäßmuskulatur an und die Schultern nach hinten unten und atme ein (A).
- Rotiere die Unterarme so weit wie möglich mit Ausatmung nach außen (B). Achte darauf, dass die Handgelenke gerade bleiben. Halte kurz die Position.
- Bewege die Hände langsam mit Einatmung in die Anfangsposition zurück, jedoch nicht darüber hinaus, damit das Band unter Spannung bleibt.
- Halte die Schulterblätter in stabilisierter Position.

VARIANTEN

Du kannst auch mit hochzeigenden Handflächen üben.

Einsteiger haben die Ellbogen an den Rippen stabilisiert. Sie können je ein gerolltes Handtuch mit den Ellbogen an die Rippen gedrückt halten. Fortgeschrittene können die Ellbogen leicht mitbewegen, da dies eine weitere Rotation ermöglicht.

Du kannst alternativ einarmig in seitlicher Position üben. Du beginnst mit dem Arm vorzeigend und rotierst ihn nach außen (C).

K 35 Band-Außenrotation angehoben

Band Abducted External Rotation

KRÄFTIGUNG

++ Außenrotatoren und hintere Schultermuskulatur

\+ obere Rücken-, Nacken- und Rumpfmuskulatur

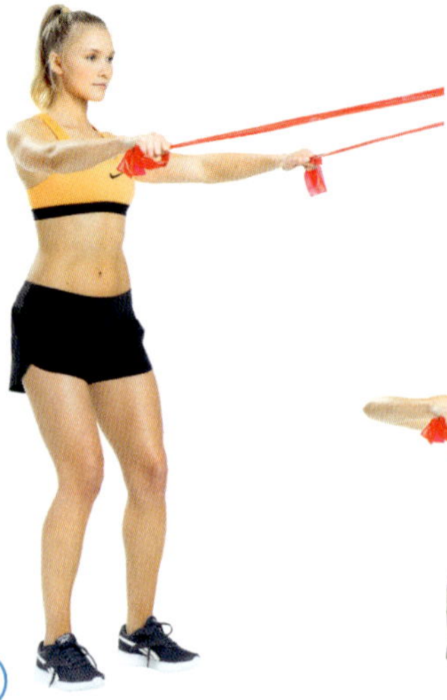

(A)

Das Einnehmen der Anfangsposition.

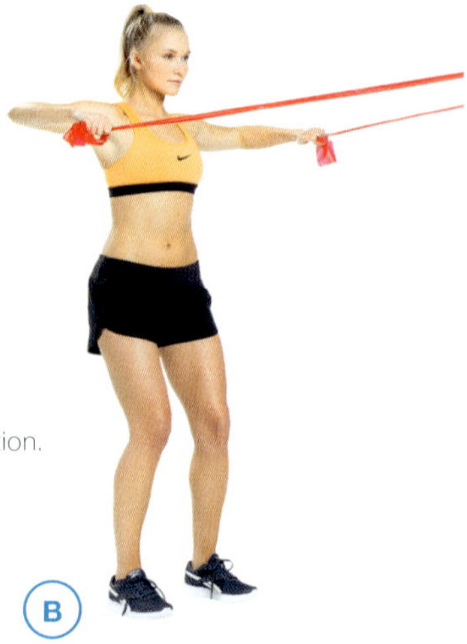

(B)

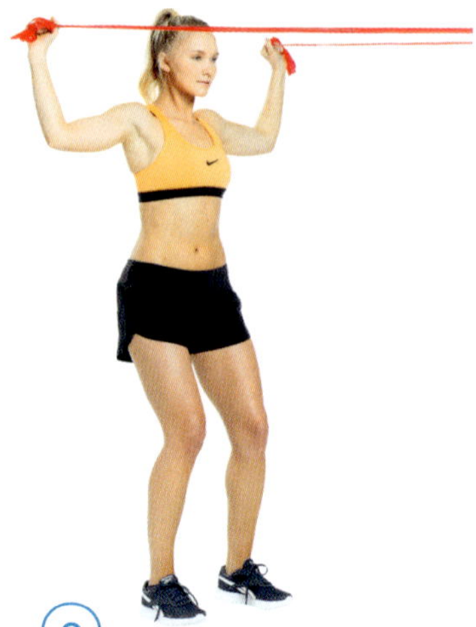

(C)

Die Anfangs- und die Endposition.

SO GEHT´S

- Das Fitnessband ist an einem Ankerpunkt in Schulterhöhe oder etwas darüber befestigt. Du stehst aufrecht, mit leicht gebeugten Beinen in Richtung der Befestigung. Die Arme sind vorgerichtet, und in den Händen hast du das Band, wobei die Handflächen nach unten zeigen. Aktiviere die Bauch- und die Gesäßmuskulatur und spanne die Schulterblätter nach hinten unten (A).
- Ziehe die Ellbogen in Schulterhöhe zurück, ohne die Schultern anzuheben. Die Arme befinden sich nun im 90-Grad-Winkel und die Ellbogen zeigen nach außen. Das Band ist leicht bis mittel gespannt. Stabilisiere die Position und kontrolliere die Schulterblattspannung – das ist die Anfangsposition (B).
- Drehe die Hände so weit wie möglich nach oben hinten, ohne die Position der Ellbogen zu verändern (C). Gleichzeitig atmest du aus.
- Rotiere die Arme langsam in die Anfangsposition zurück, ohne Ausweichbewegung, und atme ein. Dann wiederholst du die Drehung.
- Hebe die Ellbogen nicht weiter als zur Schulterhöhe an. Achte auf Rumpfspannung und darauf, dass die Schultern unten bleiben und sich nur die Arme bewegen.

VARIANTE

Du kannst einseitig üben und dazu den freien Arm an die Hüfte stützen.

K 36 Diagonales Bandziehen von unten

Diagonal Band Pull Apart

KRÄFTIGUNG

++ Außenrotatoren, obere Rücken- und hintere Schultermuskulatur

\+ Armmuskulatur

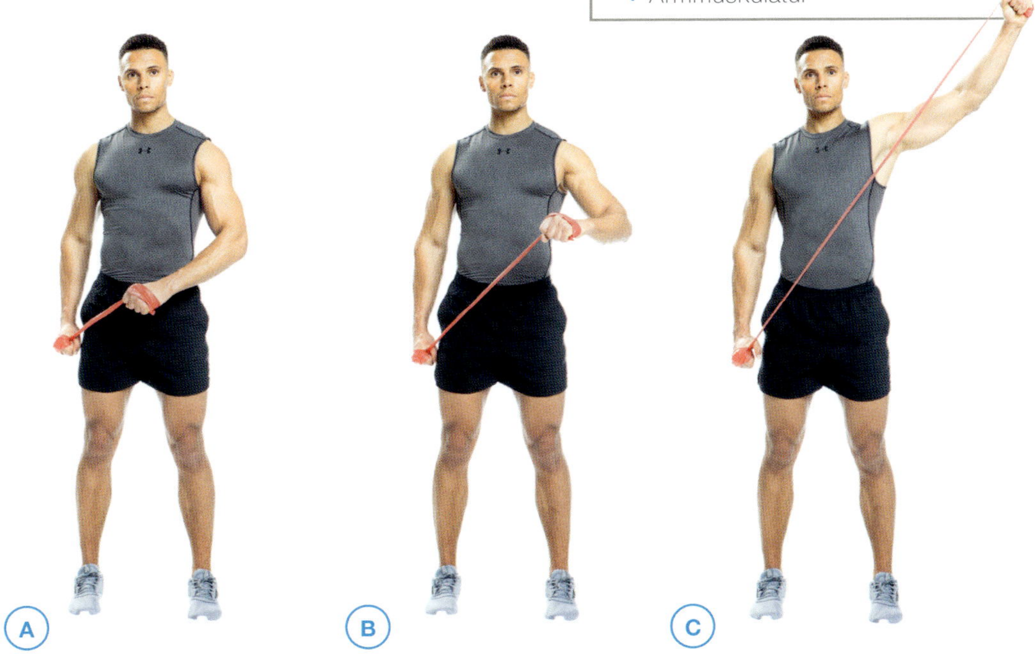

Der Bewegungsablauf.

SO GEHT´S

- Du befindest dich im aufrechten Stand. Der rechte Arm ist am Oberschenkel fixiert, der linke Arm befindet sich mit etwas Abstand davor. In den Händen hast du das Fitnessband, die linke Handfläche zeigt zum Körper.
- Spanne die Schulterblätter nach hinten unten und aktiviere die Bauch- und die Gesäßmuskulatur. Hebe den linken Arm etwas an, um das Band in Vorspannung zu bringen (A).
- Ziehe den linken Arm diagonal nach links oben (B)–(C), wobei der Arm rotiert, ohne den rechten Arm zu bewegen. Gleichzeitig atmest du aus. Dabei wird die Handfläche nach vorn gedreht. Halte kurz die Position.
- Senke den Arm mit Einatmung kontrolliert ab, jedoch nur bis zur Anfangsposition, damit das Band in Spannung bleibt. Wiederhole die Übung.
- Achte darauf, dass du die Handgelenke stets gerade hast, und vermeide es, die Schultern hochzuziehen.
- Anschließend trainierst du die andere Körperseite.

VARIANTE

Du kannst das Band an einem tiefen Ankerpunkt anbringen und aus seitlicher Position diagonal hochziehen.

K 37 Wand-Walk (Hand) mit Band **Band Spider Crawl**

KRÄFTIGUNG

++ hintere Schultermuskulatur, Rotatoren und obere Rückenmuskulatur

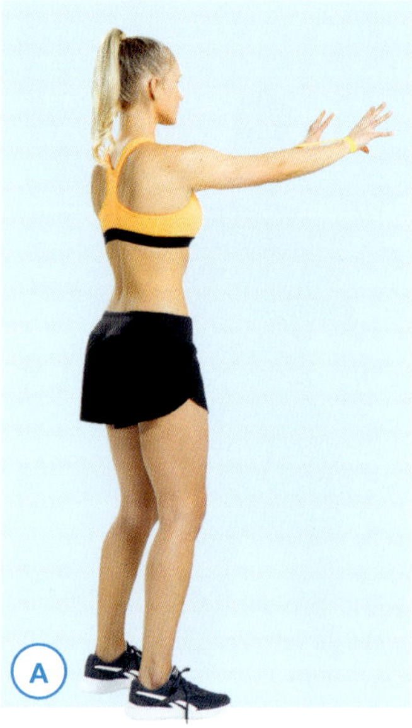

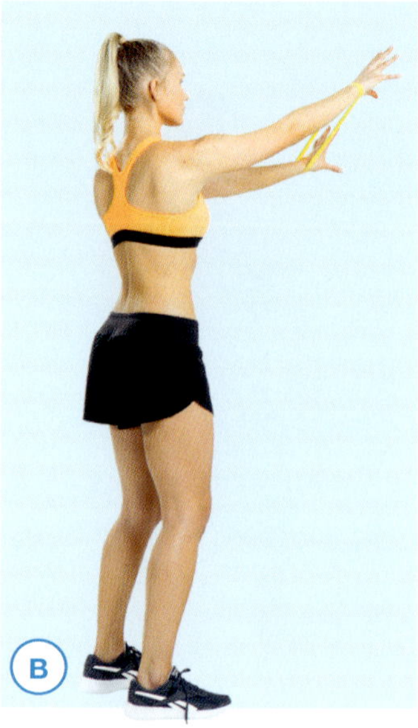

Der Bewegungsablauf nach oben.

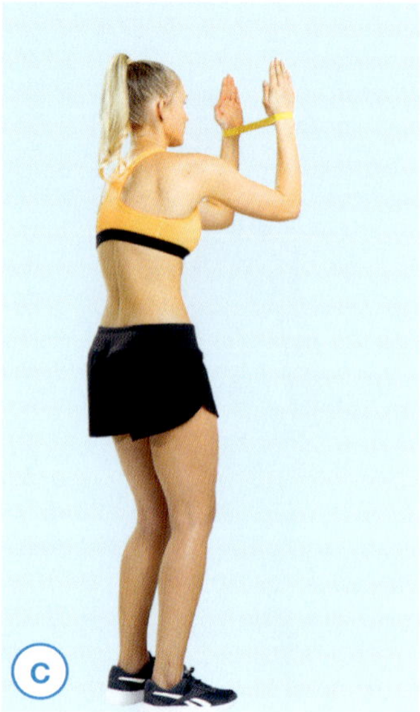

Die Variante mit aufgestützten Unterarmen.

SO GEHT´S

- Mit dieser Übung förderst du die Schulterstabilität. Du hast ein Miniband oder ein Theraband® um die Handgelenke gespannt. Du stehst in Wandrichtung, die Arme sind fast gestreckt und die Fingerspitzen an der Wand. Die Hände sind schulterbreit auseinander. Das Band ist in leichter bis mittlerer Spannung.
- Spanne die Gesäß- an und die Bauchmuskulatur an. Die Schultern sind unten und die Schulterblätter stabilisiert (A).
- Bewege langsam eine Hand nach oben (B). Setze die andere Hand nach. Fahre so für einige Wiederholungen fort. Das Band bleibt durchgehend gespannt.
- Danach bewegst du die Arme nach unten und schließlich nach außen.
- Plane als Gesamtdauer für einen Satz zwischen 40–90 Sekunden. Die Wiederholungszahl ist nicht entscheidend.
- Halte die Körperspannung aufrecht, die Handgelenke gerade und vermeide es, mit den Händen nach innen auszuweichen sowie die Schultern hochzuziehen.

VARIANTE

Du kannst alternativ die Unterarme aufstützen, sodass sie die Nummer »11« zeigen (C). In dieser Position kannst du die Schulterblätter vorschieben, damit eine leichte Wölbung am Rücken besteht. Auch in dieser Position kannst du Armbewegungen machen.

K 38 Bizeps-Curl mit Hanteln **Dumbbell Bicep Curl**

KRÄFTIGUNG
++ vordere Oberarmmuskulatur
+ Unterarmmuskulatur

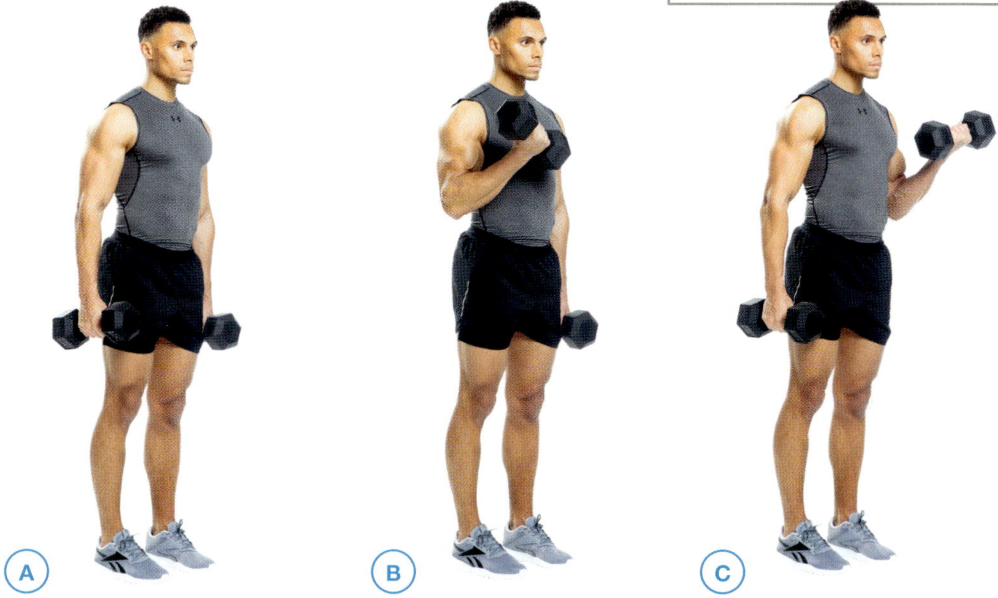

Der Bewegungsablauf.

SO GEHT´S

- Du stehst aufrecht und stabil, mit den Beinen hüft- bis schulterbreit auseinander. An den Oberschenkeln hast du zwei Kurzhanteln, die Handflächen weisen nach innen (A).
- Spanne die Bauch- und Gesäßmuskulatur an, die Schulterblätter nach hinten unten und atme ein.
- Hebe den rechten Unterarm an, ohne die Position des Oberarms zu verändern (B). Dabei wird die Handfläche nach oben gedreht. Gleichzeitig atmest du aus. Halte kurz die Position und spanne den Oberarm stark an.
- Senke den Unterarm kontrolliert ab und atme ein. Führe die Aufwärtsbewegung mit dem linken Unterarm aus (C).
- Fahre so fort, bis du für beide Arme die benötigte Wiederholungszahl erreicht hast. Achte darauf, dass du die Handgelenke stets gerade hast, und vermeide es, die Schultern vorzuziehen.

VARIANTEN

Du kannst alternativ einen Unterarm anheben und dabei den anderen senken. Bei dieser Vorgehensweise musst du durchgehend gleichmäßig atmen.
Als weitere Option kannst du beide Hanteln zusammen anheben und senken.
Zudem kannst du ohne Armdrehung üben (»Hammer-Curl«) oder mit vorzeigenden Handflächen. So erreichst du unterschiedliche Anteile der Muskulatur.

K 39 Bizeps-Curl mit Band **Band Biceps Curl**

KRÄFTIGUNG
++ vordere Oberarmmuskulatur
+ Unterarmmuskulatur

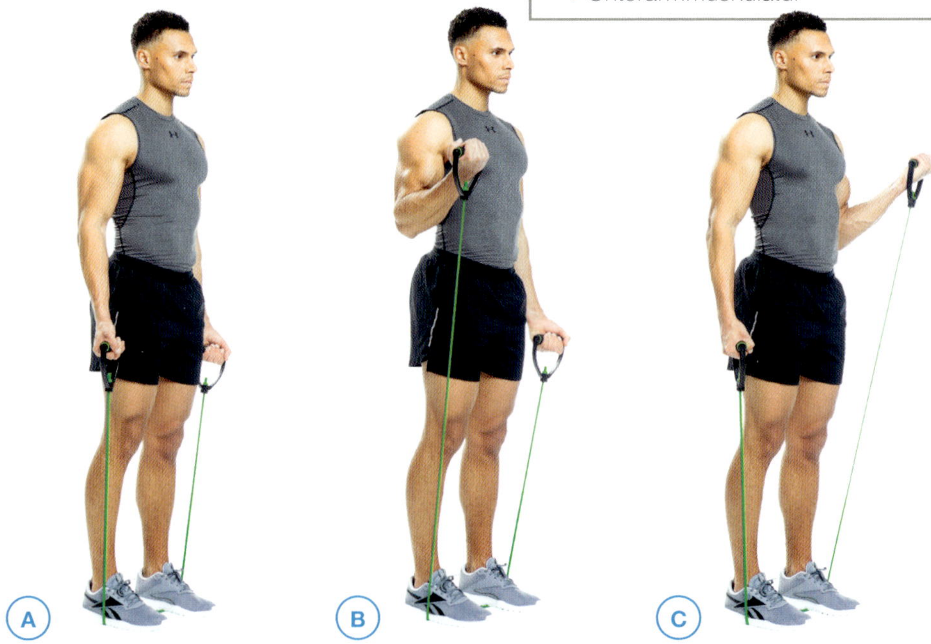

Der Bewegungsablauf.

SO GEHT´S

- Du stehst in stabiler Position mittig auf dem Fitnessband. Die Arme sind leicht gebeugt und die Hände sind an den Oberschenkeln. Halte die Handgelenke gerade und die Handflächen nach vorn gerichtet. Das Band ist leicht- bis mittelstark gespannt.
- Spanne die Bauch- und die Gesäßmuskulatur an, die Schulterblätter nach hinten unten und atme ein (A).
- Hebe den rechten Unterarm an, ohne die Position des Oberarms zu verändern (B), und atme aus. Halte kurz die Position und spanne den Oberarm stark an.
- Senke den Unterarm kontrolliert ab und atme ein. Dann führst du die Aufwärtsbewegung mit dem linken Unterarm aus (C).
- Fahre so fort, bis du für beide Arme die benötigte Wiederholungszahl erreicht hast. Achte darauf, dass du die Handgelenke stets gerade hast, und halte die Schulterblätter in stabilisierter Position. Die Bewegung erfolgt über die Kraft der Oberarmmuskulatur, ohne Einsatz der Schultern.

VARIANTEN

Du kannst die Arme gleichzeitig anheben.
Du kannst alternativ mit nach innen gerichteten Handflächen »Hammer-Curl« üben.
Als weitere Option kannst du in der Anfangsposition die Handflächen nach innen richten und beim Anheben hoch rotieren.

K 40 Klimmzug mit vorzeigenden Handrücken

Biceps Chin Up

KRÄFTIGUNG

++ vordere Oberarm-, obere Rücken- und Unterarmmuskulatur

\+ Schulter- und Rumpfmuskulatur

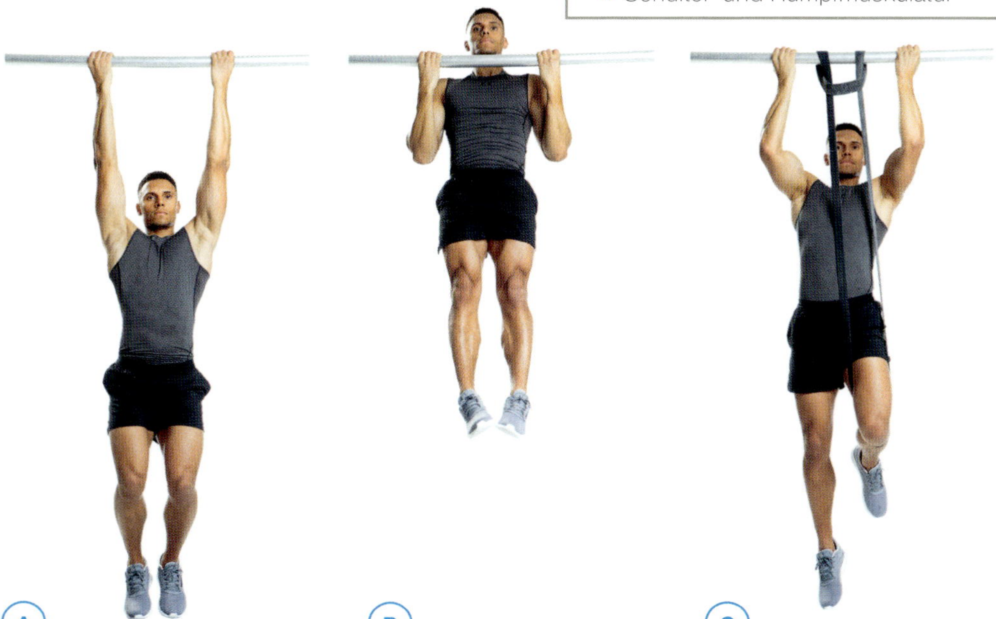

A B C

Der Bewegungsablauf.

Die Vereinfachung mit Pull-up-Band.

SO GEHT´S

- Du hängst an einer Klimmzugstange. Die Arme sind etwa schulterbreit auseinander, mit den Handrücken vorgerichtet und festem Griff (A).
- Aktiviere die Bauch- und die Gesäßmuskulatur, spanne die Schulterblätter nach hinten unten und atme ein.
- Ziehe dich in einer gleichmäßigen Bewegung hoch, bis die Brust nahe der Stange ist (B). Die Ellbogen bewegen sich zu den Rippen. Gleichzeitig atmest du aus.
- Halte kurz die hohe Position und kontrolliere, dass die Schulterblätter zusammen gespannt sind und die Schultern unten.
- Lasse dich langsam sinken und atme ein. Bewege dich nur so tief, dass die Schulterblattmuskulatur noch in Spannung ist und die Schultern unten sind. Dann wiederholst du die Übung.
- Vermeide Ausweichbewegungen wie Schwungholen und Anziehen der Schultern.

VARIANTEN

Einsteiger können mit Pull-up-Band (C) üben. Fortgeschrittene können eine aufgerichtete Kurzhantel zwischen den Füßen halten oder eine Gewichtsweste tragen.

K 41 Vorgebeugtes Armstrecken mit Hantel

Dumbbell Triceps Kickback

KRÄFTIGUNG
++ hintere Oberarmmuskulatur
+ Unterarm- und Schultermuskulatur

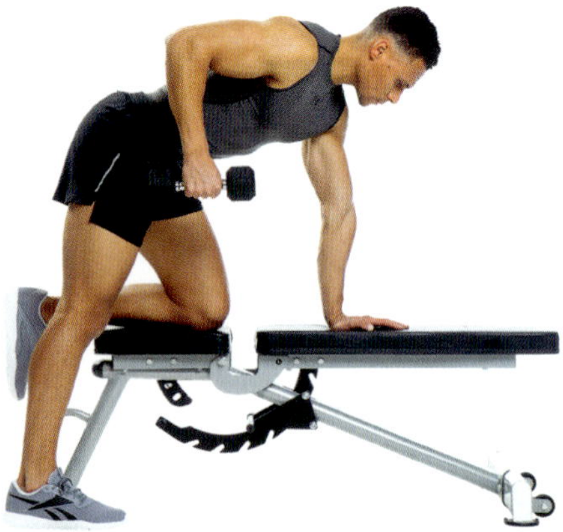

A

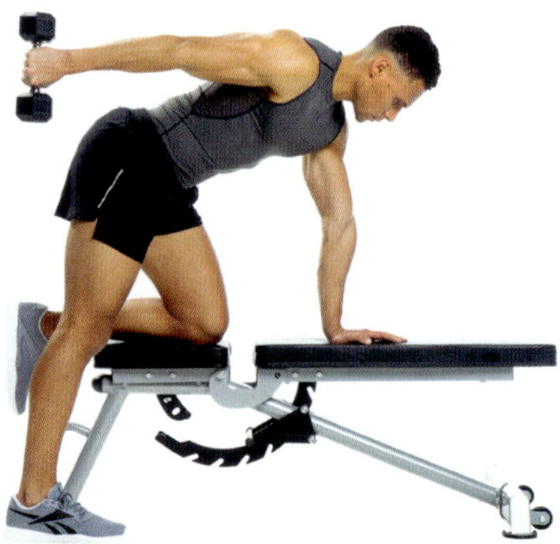

B

Die Anfangs- und die Endposition auf der Hantelbank.

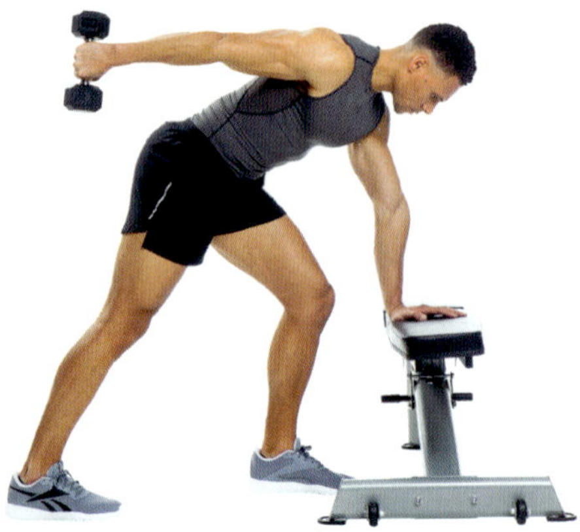

C

Die Variante im Ausfallschritt.

SO GEHT´S

- Stütze dich mit der linken Hand und dem linken Bein auf die Hantelbank und halte den Rücken gerade. In der rechten Hand hast du die Kurzhantel, mit dem Oberarm waagerecht und der Handfläche zum Körper gerichtet (A).
- Spanne die Bauch- und die Gesäßmuskulatur an, fixiere die Ellbogenposition und atme ein.
- Strecke den rechten Unterarm mit Ausatmung (B), ohne Oberarmbewegung und Schwungholen. Halte kurz die Position und spanne den Trizeps stark an.
- Senke den Unterarm langsam in die Anfangsposition zurück. Dann wiederholst du die Übung.
- Vermeide Ausweichen mit der Schulter und Abknicken des Handgelenks.
- Danach wechselst du die Körperseite und trainierst den linken Arm.

VARIANTEN

Alternativ kannst du einen leichten Ausfallschritt machen und dich mit der freien Hand auf Bank (C), Stuhl oder vorderem Oberschenkel abstützen.

Fortgeschrittene können beidseitiges Armstrecken nach hinten im vorgebeugten Stand ausführen, d.h. ohne sich abzustützen.

K 42 Armstrecken nach vorn mit Schlingen

TRX® Triceps Extension

KRÄFTIGUNG
++ hintere Oberarmmuskulatur
+ Unterarm-, hintere Schulter- und Rumpfmuskulatur

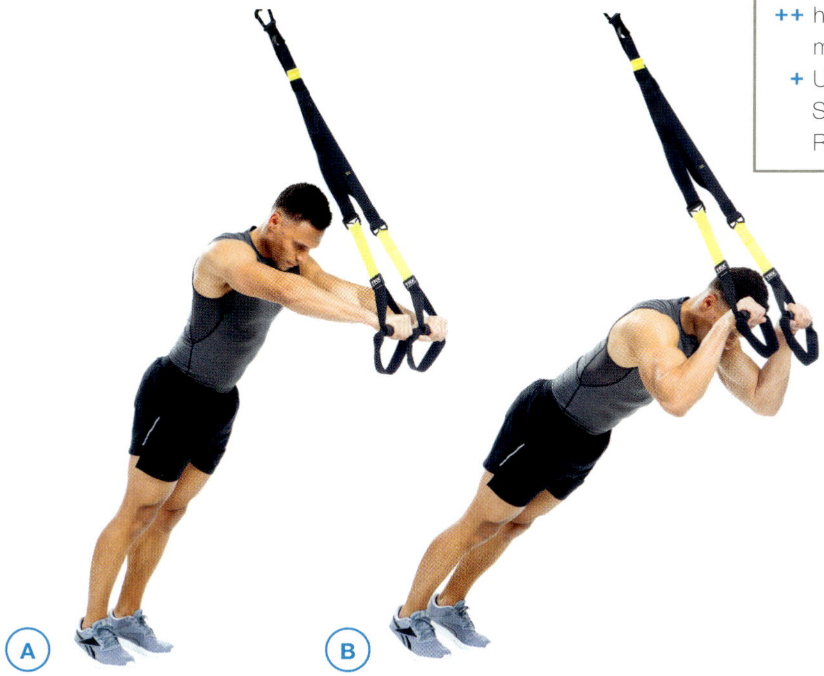

Die Anfangs- und die Endposition.

SO GEHT´S

- Du stehst mit dem Rücken zum Schlingentrainer in hüft- bis schulterbreitem Stand. Fasse die Griffe und hebe die gestreckten Arme nach vorn, die Hände sind etwa schulterbreit auseinander und die Handflächen zeigen nach unten.
- Mache einen Schritt zurück und lehne dich in die Schräglage vor, damit das Band gespannt ist. Die Fersen werden dabei angehoben.
- Aktiviere die Bauch- und die Gesäßmuskulatur und spanne die Schulterblätter zusammen und in Richtung Gesäß. Der Körper ist wie ein »Brett« stabilisiert (A).
- Beuge langsam die Unterarme etwa in einen 90-Grad-Winkel, mit möglichst wenig Ellbogenbewegung (B). Dabei atmest du ein. Halte kurz die Position, konzentriere dich auf die Tripezs-Aktivität und kontrolliere die Schulterblattspannung.
- Drücke die Hände fest in die Griffe und strecke die Arme in die Anfangsposition zurück. Gleichzeitig atmest du aus. Dann wiederholst du die Übung.
- Halte den Rumpf durchgehend in Spannung, minimiere die Ellbogenbewegung und achte auf gerade Handgelenke.

VARIANTEN

Du intensivierst die Übung, indem du die Schräglage vergrößerst.
Fortgeschrittene können die gestreckten Arme in der Anfangsposition hochheben und aus dieser Position, das Beugen und Strecken der Unterarme durchführen.

K 43 Armstrecken nach hinten mit Band

Band Reverse Triceps Extension

KRÄFTIGUNG

++ hintere Oberarmmuskulatur

+ Unterarm- und hintere Schultermuskulatur

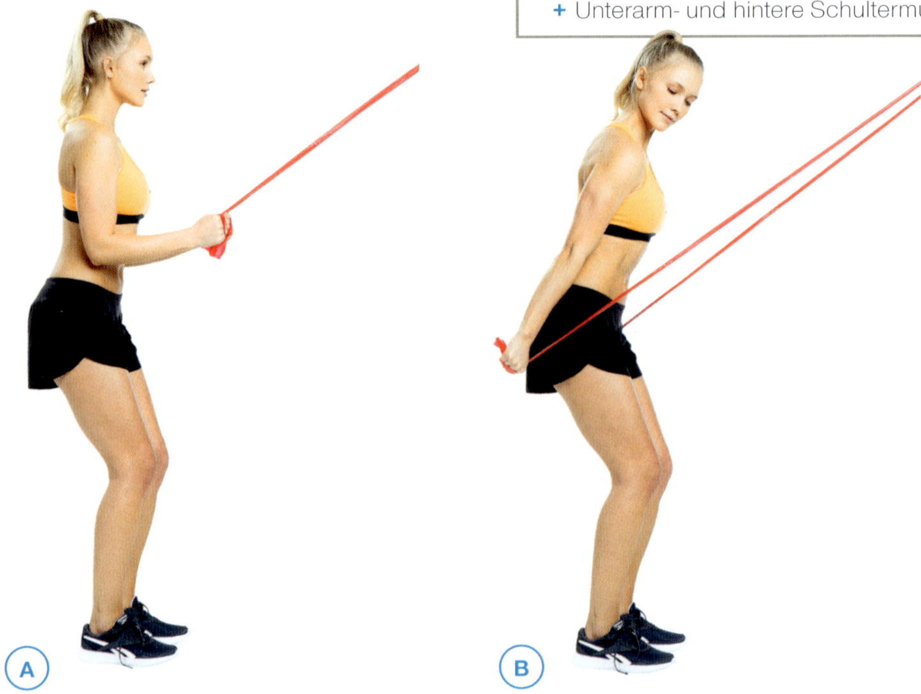

Die Anfangs- und die Endposition.

SO GEHT´S

- Das Band ist mindestens in Kopfhöhe befestigt. Du stehst in Richtung Ankerpunkt im stabilen Stand mit leicht gebeugten Beinen. Deine Arme sind rechtwinklig und die Unterarme nach vorn gerichtet. In den Händen hast du die Enden des vorgespannten Bandes mit zueinander gerichteten Handflächen und geraden Handgelenken.
- Spanne die Bauch- und die Gesäßmuskulatur an, die Schulterblätter nach hinten unten und atme ein. Die Ellbogen fixierst du an den Körperseiten (A).
- Strecke die Unterarme nach unten hinten (B), ohne die Ellbogen zu bewegen. Gleichzeitig atmest du aus. Konzentriere dich auf die Trizepsaktivität und halte kurz die Position.
- Beuge die Unterarme langsam in die Anfangsposition zurück und atme ein, die Ellbogen bleiben fixiert. Dann wiederholst du die Übung.
- Achte darauf, dass du die Handgelenke stets gerade hast, und halte die Schulterblätter in stabilisierter Position. Die Bewegung erfolgt über die Kraft der hinteren Oberarmmuskulatur, ohne Einsatz der Schultern.

VARIANTEN

Du kannst die Arme abwechselnd strecken. Zudem kannst du die Handposition verändern.

Übungen für den Rumpf

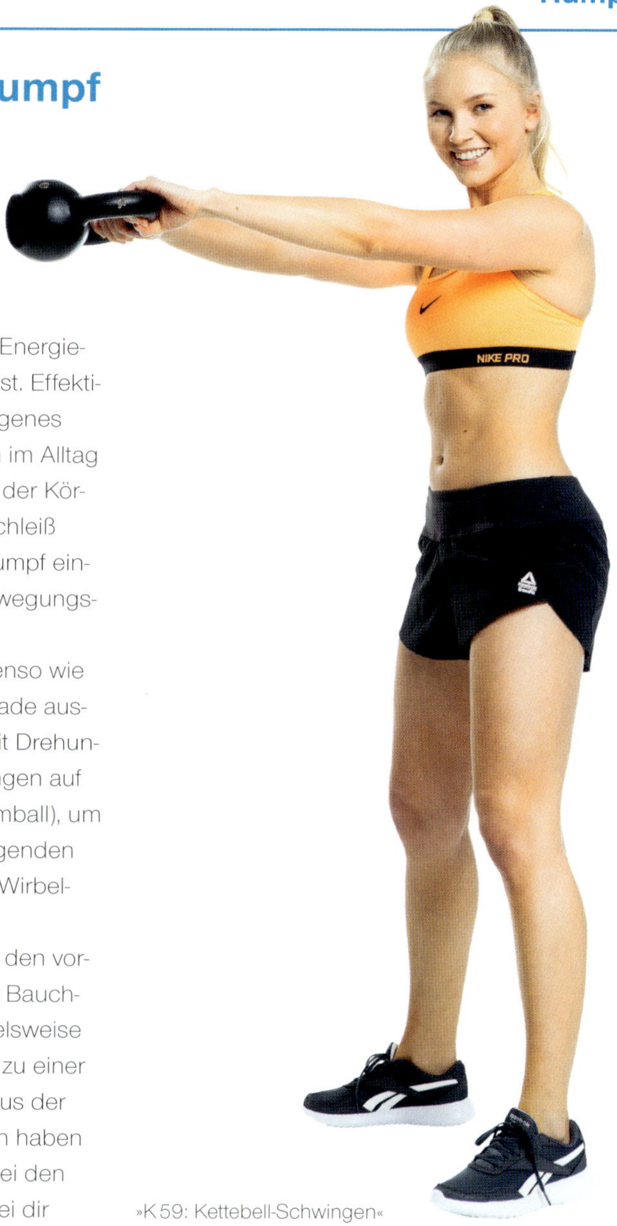

»K 59: Kettebell-Schwingen«

Der Aufbau einer starken Rumpfmuskulatur ist grundlegend für einen kräftigen Körper, da der Rumpf bei allen körperlichen Aktivitäten entscheidend für die Kraft- und Energieweiterleitung in der Bewegungskette ist. Effektives Rumpftraining erfordert ausgewogenes Training. So können die Bewegungen im Alltag und beim Sport optimal erfolgen und der Körper ist gut vor Verletzungen und Verschleiß geschützt. Wenn du hingegen den Rumpf einseitig trainierst, dann führt dies zu Bewegungseinschränkungen und Verletzungen.
Kräftige den Rumpf in Bewegung ebenso wie mit Halteübungen im Stütz. Nutze gerade ausgeführte Übungen sowie Übungen mit Drehungen. Auch empfehlenswert sind Übungen auf einem instabilen Untergrund (z. B. Gymball), um eine intensive Aktivierung der tieferliegenden Muskulatur wie die Stabilisatoren der Wirbelsäule zu erreichen.
Viele Fitnesssportler trainieren jedoch den vorderen Rumpfbereich, also die vordere Bauchmuskulatur, deutlich intensiver, beispielsweise mit Sit-up- und Crunch-Varianten, was zu einer vorgezogenen Haltung führen kann, aus der Rückenbeschwerden resultieren. Auch haben einige Sportler ein deutliches Defizit bei den seitlichen Bauchmuskeln. Bestehen bei dir Ungleichgewichte im Kräfteverhältnis, dann trainiere wöchentlich mehr Sätze für die schwächere Rumpfseite, bis sich wieder ein ausgeglichenes Verhältnis entwickelt hat.
Zur übersichtlichen Darstellung sind die Übungen den Rumpfbereichen zugeordnet, die sie vorrangig kräftigen: vordere, seitliche und hintere Rumpfmuskulatur. Zahlreiche Übungen trainieren jedoch mehrere Körperbereiche. Den oberen Anteil der vorderen Bauchmuskulatur erreichst du am besten, mit »Einrollen des Oberkörpers« und den unteren Anteil durch »Einrollen der Hüften« (Beinheben).

Vorderer Rumpf	K 44–K 59
Schräger Bauch und seitlicher Rumpf	K 60–K 69
Hinterer Rumpf	K 70–K 76

K 44 Crunch mit Beinanziehen **Knee Up Crunch**

KRÄFTIGUNG
++ vordere Bauchmuskulatur
+ seitliche Bauchmuskulatur

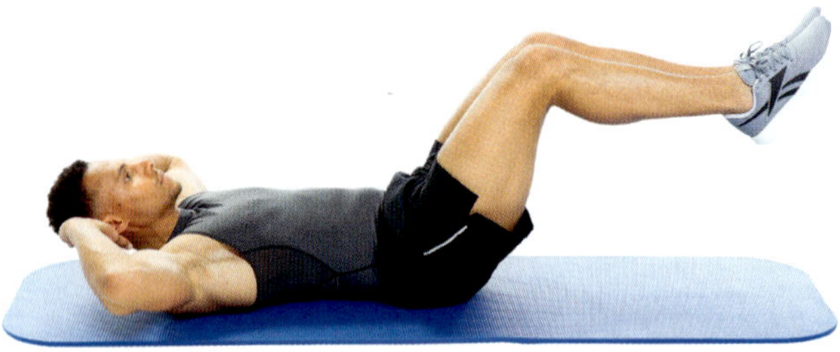

(A)

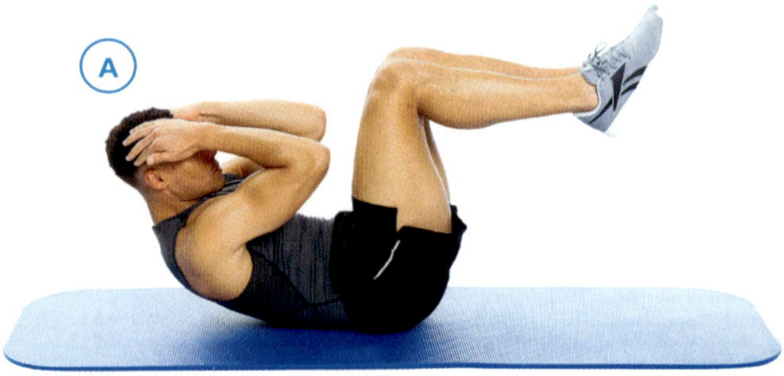

(B)

Die Anfangs- und die Endposition.

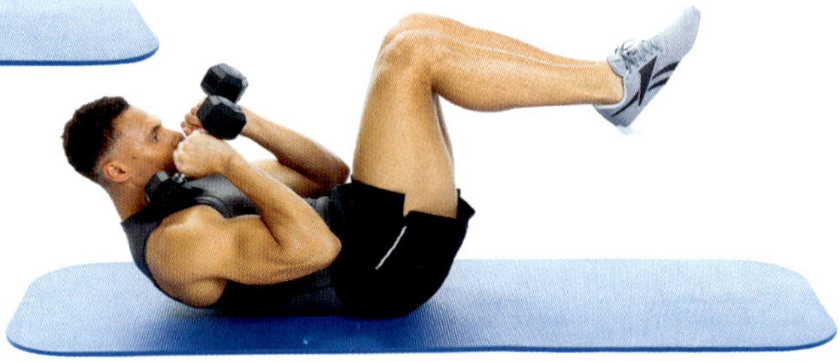

(C)

Die Intensivierung mit Kurzhanteln.

SO GEHT´S

- Du liegst auf dem Rücken mit den Händen an den Schläfen. Das Kinn ist leicht zur Brust gezogen und die Beine sind weniger als 90 Grad angezogen in der Luft (A).
- Spanne die Bauch- und die Gesäßmuskulatur an, um die Position zu stabilisieren.
- Hebe den Oberkörper an und ziehe gleichzeitig die Knie weiter an (B) und atme aus. Spanne die Bauchmuskulatur fest an und halte kurz die Position.
- Senke den Oberkörper und die Beine wieder in die Anfangsposition, um die Übung zu wiederholen. Gleichzeitig atmest du ein.
- Achte darauf, dass du beim Absenken kein Hohlkreuz einnimmst. Spanne deshalb immer wieder die Bauch- und die Gesäßmuskulatur bewusst nach.

VARIANTEN

Du intensivierst die Übung, indem du in der Anfangsposition die Arme gestreckt neben den Ohren hast und die Beine gestreckt weiter in Richtung Boden sind.
Alternativ kannst du mit Kurzhanteln intensivieren, die du mit gebeugten Armen hebst (C).

K 45 Crunch mit Band **Band Ab Crunch**

KRÄFTIGUNG
++ vordere Bauchmuskulatur
+ seitliche Bauchmuskulatur

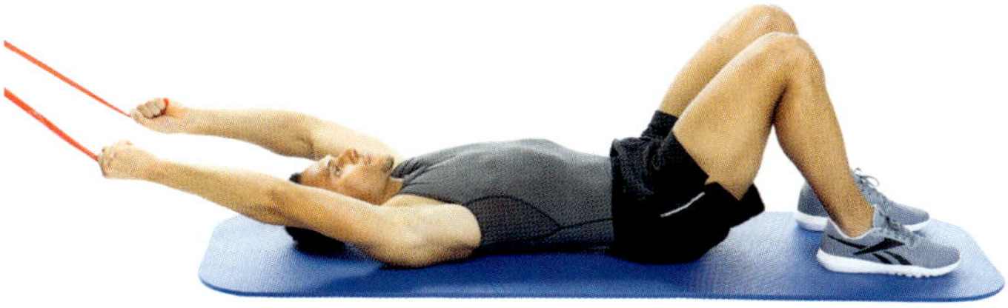

(A)

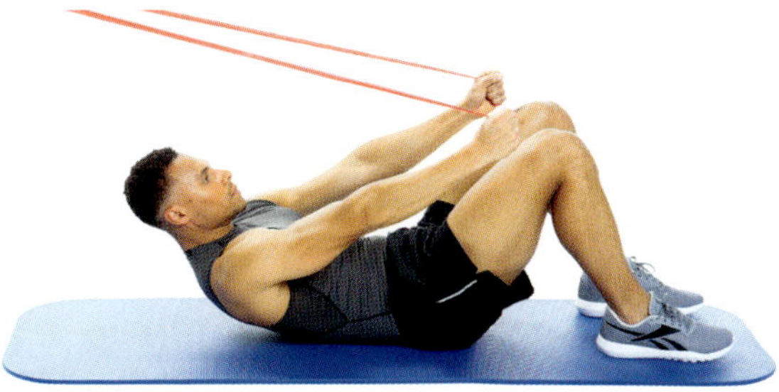

(B)

Der Bewegungsablauf.

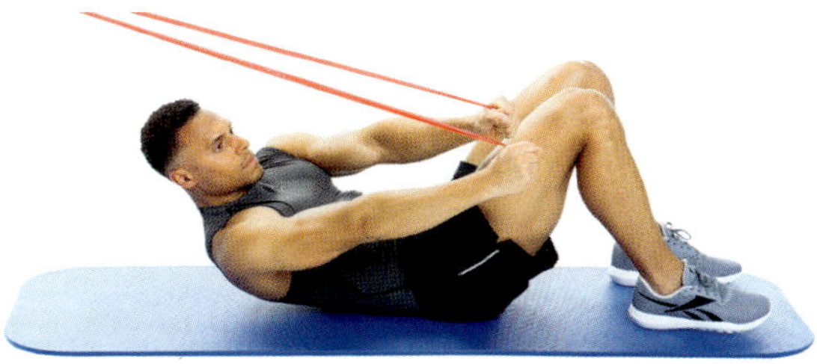

(C)

Die Ausführung zur rechten Seite.

SO GEHT´S

- Lege dich auf den Rücken. Die Arme sind neben den Schläfen, in den Händen hast du die Enden eines Fitnessbandes. Ziehe das Kinn leicht zur Brust.
- Spanne die Bauch- und die Gesäßmuskulatur an und drücke die Füße fest auf den Boden auf, um die Position zu stabilisieren (A).
- Hebe den Oberkörper an und bewege die Arme gegen den Zug des Bandes mit vor (B), wobei du ausatmest. Halte kurz die Position.
- Senke den Oberkörper langsam mit Ausatmung, ohne den Oberkörper vollständig abzulegen, damit die Bauchmuskulatur in Spannung bleibt. Dann wiederholst du die Übung.
- Achte darauf, dass du beim Absenken kein Hohlkreuz einnimmst. Spanne deshalb immer wieder die Bauch- und die Gesäßmuskulatur bewusst nach.

VARIANTEN

Einsteiger halten die Arme gebeugt.
Du kannst den Zug auch nach rechts (C) und links ausführen, um den seitlichen Bauchbereich intensiver zu aktivieren.

K 46 Crunch auf Gymball **Swiss Ball Crunch**

KRÄFTIGUNG
++ vordere Bauchmuskulatur
+ seitliche und hintere Rumpfmuskulatur

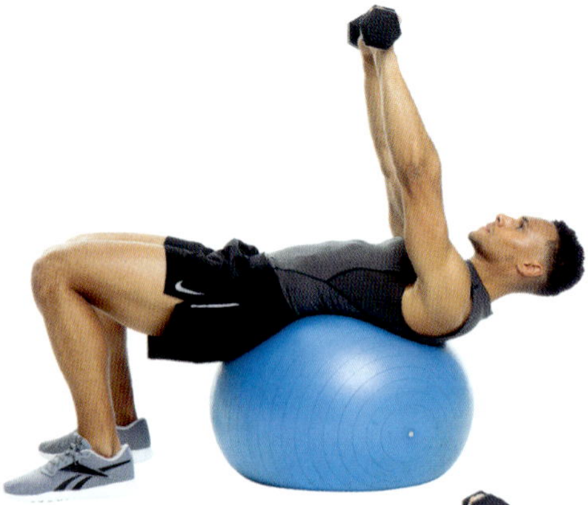

A

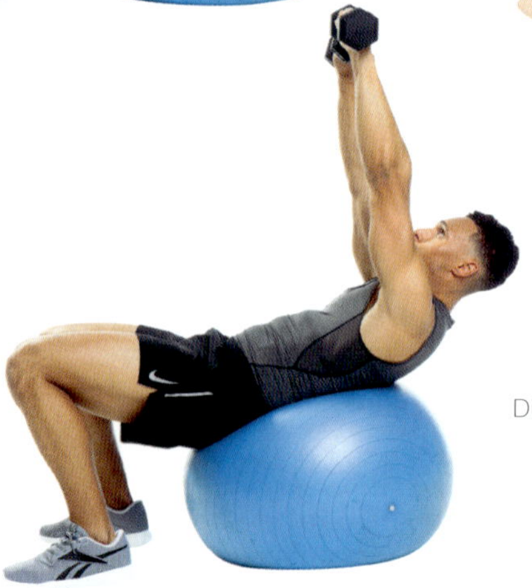

B

Die Anfangs- und die Endposition.

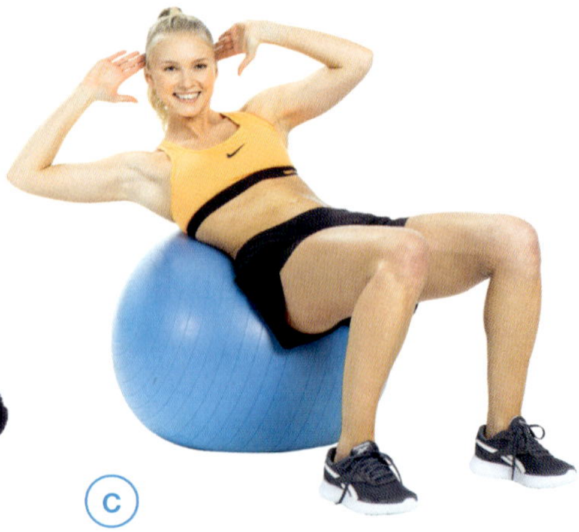

C

Die Variante für Einsteiger schräg nach vorn.

SO GEHT´S

- Du liegst mit dem Rücken auf dem Gymball. Die Arme sind nach oben gestreckt und in den Händen hast du Kurzhanteln oder eine Hantelscheibe. Das Kinn ist leicht zur Brust gezogen.
- Spanne die Bauch- und die Gesäßmuskulatur an, drücke die Füße fest auf den Boden, um die Position zu stabilisieren (A) und atme ein.
- Hebe den Oberkörper langsam mit Ausatmung nach oben an, wobei du die gestreckten Arme senkrecht hoch bewegst. Halte kurz die Position und spanne den Bauch nach (B).
- Senke langsam den Oberkörper in die Anfangsposition zurück und atme ein. Dann wiederholst du die Übung.
- Halte die Hüften gerade und die Arme hochgestreckt.

VARIANTE

Einsteiger üben ohne Gewicht. Fortgeschrittene können das Gewicht erhöhen.
Hier ist die Bewegungsrichtung nach oben vorgestellt. Du kannst alternativ den Oberkörper nach vorn bewegen – gerade oder schräg, wie bei den vorherigen »Crunch«-Übungen beschrieben. Einsteiger halten die Hände an den Schläfen (C). Fortgeschrittene können die Arme gestreckt neben den Schläfen halten.

K 47 Sit-up mit Medizinball **Medicine Ball Sit-up**

KRÄFTIGUNG

++ Rumpfmuskulatur, insbesondere vordere und seitliche Bauchmuskulatur

\+ Oberkörpermuskulatur

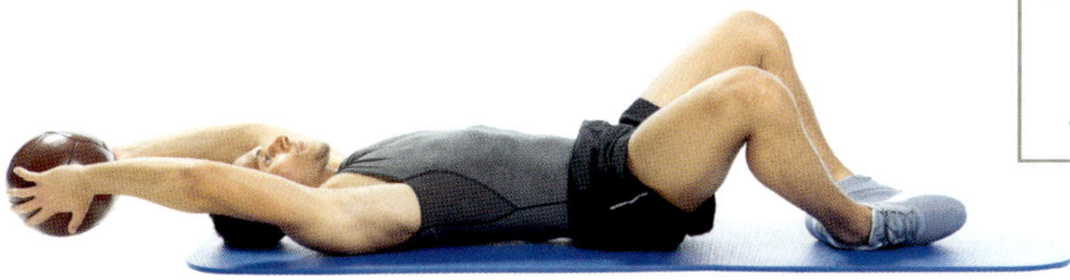

(A)

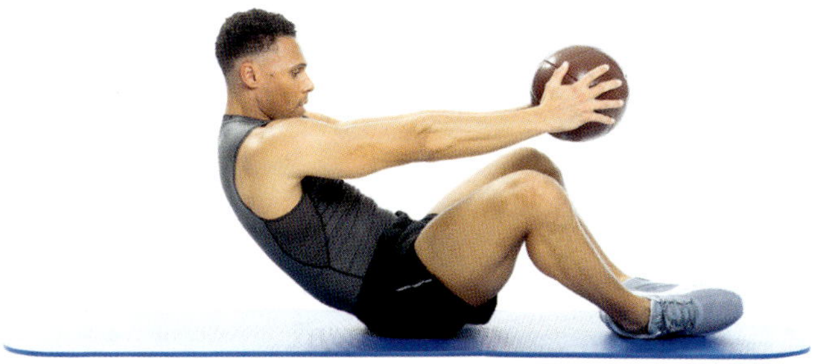

(B)

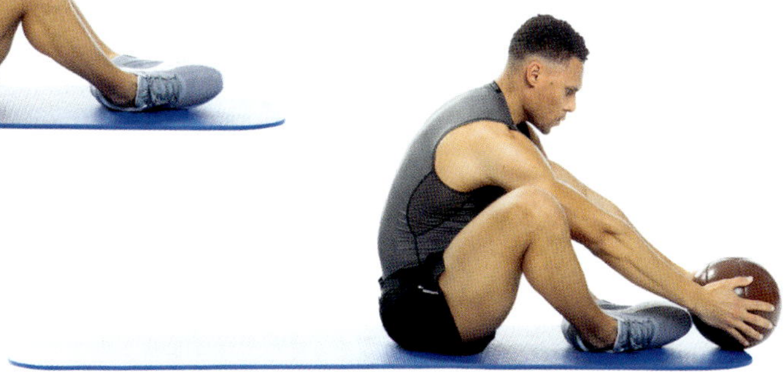

(C)

Der Bewegungsablauf.

SO GEHT´S

- Du liegst auf dem Rücken, die Fußsohlen sind zusammen und die Knie zeigen nach außen. Die Arme sind neben den Schläfen und in den Händen hast du einen Medizinball. Spanne die Gesäßmuskulatur an und den unteren Rücken gegen den Boden (A).
- Hebe den Oberkörper kraftvoll an und tippe den Ball vor den Füßen auf den Boden (B)–(C). Dabei atmest du aus.
- Bewege dich kontrolliert in die Anfangsposition zurück und atme ein. Dann wiederholst du die Übung.
- Achte darauf, dass der Rumpf in Spannung bleibt und vermeide ein Hohlkreuz.

VARIANTE

Du vereinfachst die Übung, wenn du ohne Ball übst und mit den Fingerspitzen den Boden berührst.
Statt des Balls kannst du eine Hantelscheibe oder Kurzhantel einsetzen.
Du kannst alternativ den Oberkörper abwechselnd gerade vor, nach links und rechts bewegen.

K 48 Frontstütz **Plank**

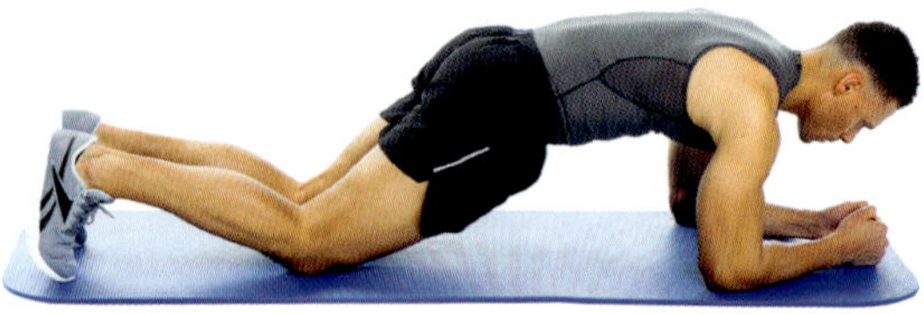

(A)

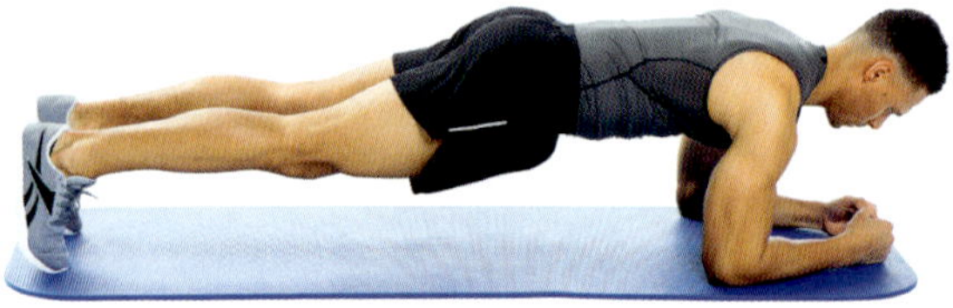

(B)

Der Bewegungsablauf.

KRÄFTIGUNG

++ Rumpfmuskulatur, insbesondere vordere Bauchmuskulatur

\+ Schulter-, Brust, hintere Oberarm- und vordere Oberschenkelmuskulatur

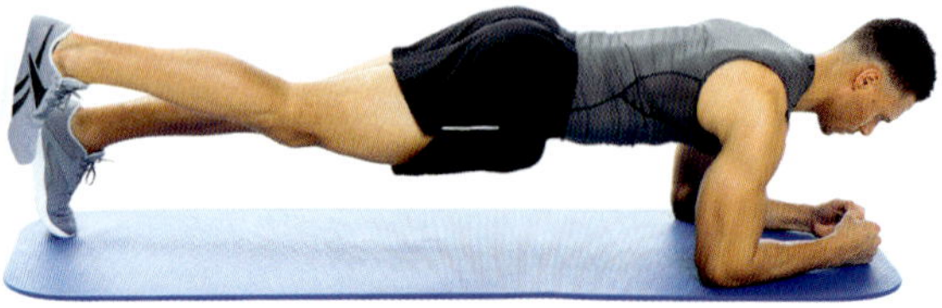

(C)

Die Intensivierung mit Beinheben.

SO GEHT´S

- Du befindest dich in Bauchlage, die Zehen sind aufgestellt und die Unterarme sind mit den Ellbogen unter den Schultergelenken positioniert (A).
- Drücke dich hoch, sodass Rücken, Becken und Oberschenkel eine gerade Linie bilden (B). Spanne die Ellbogen und die Füße zueinander, ohne sie zu bewegen, um eine große Aktivierung der Bauchmuskulatur zu erzielen.
- Halte die Position für 40–60 Sekunden. Atme dabei durchgehend gleichmäßig. Spanne die Gesäßmuskulatur immer wieder nach.
- Achte darauf, dass du die Rumpfspannung bewahrst und somit ein Hohlkreuz verhinderst.

VARIANTE

Du intensivierst die Übung, indem du abwechselnd ein Arm oder ein Bein (C) anhebst. Auch mit dem Schlingentrainer kannst du den Frontstütz intensivieren. Die Füße werden in den Schlingen positioniert.

K 49 Unterarm- und Handstütz im Wechsel

Up Down Plank

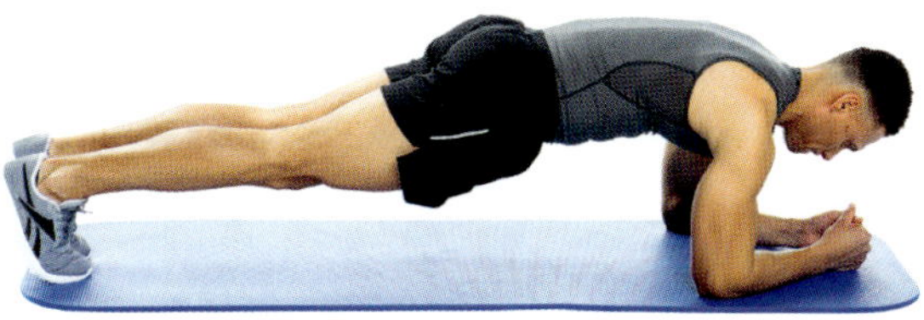

A

KRÄFTIGUNG

++ Rumpfmuskulatur, insbesondere vordere Bauchmuskulatur

+ Schulter-, Brust, hintere Oberarm- und vordere Oberschenkelmuskulatur

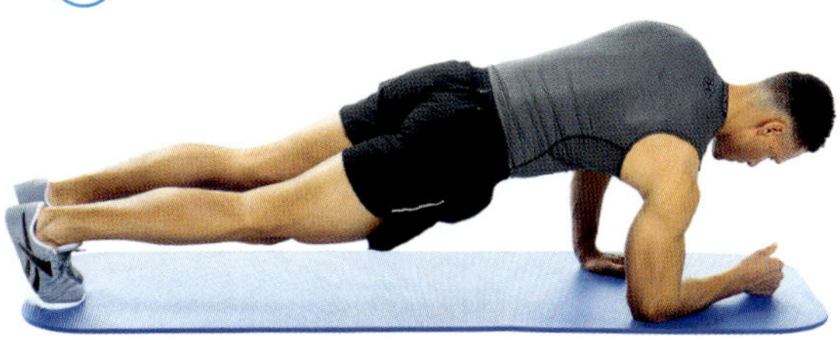

B

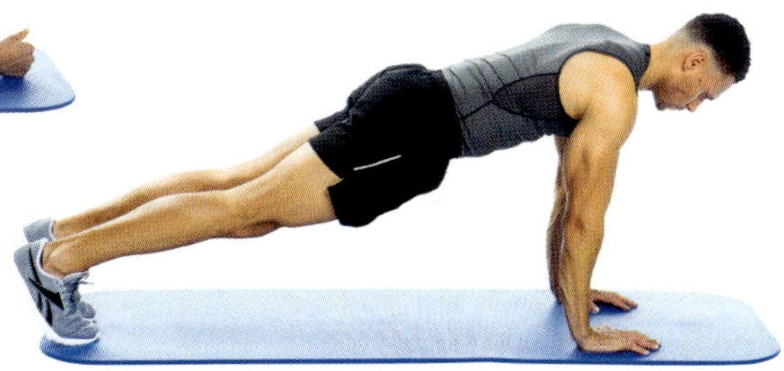

C

Der Bewegungsablauf.

SO GEHT´S

- Du befindest dich im Unterarmstütz; der Rücken ist gerade und die Beine sind gestreckt. Die Ellbogen befinden sich unter den Schultergelenken (A). Spanne die Bauch- und die Gesäßmuskulatur an.
- Stelle zuerst die linke Hand auf (B) und dann die rechte Hand (C). Dabei drückst du den Körper nach oben.
- Halte kurz die Position, bevor du erst den linken Unterarm und dann den rechten aufstellst. Gleichzeitig senkst du den Körper in die Anfangsposition zurück.
- Nun stellst du zuerst die rechte Hand auf und folgst mit der linken Hand.
- Anschließend begibst du dich wieder in die Anfangsposition und wiederholst die Übung.
- Halte den Rücken durchgehend gerade und den Rumpf in Spannung. Atme durchgehend gleichmäßig.

VARIANTE

Fortgeschrittene können einen Fuß in der Luft halten.

K 50 Einrollen mit Band **Kneeling Band Crunch**

KRÄFTIGUNG

++ Rumpfmuskulatur, insbesondere vordere Bauchmuskulatur
\+ Armmuskulatur

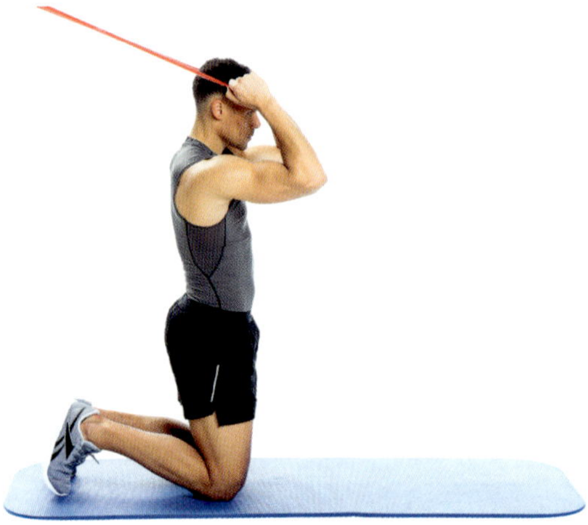

(A)

Die Anfangs- und Endposition.

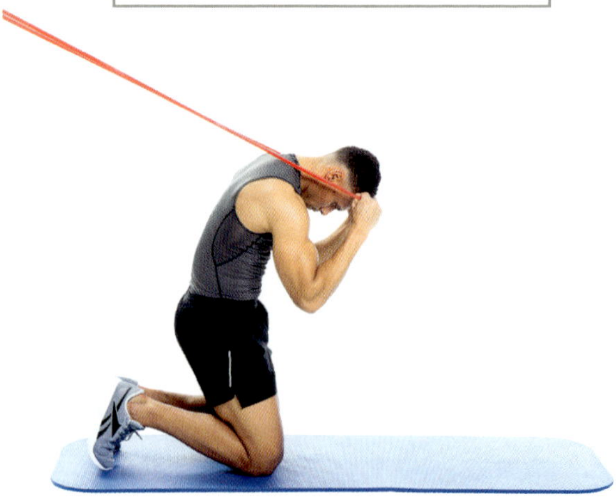

(B)

SO GEHT´S

- Das Fitnessband ist hoch befestigt. Du befindest dich im Kniestand, die Knie sind auf einer Matte oder Polster. Es gibt zwei Möglichkeiten zur Durchführung: entweder mit dem Gesicht oder mit dem Rücken zum Befestigungspunkt.
- Die Arme sind angehoben, in den Händen hast du die Enden des vorgespannten Bandes (A). Spanne die Rumpf- und die Gesäßmuskulatur fest an, die Schulterblätter nach hinten unten und atme ein.
- Rolle den Oberkörper mit der Kraft der Bauchmuskulatur ein und atme dabei aus. Das Arme bewegst du in stabilisierter Position mit und ziehst so das Band auseinander (B).
- Halte kurz die Position und konzentriere dich auf die Aktivität der Bauchmuskulatur.
- Bewege den Oberkörper langsam in die Anfangsposition zurück und atme ein. Dann wiederholst du die Übung. Der Unterkörper wird möglichst wenig bewegt und dazu bleibt das Gesäß durchgehend fest angespannt.
- Führe die Übung ohne Schwung aus. Vermeide das Band über die Kraft der Arme zu ziehen, denn die sollen nur die Haltearbeit verrichten.

VARIANTEN

Du kannst im aufgestellten Ausfallschritt oder hüftbreiten Stand üben. Wähle, was du gut stabilisieren kannst, damit du dich auf das Einrollen konzentrieren kannst.

K 51 Dynamisches Beinheben am Boden

Seaded Knee Tuck

KRÄFTIGUNG
++ vordere Bauchmuskulatur
+ seitliche Bauchmuskulatur

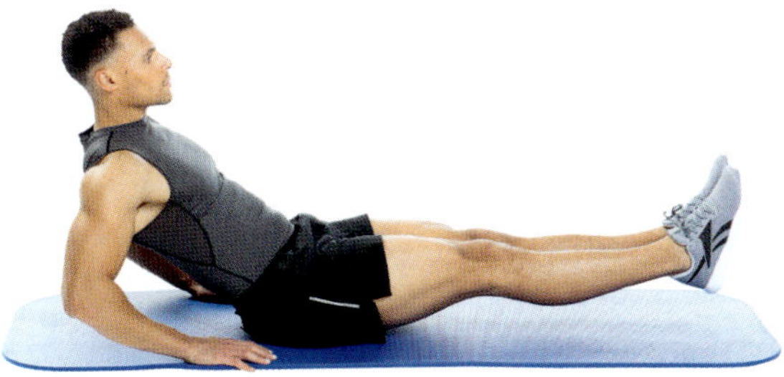

A

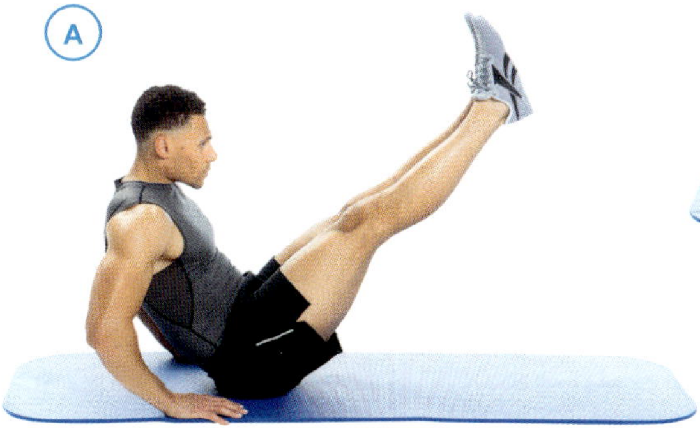

B

Die Anfangs- und die Endposition.

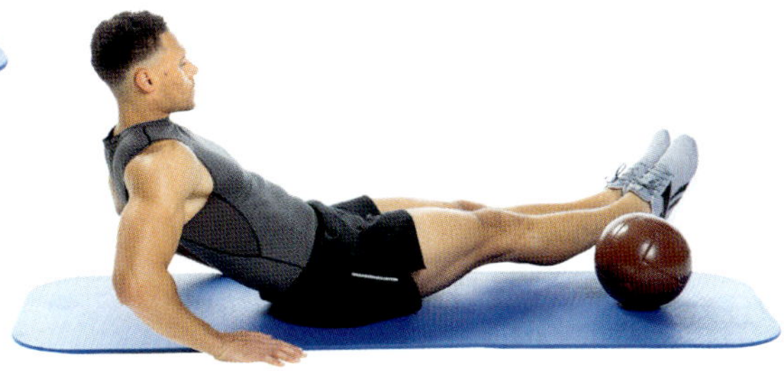

C

Die Variante mit Beinanheben über den Medizinball.

SO GEHT´S

- Du sitzt mit gestreckten Beinen auf dem Boden. Die Hände sind hinter dem Gesäß positioniert, die Finger zeigen nach vorn und das Kinn ist leicht zur Brust gezogen.
- Spanne die Bauch- und die Gesäßmuskulatur an. Hebe die gestreckten Beine leicht vom Boden ab und lehne den Oberkörper zurück. Das ist die Anfangsposition (A).
- Bewege die gestreckten Beine hoch und gleichzeitig den Oberkörper in Richtung der Beine (B). Dabei atmest du aus.
- Senke den Oberkörper und die Beine kontrolliert in die Anfangsposition zurück, ohne sie abzulegen. Gleichzeitig atmest du ein. Dann wiederholst du die Übung.
- Führe rhythmisches Heben und Senken aus.

VARIANTEN

Du kannst variieren, indem du die Beine abwechselnd nach links und rechts bewegst. Dies lässt sich gut ausführen, wenn du unter die Füße einen kleinen Gegenstand (C) legst, über den du die Beine hebst.

Du kannst die Übung mit Fußgewichten oder Fitnessband intensivieren.

Fortgeschrittene können ohne Abstützen üben, d. h. die Hände werden an den Schläfen oder nach oben gestreckt gehalten.

K 52 Klappmesser **V-Up**

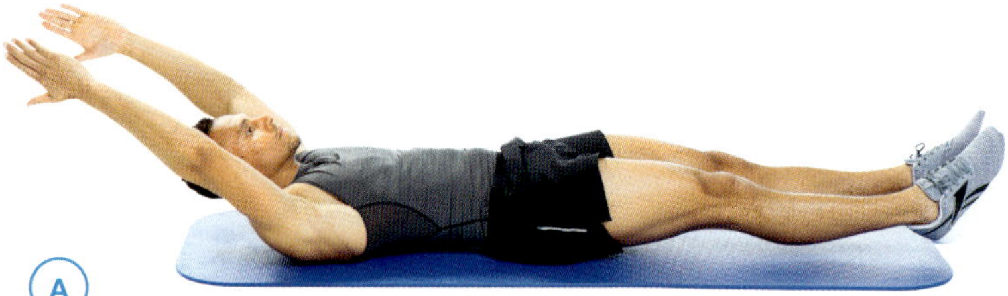

A

KRÄFTIGUNG

++ Rumpfmuskulatur, insbesondere vordere Bauchmuskulatur

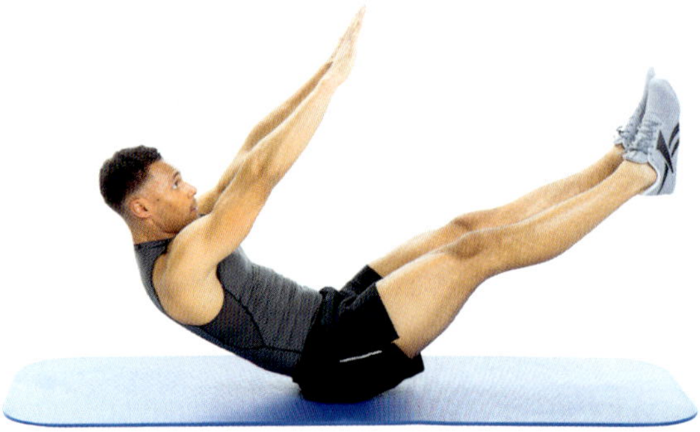

B

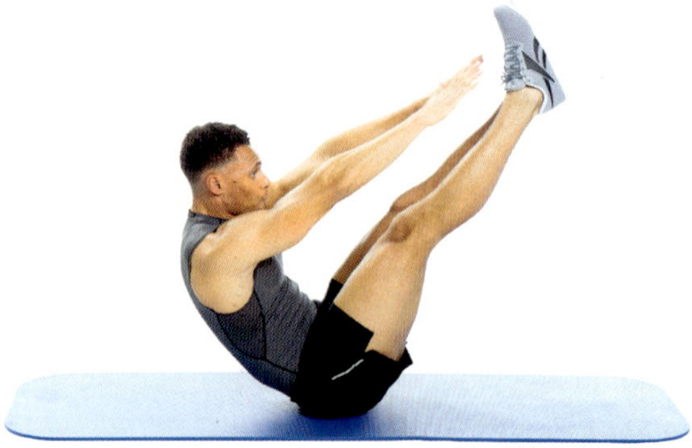

C

Der Bewegungsablauf.

SO GEHT´S

- Du liegst auf dem Rücken mit gestreckten Armen. Die Arme sind neben den Schläfen. Die Beine sind fest zusammen und die Zehen sind gestreckt. Spanne die Bauch- und die Gesäßmuskulatur an und ziehe das Kinn leicht zur Brust.
- Hebe den Oberkörper und die Beine etwas an, achte auf Rumpfspannung (A).
- Beginne die Bewegung mit dem Oberkörper: Bringe den Oberkörper und gleichzeitig die gestreckten Beine hoch (B)–(C), wobei du ausatmest. Wenn möglich, berühre mit den Händen die Füße.
- Bewege dich in die Anfangsposition zurück, etwas langsamer als du hochgekommen bist, wobei du einatmest. Lege den Oberkörper und die Beine nicht ab, bevor du die Übung wiederholst.
- Halte die Rumpfmuskulatur durchgehend in Spannung, die Beine zusammen und achte darauf, dass du beim Absenken kein Hohlkreuz einnimmst.

VARIANTEN

Du vereinfachst die Übung, wenn du dich nicht ganz hochbewegst oder die Knie gebeugt anziehst. Oder du übst »V-Position« statisch für den Übungssatz zu halten.

Fortgeschrittene können mit Medizinball, Hantelscheibe oder Kurzhantel intensivieren.

K 53 Knieheben im Hang **Hanging Knee Raise**

KRÄFTIGUNG
++ Rumpfmuskulatur, insbesondere vordere Bauchmuskulatur
+ Rücken- und Armmuskulatur

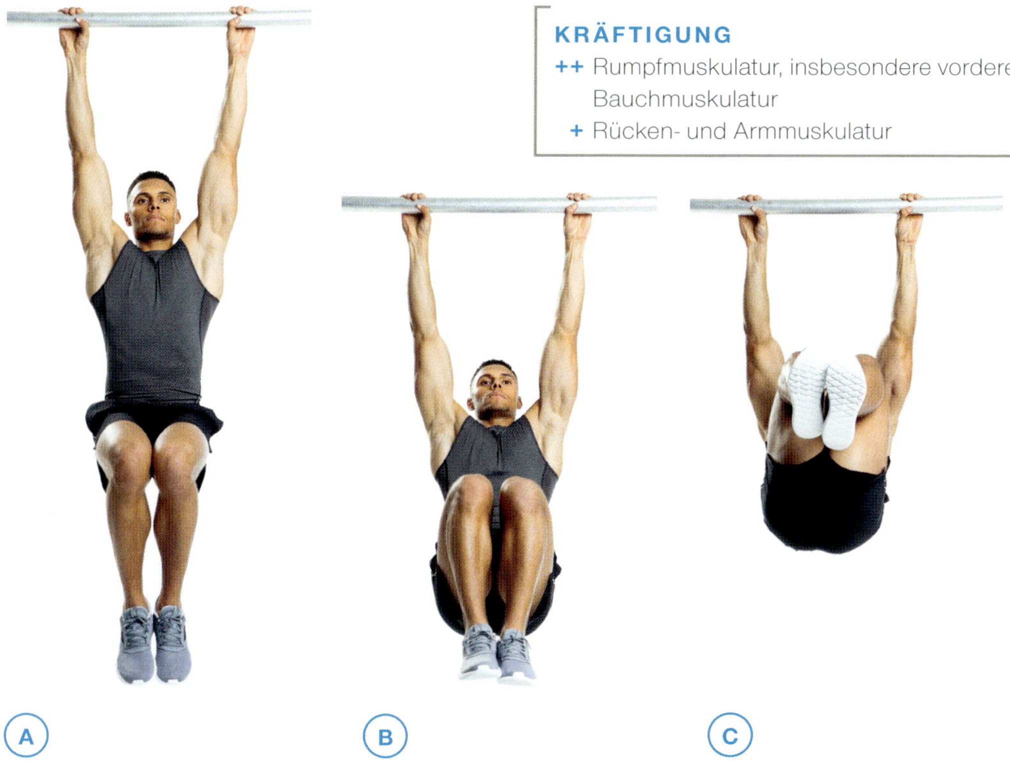

Der Bewegungsablauf.

SO GEHT´S

- Du hängst an einer Klimmzugstange mit vorzeigenden Handflächen. Die Arme sind mindestens schulterbreit auseinander. Achte auf einen festen Griff.
- Aktiviere die Bauch- und die Gesäßmuskulatur und spanne die Schulterblätter zusammen und runter. Hebe die gebeugten Beine leicht an (A).
- Ziehe die Knie zur Brust und halte kurz die Position (B)–(C). Ziel ist das Becken »einzurollen«, sodass das Gesäß nach vorn zeigt. Gleichzeitig atmest du aus.
- Senke die Beine kontrolliert mit Einatmung, um die Übung zu wiederholen.
- Vermeide Ausweichbewegungen und Schwungholen.

VARIANTEN

Du vereinfachst die Übung, wenn du die Knie abwechselnd anhebst. Du kannst die schräge Bauchmuskulatur intensiver erreichen, indem du die Knie seitlich anziehst.
Du kannst mit Zusatzgewicht (z. B. mit einem Medizinball zwischen den Füßen) intensivieren. Deutlich schwerer wird die Übung, wenn du die Beine gestreckt anhebst, was aber nur sinnvoll ist, wenn du auch dabei das Becken »einrollen« kannst.

K 54 Gebeugtes Bein- mit Hüftheben in Rückenlage **Bent Knee Hip Raise**

KRÄFTIGUNG

++ vordere Bauchmuskulatur, insbesondere unterer Anteil
+ seitliche Bauch- und untere Rückenmuskulatur

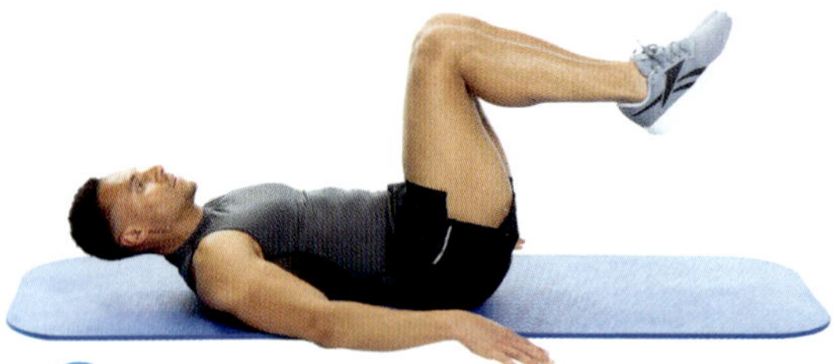

(A)

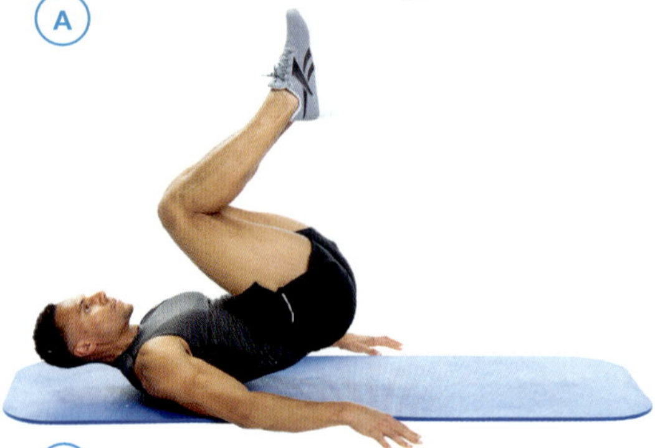

(B)

Die Anfangs- und die Endposition.

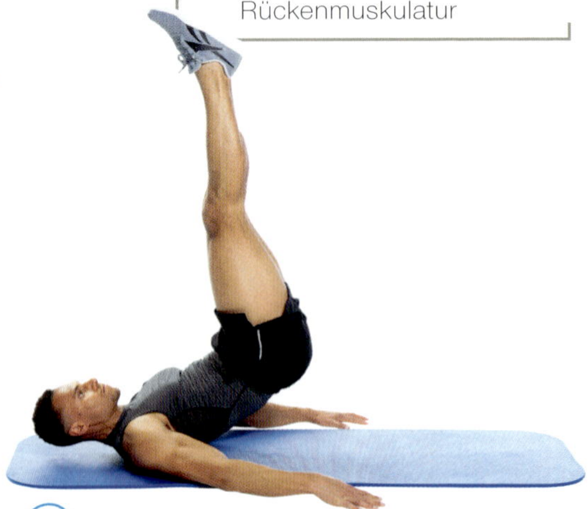

(C)

Die Intensivierung mit gestreckten Beinen.

SO GEHT´S

- Du befindest dich in Rückenlage und hast die Beine gebeugt angehoben. Die Handflächen sind auf dem Boden. Ziehe das Kinn etwas zur Brust und atme ein.
- Ist dir die abgelegte Kopfposition unangenehm, dann halte den Kopf leicht angehoben (A).
- Ziehe die Knie an, sodass sie über die Brust kommen, und hebe dabei dein Becken hoch (B) – als würdest du dich »einrollen«. Gleichzeitig atmest du aus. Die Bewegung erfolgt vorrangig aus der Kraft der unteren Bauchmuskulatur, die Hände können etwas helfen. Halte kurz die hohe Position.
- Senke Knie und Becken mit Einatmung, um die Übung zu wiederholen.
- Vermeide Schwungholen sowie ein Hohlkreuz beim Beinsenken.

VARIANTEN

Es ist grundlegend, dass das Gesäß vom Boden hochkommt. Du kannst deshalb so variieren, dass du beim Gesäßheben die Hände von außen unter das Gesäß schiebst und beim Senken wieder wegbewegst – die Hände sollen keinen Gesäßkontakt haben.

Du intensivierst, indem du den Bewegungsumfang nach unten und oben vergrößerst. Auch kannst du ein Fitnessband um die Schienbeine spannen, das du mit den Händen auf dem Boden fixierst. Fortgeschrittene können mit gestreckten Beinen üben (C).

K 55 Abwechselndes Knieanziehen im Liegestütz

Mountain Climber

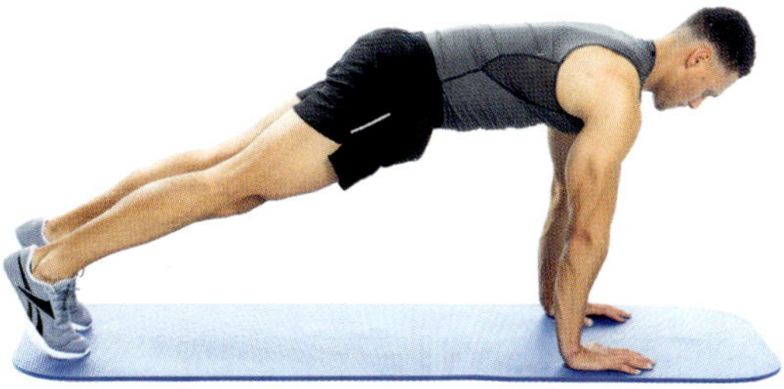

(A)

KRÄFTIGUNG

++ Rumpf- und hintere Oberarmmuskulatur

+ Schulter-, Brust-, Gesäß- und vordere Oberschenkelmuskulatur

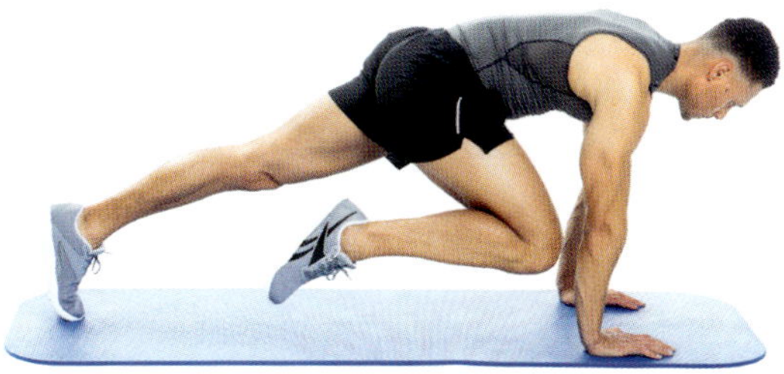

(B)

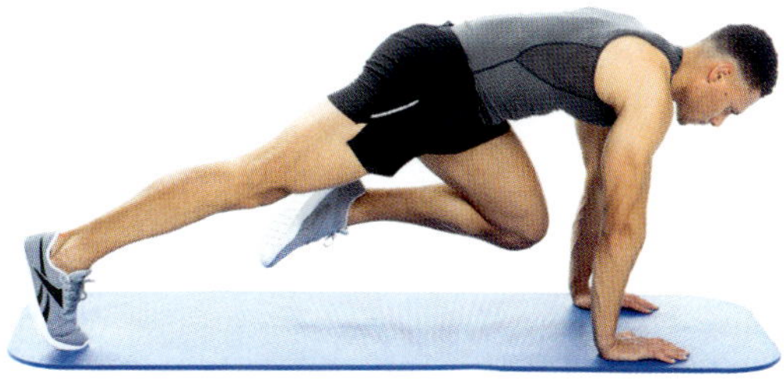

(C)

Der Bewegungsablauf.

SO GEHT´S

- Du bist in der Liegestützposition. Die Arme sind gestreckt und die Hände sind unter den Schultern. Rotiere die Ellbogeninnenseiten vor, ohne dabei die Schultern anzuheben. Der rechte Arm rotiert im Uhrzeigersinn und der linke Arm seitenverdreht. Spanne die Gesäßmuskulatur fest an (A).
- Ziehe das rechte Knie an, der Fuß bleibt etwas über dem Boden, ohne das Gesäß anzuheben (B).
- Bewege das rechte Bein in die Anfangsposition zurück und ziehe dann das linke Knie an (C).
- Bewege dich in die Anfangsposition zurück und folge wieder mit dem rechten Knie.
- Du führst zügiges Knieanziehen über die Satzdauer hinweg aus, wozu sich gleichmäßige Atmung anbietet. Achte darauf, dass der Rücken gerade bleibt und vermeide es, das Gesäß anzuheben oder abzusenken. Achte zudem darauf, dass der Kopf vorn bleibt.

VARIANTEN

Zur Intensivierung kannst du das Tempo erhöhen, aber nur so viel, dass du in stabilisierter Position mit geradem Rücken bleibst und ohne vorzuspringen.

Fortgeschrittene können die Übung mit den Füßen im Schlingentrainer machen.

Auch möglich ist das Üben mit Slide-Scheiben oder Miniband um die Füße.

K 56 Knieanziehen mit Schlingen **TRX® Knee Tuck**

KRÄFTIGUNG
++ Rumpfmuskulatur
+ Schulter-, hintere Oberarm-, Brust-, Gesäß- und vordere Oberschenkelmuskulatur

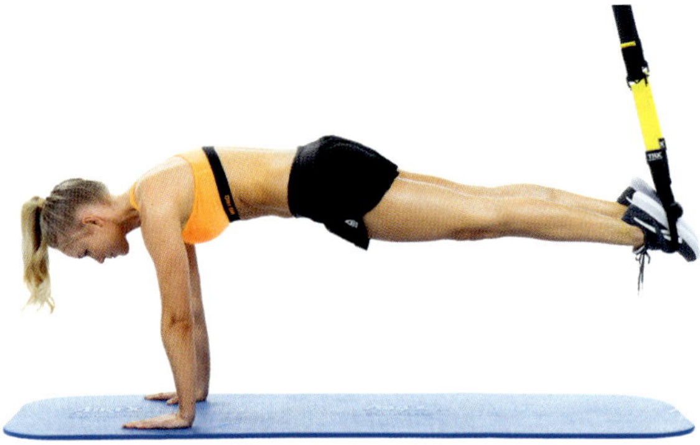

(A)

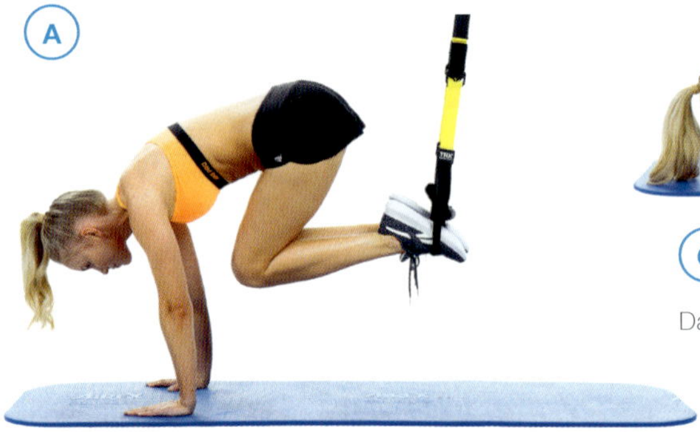

(B)

Die Anfangsposition und gerades Anziehen.

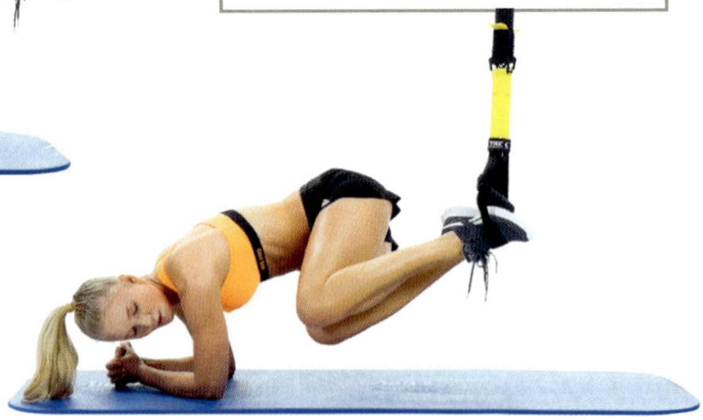

(C)

Das Knieanziehen nach links im Unterarmstütz.

SO GEHT´S

- Stelle die Griffe des Schlingentrainers so ein, dass sie gerade hängend in Kniehöhe oder etwas tiefer sind.
- Begib dich auf den Boden und positioniere die Füße mit dem Spann in den Griffen des Schlingentrainers. Nimm den Liegestütz ein, mit den Händen unter den Schultergelenken.
- Aktiviere die Bauch- und die Gesäßmuskulatur und spanne die Schulterblätter zusammen und in Richtung Gesäß (A).
- Ziehe die Knie mit Ausatmung gerade an und halte kurz die Position (B).
- Bewege dich mit Einatmung in die Anfangsposition zurück. Dann wiederholst du das Knieanziehen.
- Im Übungsverlauf muss der Rücken durchgehend gerade oder leicht angehoben sein; das Absinken in ein Hohlkreuz ist zu vermeiden.

VARIANTEN

Du kannst die Knie abwechselnd zur Mitte, nach links und nach rechts anziehen.
Als Option kannst du die Knie abwechselnd anziehen »Mountain Climber«: gerade, nach innen oder außen am Körper entlang.
Du vereinfachst die Übung, indem du im Unterarmstütz übst (C).

K 57 Gestrecktes Beinanziehen in Schlingen

TRX® Pike

KRÄFTIGUNG

++ Rumpf- und hintere Oberarmmuskulatur

\+ Schulter-, Brust-, Gesäß- und vordere Oberschenkelmuskulatur

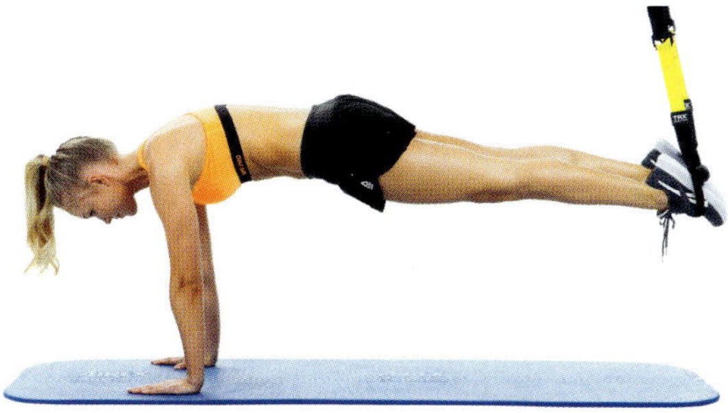

A

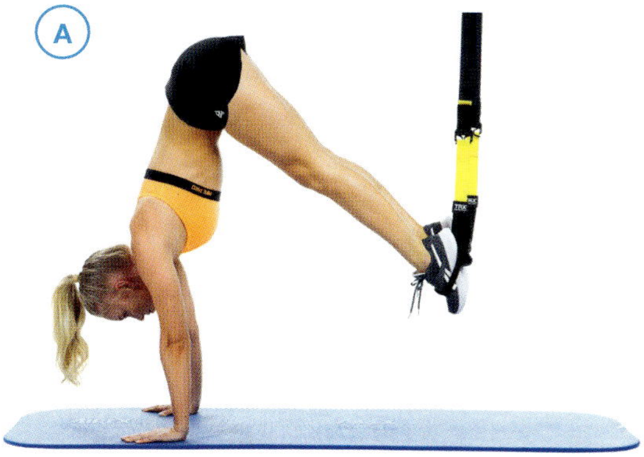

B

Der Bewegungsablauf.

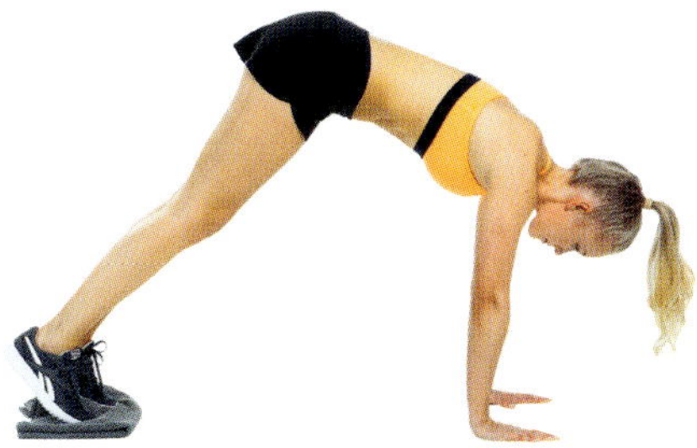

C

»Pike« mit Handtuch.

SO GEHT´S

- Stelle die Griffe des Schlingentrainers so ein, dass sie gerade hängend auf der Höhe der Knie sind. Verkleinere die beiden Griffschlaufen, indem du sie durch die Schlaufen oberhalb der Griffe ziehst. So verhinderst du, dass die Griffe beim Anziehen an den Schienbeinen entlang rutschen.
- Positioniere die Füße mit dem Spann in den Griffen. Nimm den Liegestütz ein, ziehe die Schulterblätter zusammen und in Richtung Gesäß.
- Spanne die Bauch- und die Gesäßmuskulatur an, um die Position zu stabilisieren. Im Übungsverlauf muss der Rücken durchgehend gerade oder leicht angehoben sein (A).
- Zieh die gestreckten Beine kontrolliert an, wobei du das Becken so weit wie möglich anhebst (B). Gleichzeitig atmest du aus. Die Arme und der Rücken stehen möglichst weit senkrecht. Halte kurz die Position.
- Beweg dich kontrolliert in die Anfangsposition zurück und atme ein. Dann wiederholst du die Übung.
- Führe die Übung im gleichmäßigen Tempo aus, die Arme sind dabei durchgehend gestreckt und der Rücken darf nicht durchhängen.

VARIANTE

Du kannst »Gestrecktes Beinanziehen (Pike)« auch mit Gymball oder Handtuch am Boden (C) ausführen.

K 58 Aufrollen mit AB-Roller **Ab Wheel Rollout**

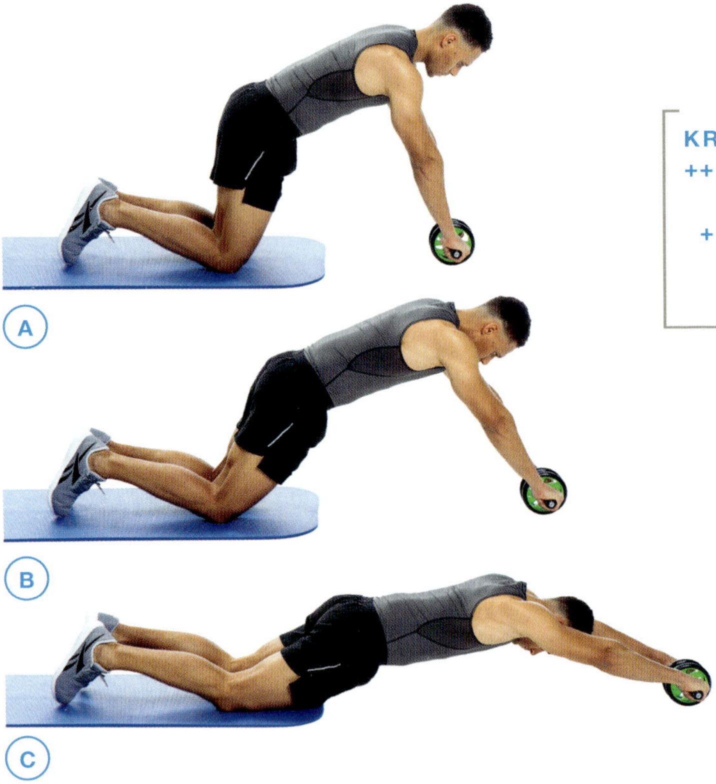

Der Bewegungsablauf.

KRÄFTIGUNG

++ Bauch-, untere Rücken- und hintere Oberarmmuskulatur

\+ Schulter-, obere Rücken-, Brust-, Gesäß- und vordere Oberschenkelmuskulatur

SO GEHT´S

- Nimm den Kniestand ein und stütze die Hände auf den Roller. Positioniere die Knie auf der Matte oder einem gefalteten Handtuch. Die Arme sind gestreckt und die Zehen sind aufgestellt. Es ist wichtig, dass die Hüften etwas vor den Knien sind.
- Spanne die Gesäßmuskulatur fest zusammen und die Bauchmuskulatur an, indem du den Bauchnabel nach innen ziehst – du hast eine minimale Rückenwölbung nach oben (A).
- Rolle das Gerät langsam vor und atme ein, wobei du den Körper streckst (B)–(C). Rolle nur so weit, wie du den Rücken gerade halten kannst. Bleibe kurz in der Position und spanne die Bauch- und die Gesäßmuskulatur nach.
- Rolle dich kontrolliert mit der Kraft der Bauchmuskulatur in die Anfangsposition zurück und atme aus. Dann wiederholst du die Bewegung.
- Vermeide ein Einsinken ins Hohlkreuz. Achte darauf, dass die Gesäß- und Rumpfmuskulatur in Spannung bleiben. Die Unterschenkel können angehoben werden oder auf dem Boden bleiben.

VARIANTE

Für Einsteiger ist die Übung zu intensiv, denn wenn der Körper durchhängt, können Rückenprobleme entstehen.

Du intensivierst die Übung, indem du den Bewegungsumfang vergrößerst. Wenn du sehr langsam rollst, kannst du gleichmäßig atmen.

K 59 Kettlebell-Schwingen Kettlebell Swing

KRÄFTIGUNG
++ Rumpf-, Unterarm-, Gesäß- und hintere Oberschenkelmuskulatur

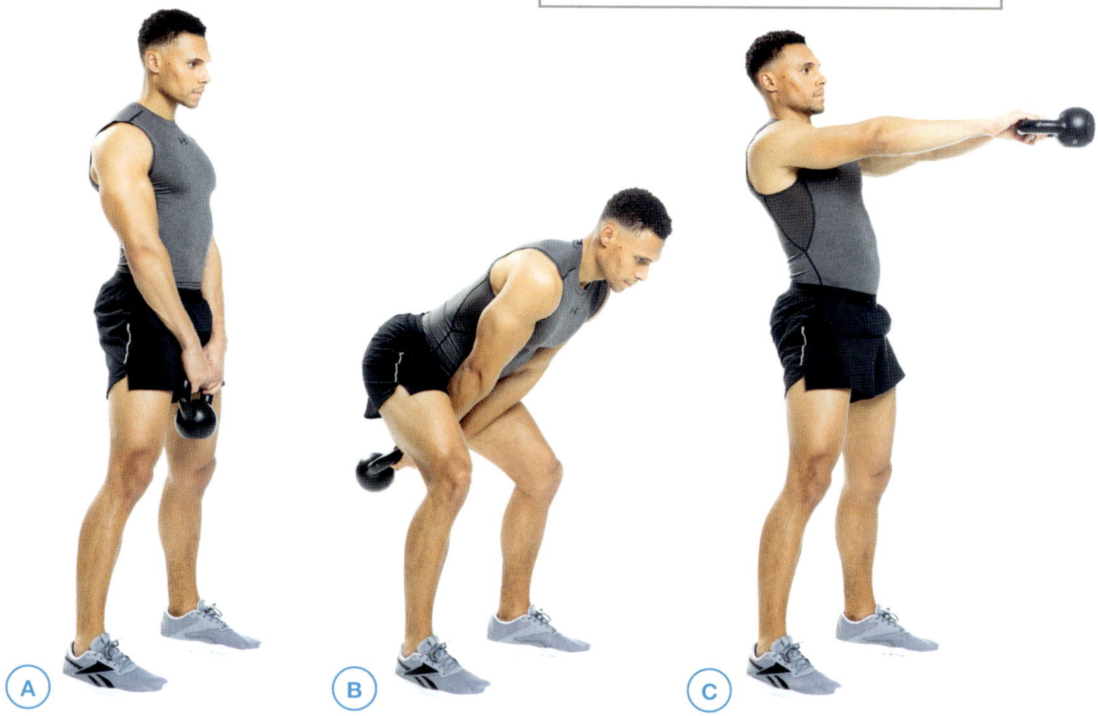

Der Bewegungsablauf.

SO GEHT´S

- Du stehst etwas weiter als schulterbreit mit leicht gebeugten Beinen. Die Kettlebell hast du im festen Griff vor dem Körper nach unten hängend. Spanne die Bauch- und die Gesäßmuskulatur an und die Schultern nach hinten unten (A).
- Beuge die Beine, schiebe die Hüften zurück und lehne den Oberkörper etwas vor. Schwinge die Kettlebell zwischen den Beinen nach hinten (B). Dabei atmest du ein.
- Drücke die Hüften vor und schwinge die Kettlebell nach oben bis etwa in Kinnhöhe (C). Gleichzeitig streckst du die Beine, richtest den Körper auf und atmest aus. Das Gesäß spannst du nach.
- Nimm wieder die Kniebeuge ein, indem du die Hüften nach hinten schiebst, und schwinge dabei die Kettlebell nach hinten.
- Fahre so fort, bis du die geplante Zeitdauer oder Wiederholungszahl erreicht hast. Halte den Rücken und die Handgelenke gerade und den Rumpf sowie Gesäß in Spannung.

VARIANTEN

Du intensivierst die Übung, indem du das Gewicht erhöhst oder zur einarmigen Ausführung übergehst.

K 60 Diagonaler Crunch mit Beinanziehen

Bicycle Crunch

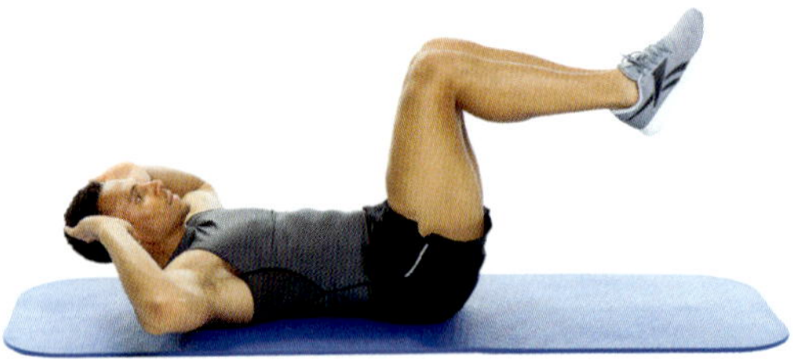

Ⓐ

KRÄFTIGUNG

++ Rumpfmuskulatur, insbesondere vordere und seitliche Bauchmuskulatur

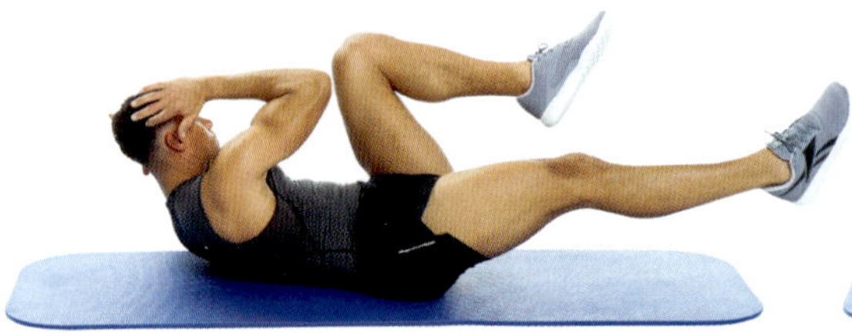

Ⓑ

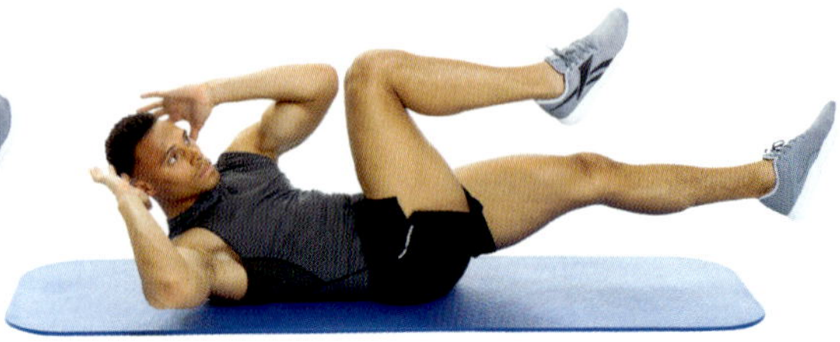

Ⓒ

Der Bewegungsablauf.

SO GEHT´S

- Du liegst auf dem Rücken und hast die Beine gebeugt angehoben. Hebe den Oberkörper leicht an, mit den Händen an den Schläfen, ohne den Kopf zu stützen.
- Ziehe das Kinn an und drücke den unteren Rücken bewusst auf den Boden Ⓐ und atme ein.
- Richte den Oberkörper mit Ausatmung nach links auf und ziehe das linke Knie heran. Berühre mit dem rechten Ellbogen das linke Knie Ⓑ. Dabei streckst du das rechte Bein, ohne es abzulegen, so als würdest du ein Fahrradpedal treten. Halte kurz die Position.
- Bewege dich langsam in die Anfangsposition zurück und atme ein.
- Richte den Oberkörper mit Ausatmung nach rechts auf und ziehe das rechte Knie heran, sodass sich der Ellbogen und Knie berühren. Dabei streckst du das linke Bein Ⓒ.
- Fahre entsprechend mit den abwechselnden Bewegungen fort.
- Achte auf diagonales Anheben des Oberkörpers; du sollst nicht nur das Knie anziehen und den Ellbogen hindrehen.

VARIANTEN

Übst du hingegen eher zügig, dann atme durchgehend gleichmäßig.

Du vereinfachst die Übung, wenn du die Beinbewegung verringerst.

Noch leichter wird es, wenn du die Beine gebeugt auf den Boden aufstellst und Crunches abwechselnd nach links und rechts machst.

K 61 Rumpfrotation am Boden **Russian Twist**

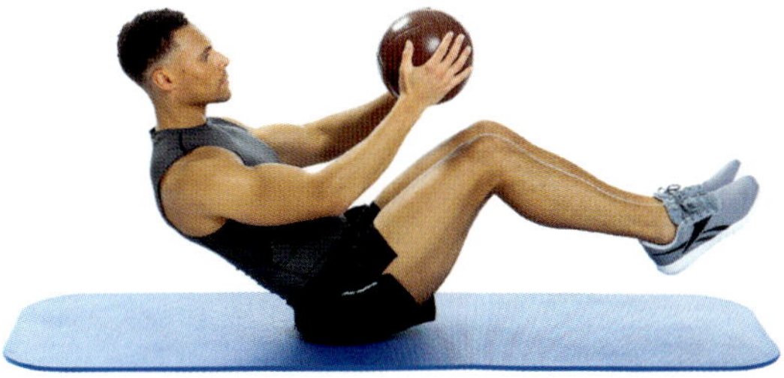

A

KRÄFTIGUNG
++ vordere und seitliche Bauchmuskulatur
+ hintere Rumpfmuskulatur

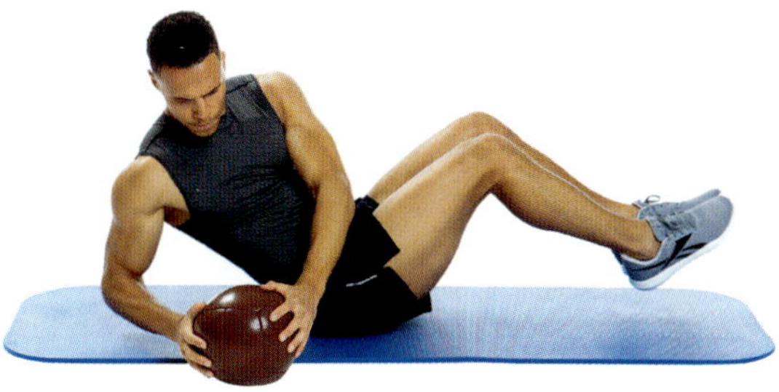

B

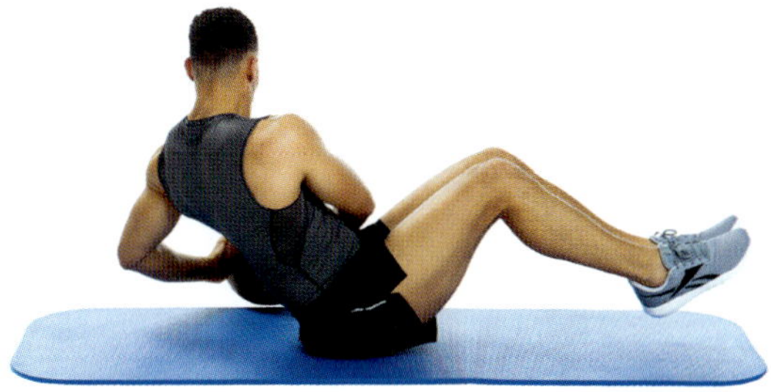

C

Der Bewegungsablauf mit Auftippen.

SO GEHT´S

- Du sitzt auf dem Boden mit angezogenen Beinen und aufgestellten Fersen. Vor dem Körper hebst du Medizinball, Hantelscheibe oder ein anderes Gewicht.
- Spanne die Bauch- und die Gesäßmuskulatur an. Lehne den Oberkörper etwas zurück, hebe die Beine ab (A) und atme ein.
- Drehe den Oberkörper mit Ausatmung nach rechts und bewege den Ball in Richtung Boden. Geübte können kurz auftippen (B).
- Drehe den Oberkörper langsam zur Mitte zurück und atme ein.
- Drehe den Oberkörper mit Ausatmung nach links (C).
- Drehe dich langsam zurück und führe die nächste Wiederholung aus.
- Wichtig ist die Oberkörperdrehung, wobei der Rumpf durchgehend in Spannung ist. Die Hüfte und die Beine sollen sich möglichst wenig bewegen.
- Versuche zumindest einen 90-Grad-Winkel zwischen Oberschenkel und Oberkörper zu halten. Du kannst den Winkel vergrößern.

VARIANTEN

Übst du hingegen eher zügig, dann atme durchgehend gleichmäßig. Du vereinfachst die Übung, wenn du ohne Gewicht übst. Die Handflächen sind aneinander und so werden die Hände nach rechts und links gedreht. Einsteiger können die Fersen auf dem Boden aufgestellt lassen. Fortgeschrittene können die Beine gestreckt in der Luft halten.

K 62 Rumpfrotation mit Band **Band Trunk Rotation**

KRÄFTIGUNG

++ Rumpfmuskulatur, insbesondere seitliche Bauchmuskulatur

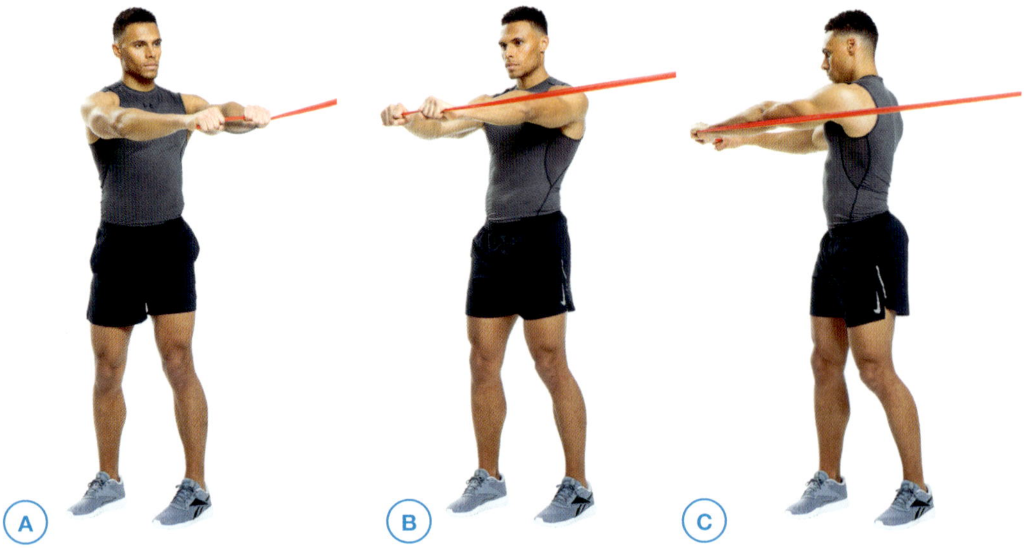

Der Bewegungsablauf mit Drehung von links nach rechts.

SO GEHT´S

- Du hast ein Fitnessband von mittlerer Stärke in Brusthöhe befestigt. Du befindest dich im stabilen Stand mit der linken Körperseite zur Befestigung. Der Oberkörper ist nach links rotiert, die Arme sind vorgestreckt und in den Händen hast du die Enden des leicht vorgespannten Bandes.
- Beuge leicht die Beine, spanne die Bauch- und die Gesäßmuskulatur an und ziehe die Schulterblätter nach hinten unten (A). Nun atmest du ein.
- Drehe den Oberkörper nach rechts und atme aus. Die Arme hast du vorgerichtet stabilisiert und sie ziehen bei der Drehung das Band mit (B)–(C). Die Hände bleiben auf gleicher Höhe und dein Blick folgt den Händen.
- Halte kurz die Position, bevor du dich mit Einatmung zurückdrehst. Dann wiederholst du die Übung.
- Die gesamte Bewegung wird mit der Kraft der Rumpfmuskulatur ausgeführt, ohne Schwung zu holen. Ziel ist, dass der Oberkörper gedreht wird und der Unterkörper durchgehend stabilisiert bleibt, d. h. die Hüften bewegen sich möglichst wenig.
- Nachdem du den Übungssatz beendet hast, stellst du dich mit der rechten Körperseite zur Befestigung und drehst dich nach links.

VARIANTE

Du kannst dich frontal zur Bandbefestigung stellen und aus dieser Position nach rechts und links drehen. So ist jedoch der Bewegungsspielraum kleiner.

K 63 Diagonales Band-Runterziehen

High to Low Band Chop

KRÄFTIGUNG

++ Rumpfmuskulatur, insbesondere seitliche Bauchmuskulatur

\+ Schulter-, Nacken-, Brust- und obere Rückenmuskulatur

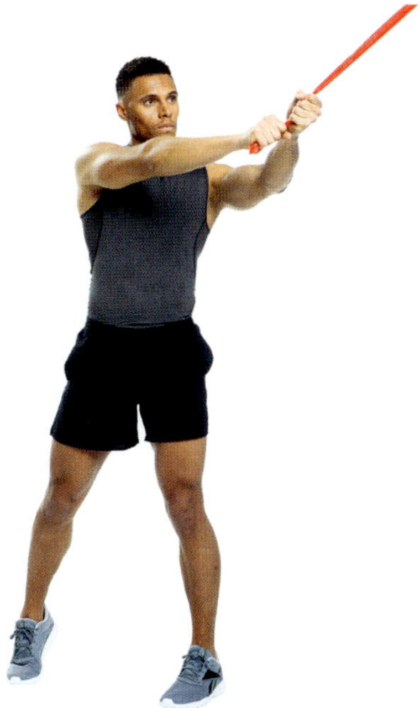

A

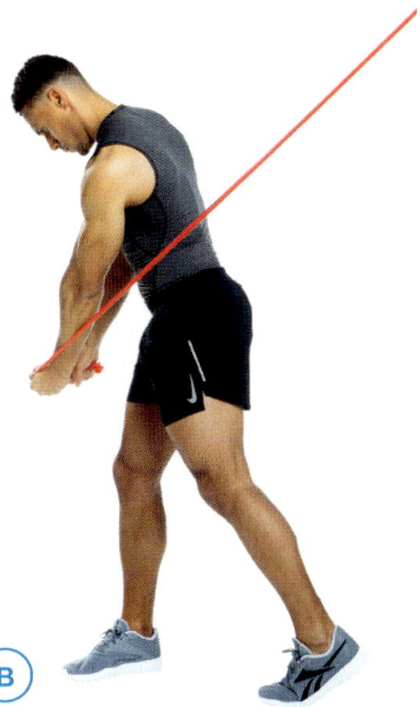

B

Der Bewegungsablauf mit Drehung von links nach rechts.

SO GEHT´S

- Du hast das Fitnessband über Kopfhöhe befestigt und stehst schulterbreit mit der linken Körperseite in Richtung Befestigung. Der Oberkörper ist nach links rotiert und der rechte Fuß mitgedreht. Die Arme sind seitlich angehoben und die Enden des Bandes hast du in den Händen (A). Das Band befindet sich in Vorspannung. Nun atmest du ein.
- Rotiere nach rechts unten und atme gleichzeitig aus. Dabei ziehst du das Band zur rechten Hüftseite (B), ähnlich, als würdest du Holz hacken. Halte kurz die Position.
- Rotiere langsam in die Anfangsposition zurück, um dann die Übung zu wiederholen.
- Achte darauf, dass die Bewegung über die Kraft der Bauchmuskulatur erfolgt. Die Arme werden stabilisiert gehalten und mitbewegt.
- Übe zuerst wenig kraftvoll und mit geringer Bandspannung und konzentriere dich darauf, die Körperspannung zu halten.
- Nach dem Übungssatz führst du die Drehung zur anderen Seite aus.

VARIANTEN

Du kannst intensivieren, indem du die Bandspannung vergrößerst, die Rotation erweiterst und in der Endposition in die Hocke gehst. Fortgeschrittene können die Rotation nach unten schnell ausführen.
Alternativ kannst du ohne Hüftdrehung üben und nur den Oberkörper bewegen.

K 64 Diagonales Band-Hochziehen

Low to High Band Chop

KRÄFTIGUNG

++ Rumpfmuskulatur, insbesondere seitliche Bauchmuskulatur, und Schultermuskulatur

\+ Nacken-, Brust- und obere Rückenmuskulatur

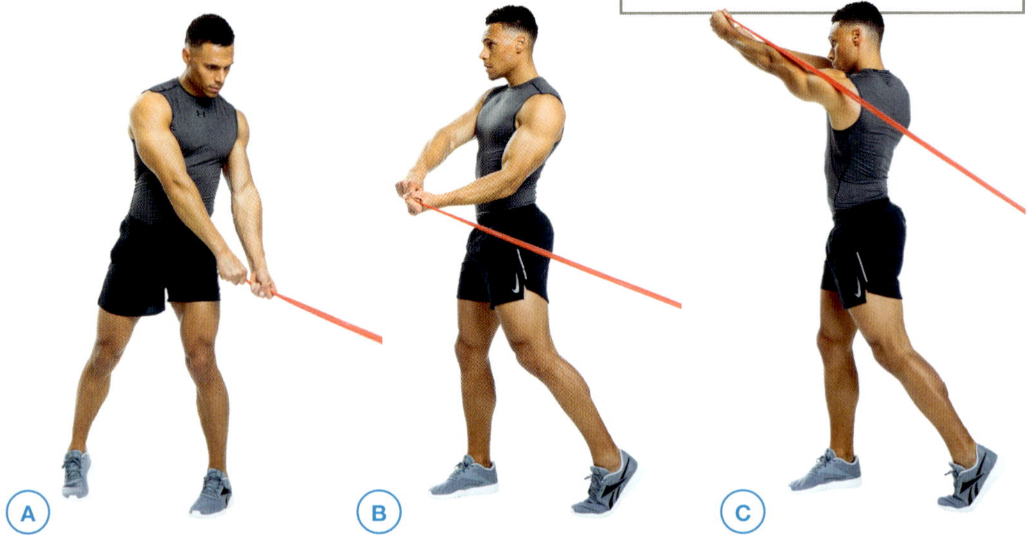

Der Bewegungsablauf mit Drehung von links unten nach rechts oben.

SO GEHT´S

- Du hast das Fitnessband in tiefer Position befestigt und stehst schulterbreit mit der linken Körperseite zur Befestigung. Der Oberkörper ist nach links rotiert und der rechte Fuß mitgedreht. Die Arme sind nach unten gerichtet, und die Enden des Bandes hast du in den Händen (A). Das Band befindet sich in leichter Spannung. Nun atmest du ein.
- Rotiere nach rechts oben und atme gleichzeitig aus. Dabei ziehst du das Band diagonal mit hoch und streckst dich (B)–(C). Halte kurz die Position.
- Rotiere langsam in die Anfangsposition zurück, um die Übung zu wiederholen.
- Achte darauf, dass die Bewegung über die Kraft der Bauchmuskulatur erfolgt. Die Arme werden stabilisiert gehalten und mitbewegt.
- Übe zuerst wenig kraftvoll und mit geringer Bandspannung und konzentriere dich darauf, die Körperspannung zu halten.
- Nach dem Übungssatz trainierst du die andere Körperseite.

VARIANTEN

Du kannst intensivieren, indem du die Bandspannung vergrößerst, die Rotation erweiterst und in der Anfangsposition etwas in die Hocke gehst. Fortgeschrittene können die Rotation nach oben schnell ausführen.
Alternativ kannst du ohne Hüftdrehung üben und nur den Oberkörper bewegen.

K 65 Seitneigen mit Hantel **Dumbbell Side Bend**

KRÄFTIGUNG
++ seitliche Bauchmuskulatur
+ vordere Bauch- und untere Rückenmuskulatur

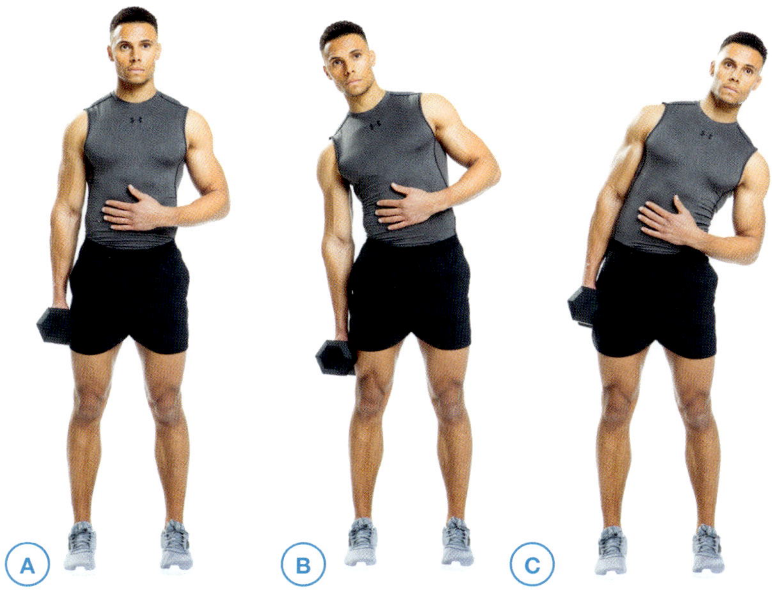

Der Bewegungsablauf.

SO GEHT´S

Das Seitneigen trainieren einige Sportler gern, andere sehen es kritisch. Teste es, und falls es dir nicht hilft, dann nutze andere Übungen für den seitlichen Rumpf.

- Du stehst aufrecht mit den Beinen hüft- bis schulterbreit auseinander. Der rechte Arm hängt nach unten und in der Hand hast du eine Kurzhantel oder Kettlebell, mit der Handfläche nach innen. Den linken Arm kannst du an den Bauch (A), die linke Schläfe oder die Hüfte stützen.
- Belaste die Füße gleichmäßig, spanne Rumpf- und Gesäßmuskulatur an und ziehe die Schultern nach hinten unten. Lehne den Oberkörper kontrolliert zur rechten Seite, ohne die Hüften zu verschieben, und atme ein. Die Hantel senkt sich nach rechts (B).
- Bringe den Oberkörper mit Ausatmung zur linken Seite. Die Bewegung erfolgt nur durch die Kraft der linksseitigen Rumpfmuskulatur – das ist grundlegend. Dabei ziehst du die Hantel mit (C), ohne den haltenden Arm zu beugen. Halte kurz die Position und konzentriere dich auf die Aktivität der linken Rumpfseite.
- Dann senkst du den Oberkörper und die Hantel wieder kontrolliert nach rechts. Achte darauf, dass das Becken durchgehend gerade bleibt.
- Nachdem du die Wiederholungen zu dieser Seite gemacht hast, nimmst du die Hantel in die linke Hand und machst die Bewegungen zur anderen Seite.

VARIANTE

Du kannst die Übung mit Fitnessband machen. Dazu stellst du dich auf das Band und greifst das Band nur mit einem Arm. Führe kontrolliertes Seitneigen aus, ohne Armbeugen und Hüftverschieben.

K 66 Seitneigen auf Gymball **Side Crunch Swiss Ball**

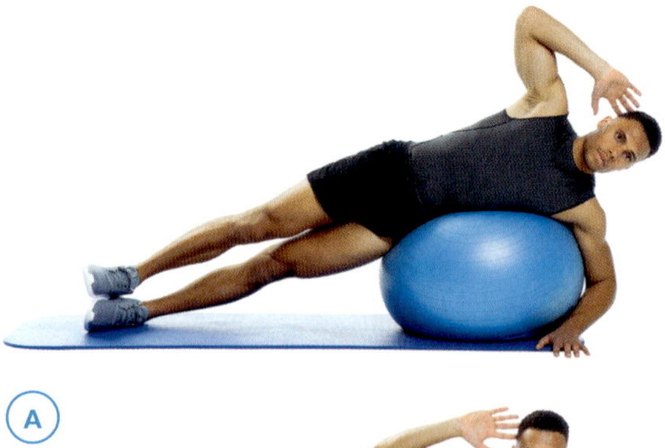

KRÄFTIGUNG

++ Rumpfmuskulatur, insbesondere seitliche Bauchmuskulatur

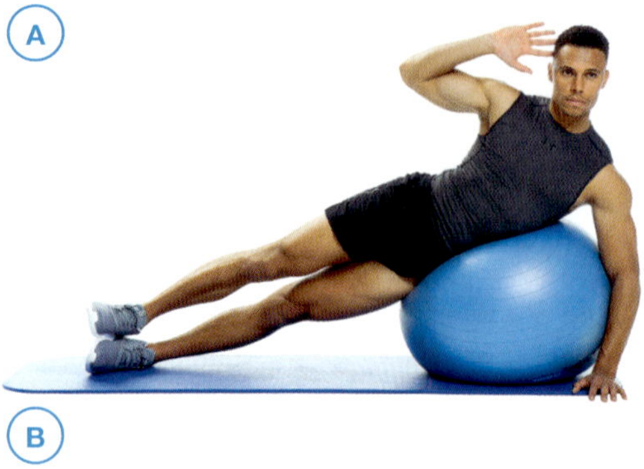

Der Bewegungsablauf.

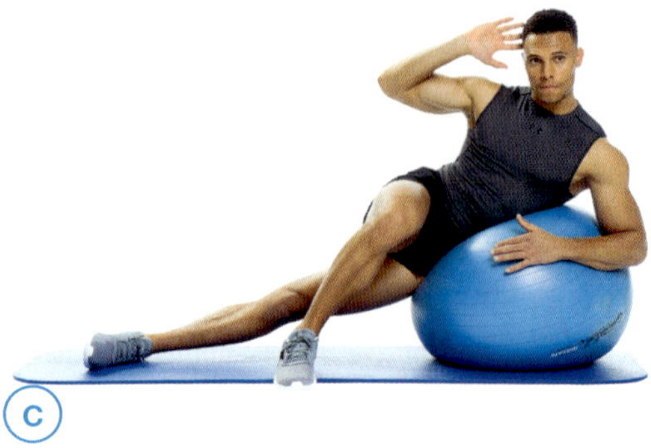

Eine Variante zur Stabilisation der Position.

SO GEHT´S

- Du musst eine Position finden, die du stabilisieren kannst und in der du vermeidest, auf dem Gymball hin und her zu rutschen. Dies erreichst du über die Position der Füße und indem du variierst, wie weit der Ball in Richtung Armachsel ist. Die Füße kannst du an einer Wand stabilisieren, unter einem Gegenstand, oder du drückst sie fest auf den Boden. Die untere Hand kannst du zur Vereinfachung auf den Boden stützen.
- Du befindest dich in Seitenlage auf dem Ball. Die obere Hand ist an der Schläfe. Senke den Oberkörper etwas zur Seite und atme ein (A). Es bewegt sich nur der Oberkörper; die Beine und Hüfte bleiben stabilisiert.
- Hebe den Oberkörper mit Ausatmung seitlich an, bei stabiler Ballposition und möglichst ohne Hüftbewegung (B). Führe die Bewegung so aus, dass du den oberen Ellbogen zur oberen Hüfte bewegst. Halte kurz die Position und konzentriere dich auf die Anspannung der seitlichen Rumpfmuskulatur.
- Senke den Oberkörper und atme ein, um die Übung zu wiederholen.
- Wichtig ist, dass du langsame Bewegungen ausführst und durchgehend die Position auf dem Ball kontrollierst.
- Trainiere anschließend die andere Körperseite.

VARIANTEN

Du intensivierst die Übung, indem du die untere Hand an den Ball bringst (C).
Fortgeschrittene heben die untere Hand an und legen sie an die Schläfe. Auch bringen sie den Ball weiter in Richtung Hüfte.
Die Übung lässt sich gut mit Partner ausführen, wobei er die Füße auf den Boden drückt.

K 67 Körperanheben in Seitenlage

Oblique Crunch with Leg Lift

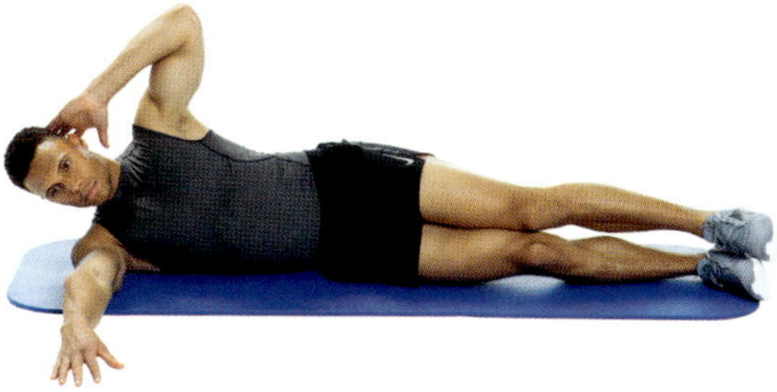

A

KRÄFTIGUNG

++ Rumpfmuskulatur, insbesondere seitliche Bauchmuskulatur

\+ äußere Oberschenkelmuskulatur

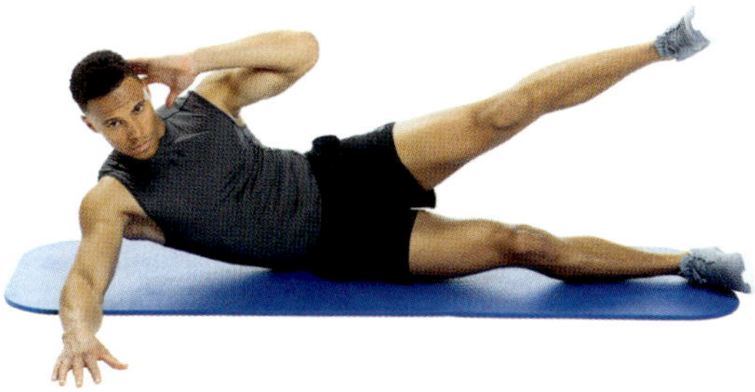

B

Die Anfangs- und die Endposition.

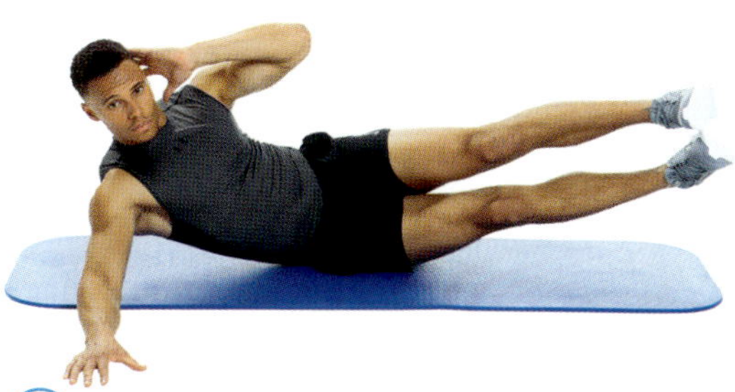

C

Die Intensivierung mit Anheben der beiden Beine.

SO GEHT´S

- Du befindest dich in Seitenlage mit gestreckten Beinen. Der untere Arm ist zur Stabilisierung nach vorn gestreckt abgelegt, mit der Handfläche nach unten. Die obere Hand hast du an die obere Kopfseite gelegt (A).
- Hebe das obere Bein gestreckt weit hoch und gleichzeitig den Oberkörper mit Ausatmung an (B). Drücke dabei so wenig wie möglich mit dem unteren Arm auf den Boden. Halte kurz die Position und konzentriere dich auf die Spannung der seitlichen Rumpfmuskulatur.
- Senke den Oberkörper und das Bein wieder und atme ein, um die Übung zu wiederholen.
- Wichtig ist, dass du langsame und kontrollierte Bewegungen ausführst. Vermeide den Kopf beim Oberkörperheben abzuknicken, Schwungholen sowie mit dem Becken auszuweichen.
- Trainiere anschließend die andere Körperseite.

VARIANTEN

Du intensivierst die Übung, indem du weniger mit der abgelegten Hand drückst.

Fortgeschrittene heben auch das untere Bein an (C). Beim Absenken wird das untere Bein nicht auf dem Boden abgelegt.

Alternativ kannst du gleichzeitig zum Oberkörperanheben die Knie seitlich anziehen.

K 68 Dynamischer Seitstütz **Dynamic Side Plank**

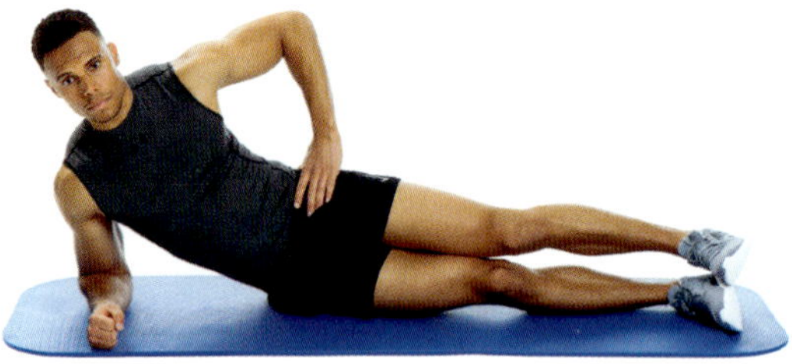

(A)

KRÄFTIGUNG

++ Rumpfmuskulatur, insbesondere seitliche Bauchmuskulatur, äußere Oberschenkel- und Schultermuskulatur

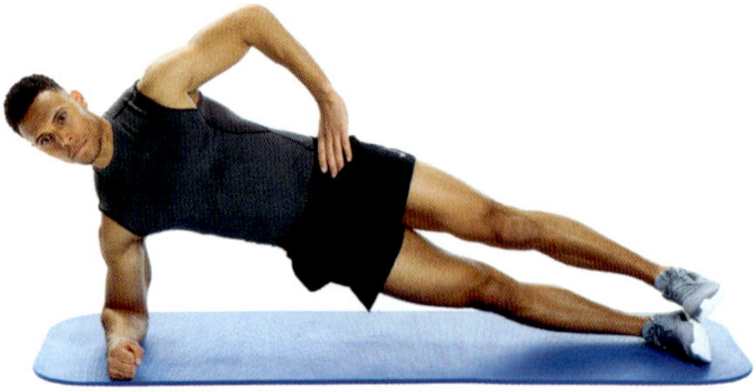

(B)

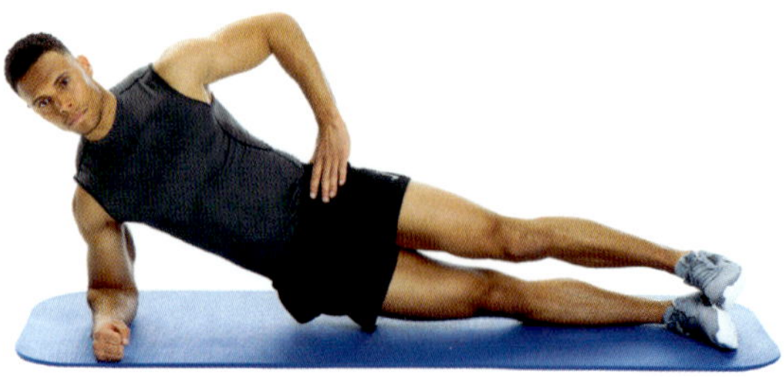

(C)

Der Bewegungsablauf.

SO GEHT´S

- Du befindest dich im Seitstütz. Der Unterarm ist unterhalb der Schulter aufgestellt und das Becken ist auf dem Boden abgelegt. Die obere Hand kannst du auf den Oberschenkel legen oder auf die Hüfte stützen (A).
- Hebe das Gesäß und die Oberschenkel mit Ausatmung an, sodass der Körper gerade ist (B), und halte kurz die Position.
- Senke langsam das Becken, ohne es abzulegen (C), und atme ein. Nun wiederholst du das Beckenheben.
- Vermeide Ausweichbewegungen wie ein Abknicken der Position.
- Trainiere anschließend die andere Körperseite.

VARIANTEN

Du kannst statisch üben, wozu du das Gesäß hebst, bis der Körper gerade ist. Halte diese Position für mindestens 40–60 Sekunden. Das statische Halten entspricht der Ausführung eines Übungssatzes.

Einsteiger können die Beine beugen und den unteren Unterschenkel aufstützen.

Du kannst intensivieren, indem du den oberen Arm und das obere Bein anhebst. Du kannst eine Kurzhantel auf der Hüfte halten und/oder im Handstütz üben.

K 69 Rotation im Seitstütz **Side Plank Rotation**

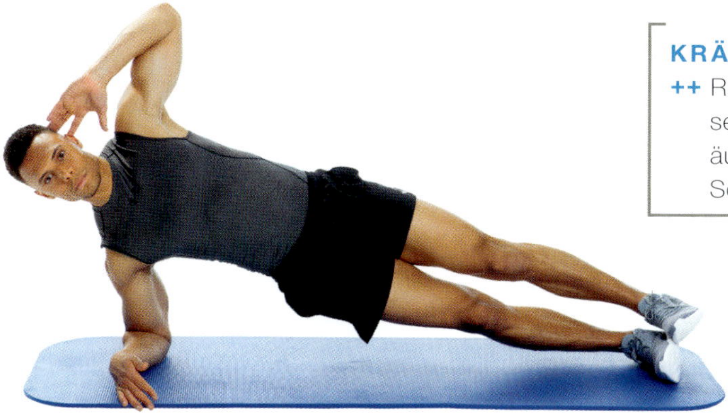

A

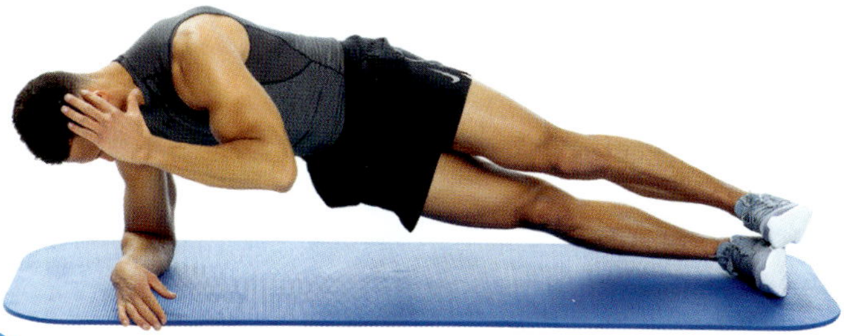

B

Der Bewegungsablauf.

KRÄFTIGUNG

++ Rumpfmuskulatur, insbesondere seitliche Bauchmuskulatur, äußere Oberschenkel- und Schultermuskulatur

SO GEHT´S

- Du befindest dich im Seitstütz. Der rechte Unterarm ist unterhalb der Schulter aufgestellt. Der Körper ist in einer Linie. Die linke Hand hast du an der linken Kopfseite (A).
- Drehe langsam den linken Ellbogen nach vorn innen, ohne die Hüften zu drehen. Bewege den Oberkörper mit, wobei der Blick der Bewegung folgt (B).
- Bewege den Ellbogen langsam in die Anfangsposition nach oben zurück, wobei du den Oberkörper mitdrehst.
- Führe bewusst langsame Bewegungen aus und vermeide Ausweichbewegungen wie ein Absenken und Verschieben der Hüften.
- Trainiere anschließend die andere Körperseite.

VARIANTEN

Die Übung wird etwas einfacher, wenn du den oberen Fuß vor das untere Bein stellst. Fortgeschrittene können den oberen Arm hochstrecken und bei der Drehung unter dem Becken hindurchführen. Für Einsteiger ist dies nicht geeignet, da oftmals eine Ausweichbewegung mit dem Becken erfolgt.

K 70 Körperanheben in Bauchlage **Superman**

KRÄFTIGUNG

++ untere Rückenmuskulatur
+ Nacken-, obere Rücken-, hintere Oberschenkel- und Gesäßmuskulatur

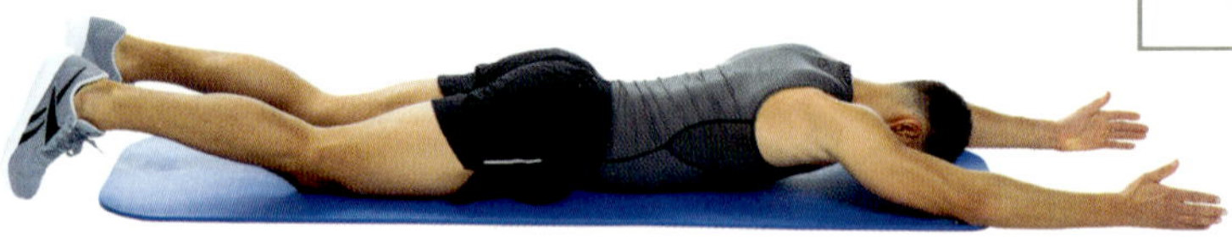

A

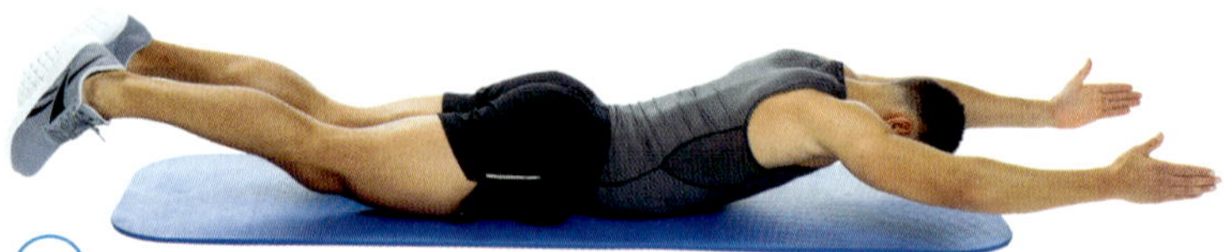

B

Die Anfangs- und die Endposition.

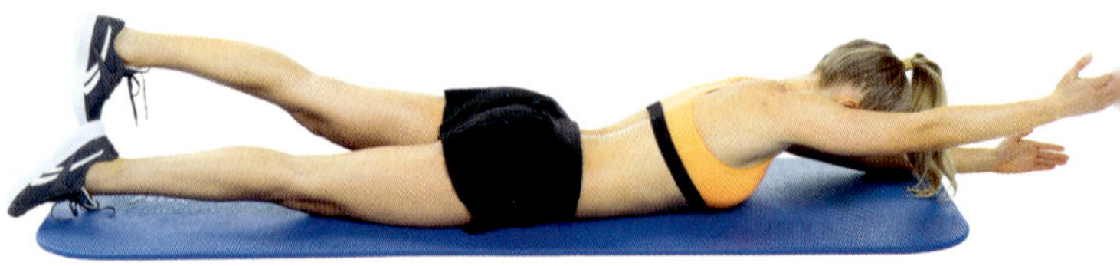

C Die Einstiegsvariante.

SO GEHT´S

- Du liegst auf dem Bauch, der Körper und die Stirn sind abgelegt. Die Arme sind nach oben gestreckt (A) und die Daumen zeigen hoch.
- Spanne die Bauchmuskulatur nach innen oben und die Gesäßmuskulatur an.
- Hebe gleichzeitig Kopf, Arme und Beine ab, die Stirn ist parallel zum Boden (B). Spanne die Gesäßmuskulatur nach.
- Halte diese Position abhängig vom Leistungsniveau für 40–60 Sekunden und atme dabei gleichmäßig.
- Achte auf gleichmäßige Atmung und spanne die Bauch- und die Gesäßmuskulatur immer wieder bewusst nach.

VARIANTEN

Du kannst ein gefaltetes Handtuch unter den Bauch legen.
Alternativ kannst du kleine Schwünge mit den Armen und den Beinen machen.
Einsteiger können Kopf, rechten Arm und linkes Bein anheben (C) und kurz die Position halten. Dann werden der linke Arm und das rechte Bein angehoben.
Du intensivierst, indem du den Körper höher hebst und/oder Zusatzgewicht nutzt.

K 71 Arm- und Beinheben im Vierfüßlerstand

Bird-Dog

KRÄFTIGUNG

++ Rumpf-, insbesondere untere Rückenmuskulatur

+ Schulter-, obere Rücken-, hintere Oberarm-, Oberschenkel- und Gesäßmuskulatur

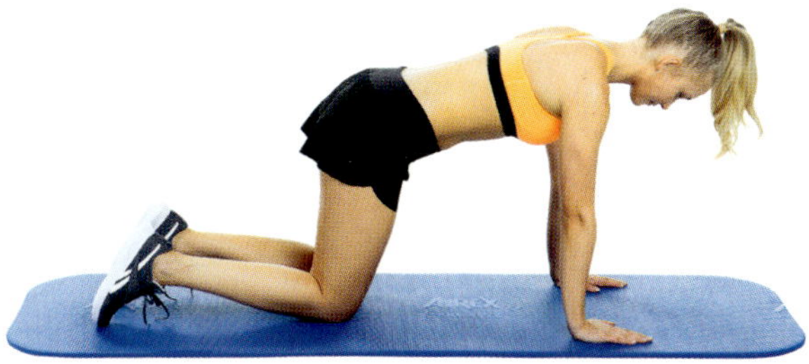

A

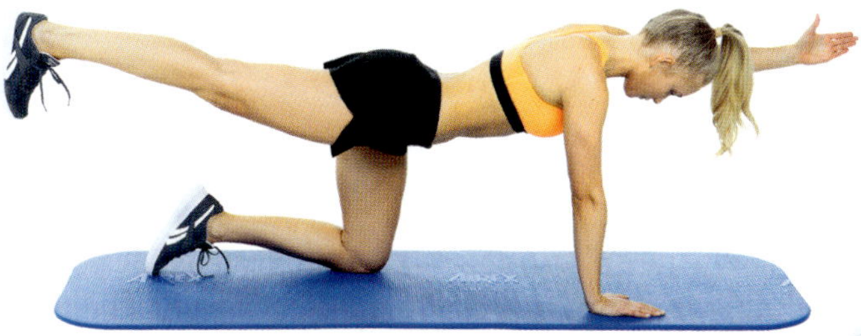

B

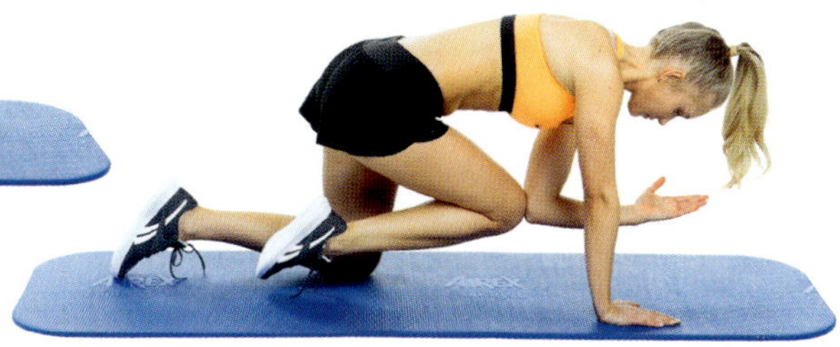

C

Der Bewegungsablauf.

SO GEHT´S

- Du bist in der Bankstellung auf dem Boden. Die Hände sind unter den Schultergelenken und die Knie unter den Hüften positioniert. Der Kopf ist in Verlängerung des Rückens.
- Spanne die Gesäßmuskulatur an und bringe die Schulterblätter zusammen und in Richtung Gesäß. Aktiviere die Bauchmuskulatur, indem du den Bauchnabel nach innen ziehst, und atme ein (A).
- Hebe den linken Arm, mit dem Daumen nach oben zeigend, und das rechte Bein gestreckt an (B). Dabei atmest du aus. Halte kurz die Position.
- Bewege den linken Ellbogen und das rechte Knie zusammen (C) und atme ein, bevor du die Streckung wiederholst.
- Konzentriere dich auf die Aktivität der Rumpfmuskulatur. Vermeide es, den Kopf zu überstrecken und halte die Wirbelsäule und die Hüften möglichst gerade.
- Führe nach den Wiederholungen einen Übungssatz für die andere Körperseite aus.

VARIANTE

Du kannst in der gebeugten Position die Hand an den Oberschenkel legen und kurz gegeneinander spannen, bevor du wieder die Streckung ausführst.
Fortgeschrittene können eine kleine Kurzhantel und/oder Fußgewichte einsetzen. Zudem können Fortgeschrittene »Arm- und Beinheben im Liegestütz« üben.

K 72 Oberkörperanheben auf Gymball

Swiss Ball Back Extension

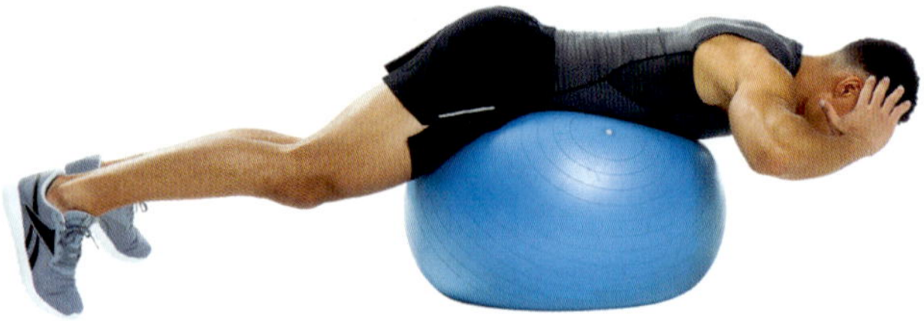

A

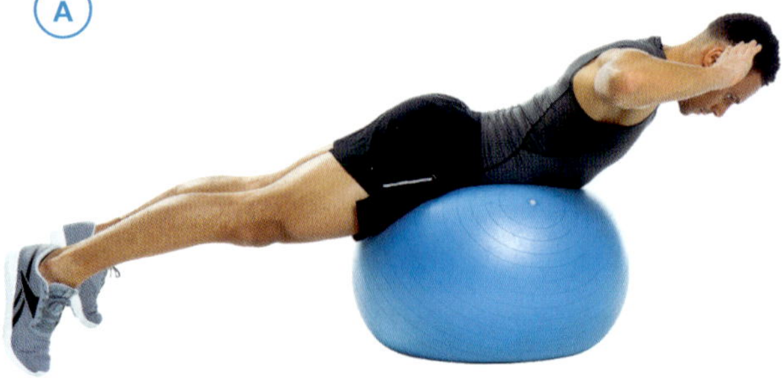

B

Die Anfangs- und die Endposition.

KRÄFTIGUNG

++ Rumpf-, insbesondere untere Rückenmuskulatur.

+ Nacken-, hintere Schulter-, obere Rücken- und Gesäßmuskulatur

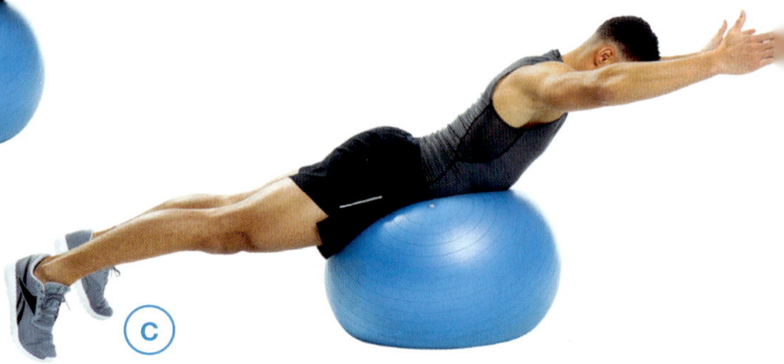

C

Das Y-Heben.

SO GEHT´S

- Du liegst mit dem Bauch auf dem Gymball. Die Füße sind weit auseinander, die Beine gestreckt und die Hände sind an den Schläfen (A). Positioniere den Ball so hoch in Richtung Brust, bis du die Position stabilisieren kannst. Für bessere Stabilität kannst du die Füße gegen eine Wand drücken.
- Drücke die Füße fest auf, spanne die Bauchmuskulatur nach innen oben und die Gesäßmuskulatur an.
- Hebe den Oberkörper an, atme aus, und halte kurz die Position (B).
- Senke den Oberkörper und atme ein. Dann wiederholst du die Übung.

VARIANTE

Du kannst verschiedene Armhaltungen einsetzen, um zu intensivieren und unterschiedliche Reize zu setzen, wie »Y-Heben« mit den Daumen hoch zeigend (C).
Fortgeschrittene können Zusatzgewicht nutzen. Alternativ kannst du die Unterschenkel unter einem Gegenstand (z. B. Sprossenwand oder Bettkasten) einklemmen. Achte darauf, dass kein starker Druck auf die Achillessehnen entsteht. So kannst du die Füße enger zusammenhalten und den Ball näher an den Hüften positionieren.

K 73 Oberkörperanheben mit Armrotation

Prone Cobra

KRÄFTIGUNG

++ untere Rücken- und hintere Schultermuskulatur

+ Nacken-, obere Rücken-, Bauch- und Gesäßmuskulatur

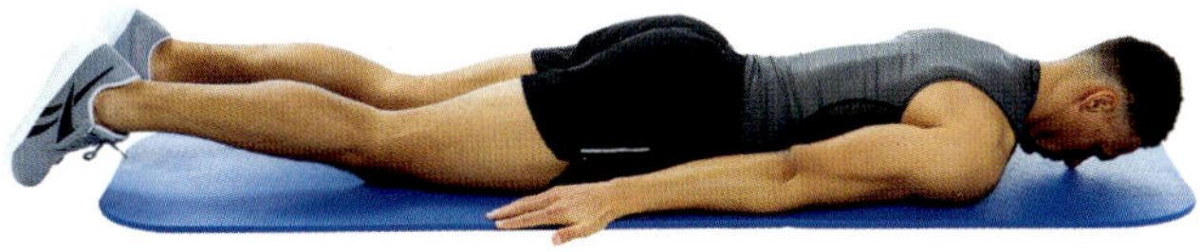

A

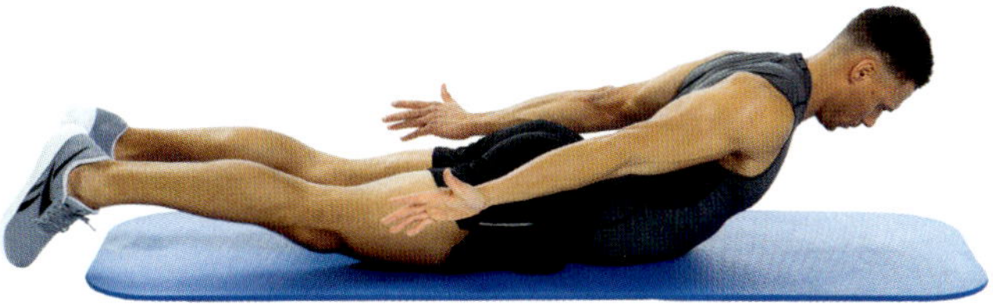

B

Die Anfangs- und die Endposition.

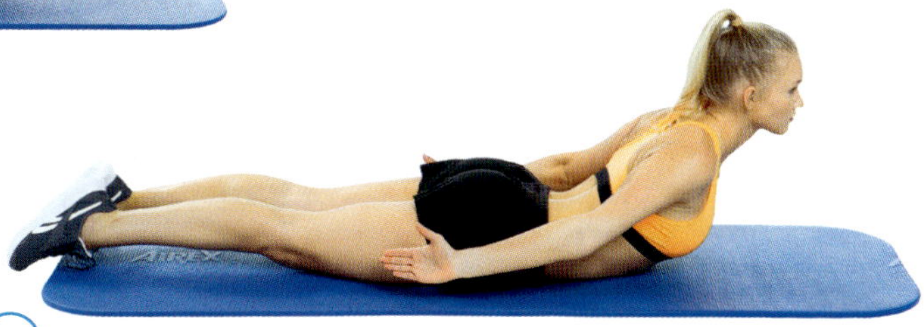

C

Die Variante für Fortgeschrittene. Du kannst den Kopf etwas weiter zum Kinn ziehen.

SO GEHT´S

- Du liegst auf dem Bauch, der Körper und die Stirn sind abgelegt. Die Arme sind nach unten gestreckt, mit den Handflächen auf dem Boden (A). Spanne die Gesäßmuskulatur fest an.
- Hebe den Oberkörper an, dies muss nicht hoch sein. Das Kinn ist leicht zur Brust gezogen. Drehe die Daumen über außen nach oben und spanne dann deine Schulterblätter fest zusammen (B).
- Halte die Position abhängig vom Leistungsniveau für 20–30 Sekunden. Dann senkst du dich in die Anfangsposition zurück, um die Übung zu wiederholen.
- Mache 2–4 Wiederholungen in einem Übungssatz.
- Achte auf gleichmäßige Atmung und spanne die Gesäßmuskulatur immer wieder nach. Vermeide es, den Kopf nach oben zu überstrecken, halte ihn neutral.

VARIANTE

Einsteiger können mit kürzerer Haltedauer üben. Zur Intensivierung kannst du die Haltedauer deutlich verlängern.

Fortgeschrittene können den Oberkörper weiter anheben (C), aber nur, soweit es sich für dich gut anfühlt. Auch ist das Üben auf Gymball möglich.

K 74 Kreuzheben mit Hanteln **Dumbbell Deadlift**

KRÄFTIGUNG

++ untere Rücken- und Gesäßmuskulatur
+ hintere und vordere Oberschenkel-, Bauch-, Unterarm- und Nackenmuskulatur

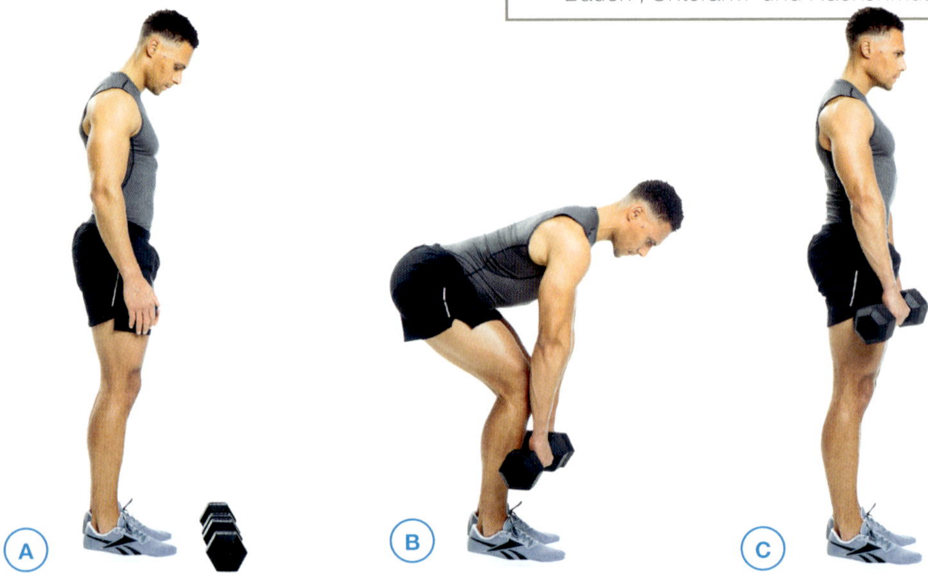

Der Bewegungsablauf.

SO GEHT´S

- Du stehst aufrecht in hüft- bis schulterbreitem Stand hinter zwei Kurzhanteln (A). Spanne die Bauch- und die Gesäßmuskulatur an.
- Gehe mit Einatmung in die Kniebeuge, wozu du das Gesäß nach hinten schiebst und den geraden Rücken in der Hüfte vorbeugst.
- Fasse die Hanteln etwa schulterbreit mit festem Griff, die Handrücken zeigen vor, und atme ein. Das Gewicht ist etwas mehr auf die Fersen verlagert.
- Hebe den Oberkörper in die Anfangsposition zurück, indem du die Beine streckst, und atme aus. Gleichzeitig ziehst du die Hanteln nahe der Schienbeine entlang nach oben (B)–(C).
- Bewege dich wieder in die tiefe Kniebeuge mit Einatmung, wobei du den geraden Rücken in der Hüfte vorbeugst. Die Hanteln werden eng am Schienbein entlang nach unten bewegt. Sie können kurz den Boden berühren, werden jedoch nicht abgelegt.
- Hebe den geraden Oberkörper nun wieder an und fahre entsprechend fort.
- Vermeide im Übungsverlauf den Rücken abzurunden und Ausweichbewegungen mit den Knien. Achte zudem auf angespannte Bauch- und Gesäßmuskulatur.

VARIANTE

Du kannst alternativ »Schubkarrenheben« ausführen. Dazu stehst du zwischen zwei vorzeigenden Hanteln – ähnlich den Griffen eines Schubkarrens.

K 75 Kreuzheben mit Band **Band Deadlift**

KRÄFTIGUNG

++ untere Rücken- und Gesäßmuskulatur

\+ hintere und vordere Oberschenkel-, Bauch-, Unterarm- und Nackenmuskulatur

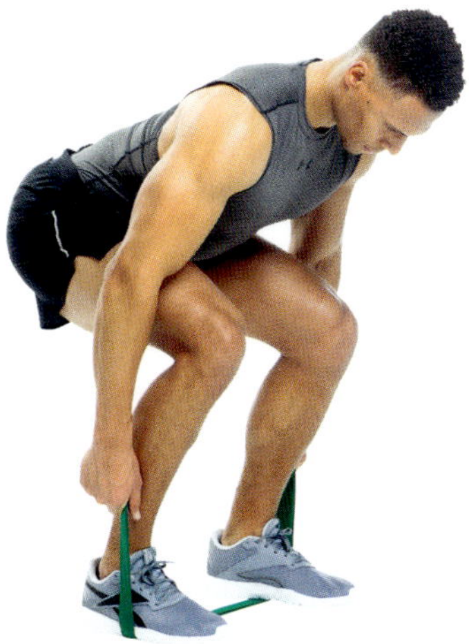

A

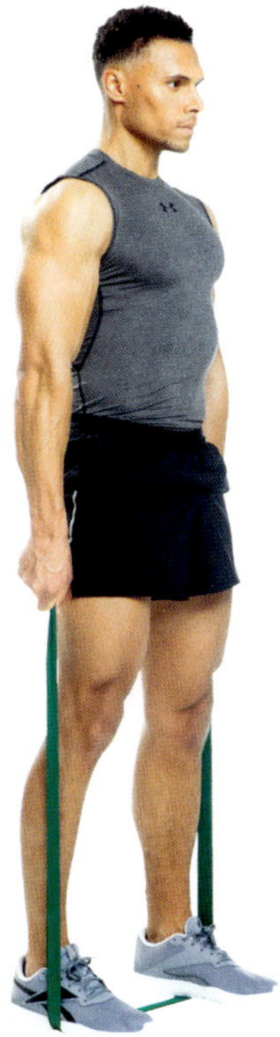

B

Der Bewegungsablauf.

SO GEHT´S

- Du stehst aufrecht und schulterbreit auf einem starken Fitnessband. Das Band hast du leicht gespannt in den Händen. Drücke die Füße fest in den Boden und aktiviere die Bauch- und die Gesäßmuskulatur.
- Gehe tief in die Kniebeuge, wozu du das Gesäß nach hinten schiebst, und den geraden Rücken in der Hüfte vorbeugst. Greife mit langen Armen das Band noch tiefer, damit es in deutliche Spannung kommt (A) und atme ein.
- Strecke die Beine und hebe den Oberkörper in die Anfangsposition, wobei du das Band mitziehst (B). Gleichzeitig atmest du aus. Bewege den Oberkörper jedoch nicht zur vollen Streckung, ansonsten wird der Zug für die Armmuskulatur zu intensiv.
- Begib dich wieder in die tiefe Kniebeuge, das Band wird nicht mehr umgefasst. Dann wiederholst du die Übung.
- Konzentriere dich auf die Aktivität der unteren Rückenmuskulatur und achte darauf, dass du keine Ausweichbewegungen mit den Knien machst.

VARIANTE

Einsteiger greifen das Band weniger tief und konzentrieren sich vorerst auf den Bewegungsablauf.

K 76 Rückwärtiger Stütz **Reverse Plank**

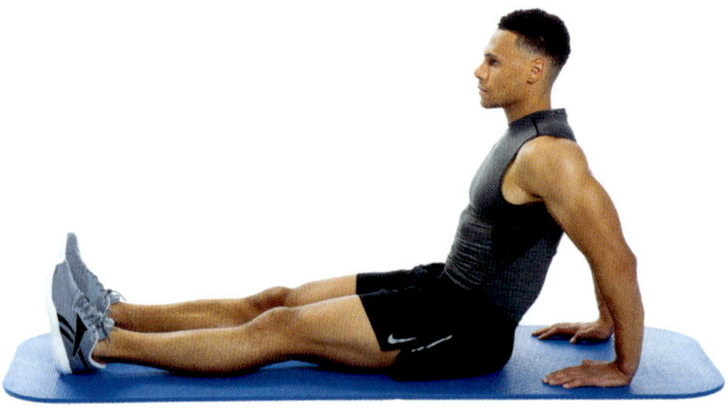

KRÄFTIGUNG

++ Rumpf-, insbesondere untere Rückenmuskulatur, Schulter-, hintere Oberarm- und hintere Oberschenkelmuskulatur

\+ Gesäßmuskulatur

(A)

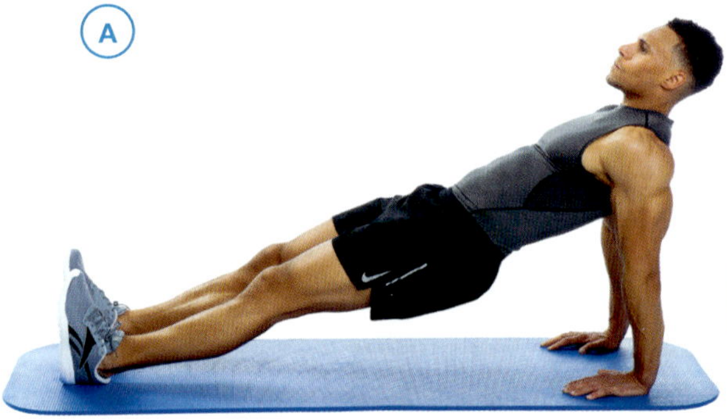

(B) Der rückwärtige Handstütz.

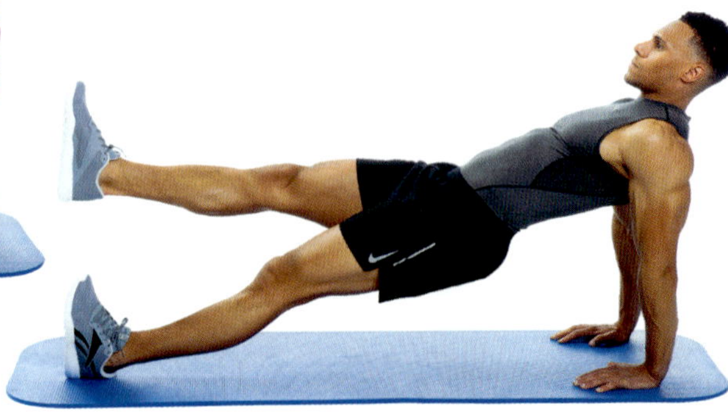

(C) Der rückwärtige Handstütz mit Beinheben.

SO GEHT´S

- Du sitzt auf dem Boden, die Füße sind zusammen und die Beine sind gestreckt. Stütze dich mit den Händen auf den Boden, und zwar so, dass die Hände unter den Schultern sind und die Finger in Richtung der Füße zeigen (A).
- Spanne die Gesäß- und die Bauchmuskulatur an und die Schulterblätter zusammen.
- Drücke das Gesäß nach oben, bis der Rücken gerade ist (B). Halte diese Position abhängig von deinem Leistungsniveau für 40–60 Sekunden. Diese statische Ausführung entspricht der Ausführung eines Satzes bei den dynamischen Übungen.
- Konzentriere dich auf die Aktivität der Rumpfmuskulatur und achte auf eine gleichmäßige Atmung.

VARIANTEN

Einsteiger können sich mit den Unterarmen am Boden abstützen, wodurch die hinteren Oberarme weniger aktiviert werden, oder sie können die Fersen etwas näher in Richtung Gesäß stellen. Du intensivierst die Übung, indem du abwechselnd ein Bein anhebst (C) oder ein Knie zur Brust ziehst. Auch können Fortgeschrittene die Fersen auf einem instabilen Untergrund oder in den Schlingen positionieren.

Übungen für Gesäß und Beine

Richtige Power im Unterkörper entwickelst du mit Übungen aus dem funktionellen Training, da diese eine Vielzahl von Muskeln aktivieren. Dazu kannst du Übungen mit dem eigenen Körpergewicht ausführen und Tools wie Kurzhanteln, Fitnessbänder, Schlingentrainer und Kettlebell nutzen.

Effektives Training für den Unterkörper heißt, dass du den Körper ausgeglichen trainierst und zudem die Stabilisatoren an Fuß- und Kniegelenken förderst. So kannst du dich in Alltag und Sport optimal bewegen und dein Körper ist bestmöglich vor Verletzungen und Verschleiß geschützt.

Einige Fitnesssportler trainieren jedoch die Gesäß- und die hintere Oberschenkelmuskulatur weniger als die vordere Oberschenkelmuskulatur. Es entwickelt sich ein Muskelungleichgewicht, das der Körper mit Ausweichbewegungen zu kompensieren versucht. Als Folge können sich Knie-, Hüft- und Rückenschmerzen entwickeln, auch erhöht sich die Verletzungsgefahr beispielsweise für einen Kreuzbandriss. Wenn bei dir ein Muskelungleichgewicht bestehen sollte, dann mache wöchentlich bewusst mehr Sätze für die schwächere Muskulatur beziehungsweise Bewegungsrichtung, so lange, bis das Ungleichgewicht behoben ist. Nutze mit fortschreitendem Leistungsvermögen auch anspruchsvolle einbeinige Varianten und setze instabile Untergründe ein. So kräftigst du die Adduktoren und Abduktoren intensiv und zudem die stabilisierende Muskulatur der Fußgelenke.

Die Übungen werden zur übersichtlichen Darstellung in Rubriken geordnet. Zahlreiche Übungen trainieren jedoch mehrere Körperbereiche. Es sind einige spezielle Übungen ergänzt, die nicht oft in Trainingsprogrammen zu finden sind, aber für manche Sportler sehr hilfreich sein können wie »K 102: Zehenanziehen mit Band«.

Oberschenkel vorn	K 77–K 84
Gesäß	K 85–K 91
Oberschenkel hinten	K 92–K 96
Oberschenkel außen und innen	K 97–K 100
Unterschenkel	K 101–K 102

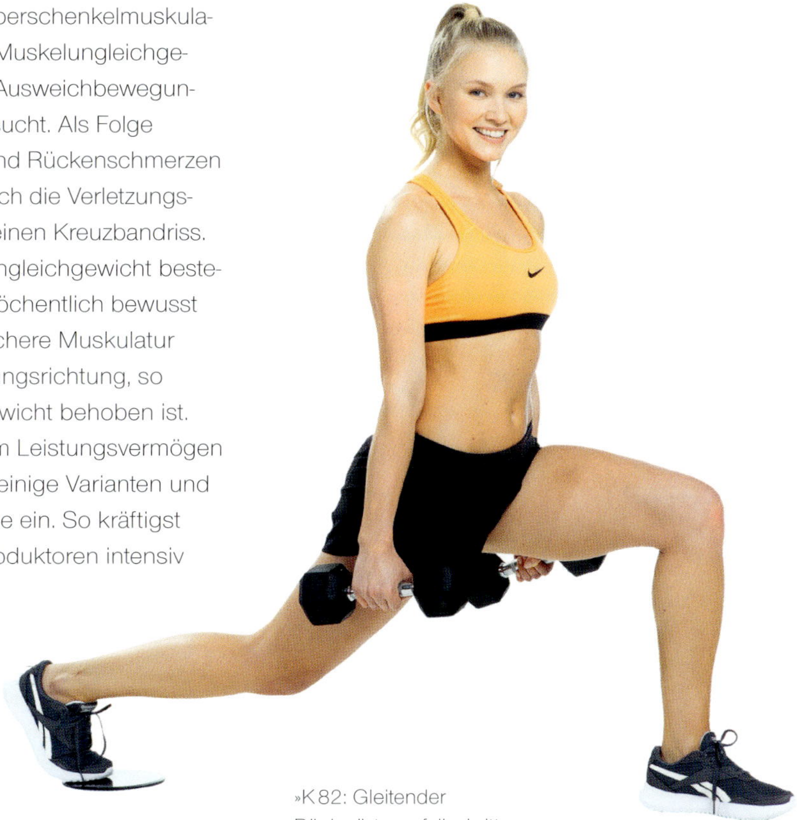

»K 82: Gleitender Rückwärtsausfallschritt«.

K 77 Beidbeinige Kniebeuge mit Hanteln

Dumbbell Squat

KRÄFTIGUNG

++ Oberschenkelmuskulatur, insbesondere vorderer Anteil, Gesäß- und Wadenmuskulatur

+ Rumpf-, insbesondere untere Rückenmuskulatur

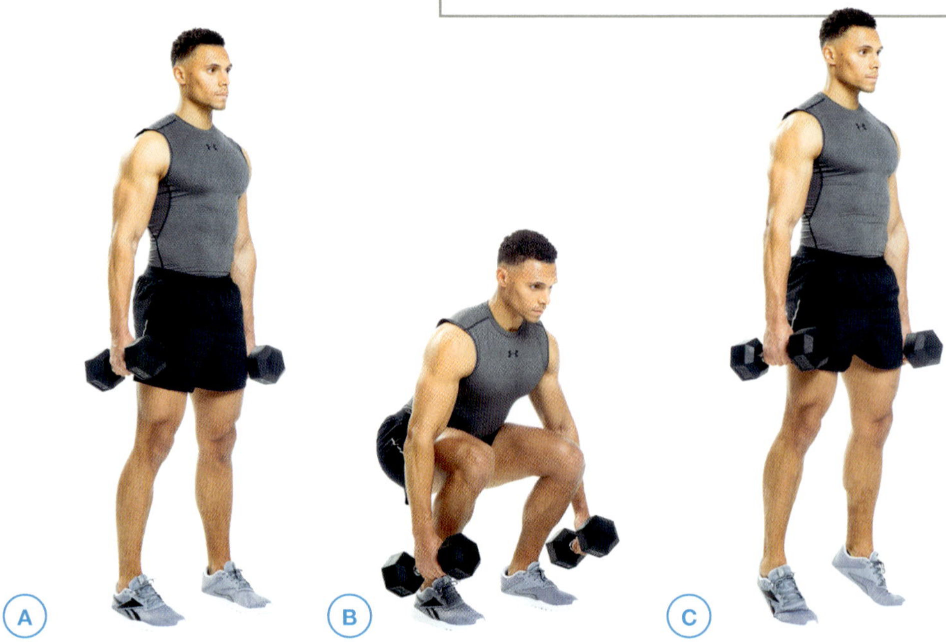

Der Bewegungsablauf.

SO GEHT´S

- Du stehst im aufrechten Stand, die Beine sind hüft- bis schulterbreit auseinander und die Füße zeigen vor oder leicht nach außen. Die Kurzhanteln hast du neben den Oberschenkeln (A).
- Spanne die Bauch- und Gesäßmuskulatur an und ziehe die Schulterblätter nach hinten unten.
- Beuge die Beine, indem du die Hüften nach hinten schiebst, bis die Oberschenkelknochen mindestens die senkrechte Position erreichen (B). Gleichzeitig atmest du ein. Halte kurz die Position.
- Drücke dich mit Ausatmung nach oben, wobei du auf die Zehen gehst (C). Halte auch kurz diese Position, bevor du dich in die Anfangsposition zurückbewegst. Wiederhole die Übung.
- Achte durchgehend auf Rumpfspannung und geraden Rücken, sowie darauf, dass die Knie nicht aus der Beinachse ausweichen.

VARIANTEN

Wenn du mit hohen Gewichten trainierst, dann verzichte auf das Anheben der Fersen in der Endphase der Übung. Einsteiger können ohne Zusatzgewicht trainieren und den Bewegungsumfang nach unten reduzieren.

K 78 Beidbeinige Y-Kniebeuge Y Squat

KRÄFTIGUNG
++ Schulter-, Oberschenkel- und Gesäßmuskulatur
+ Rücken-, Rumpf- und Wadenmuskulatur

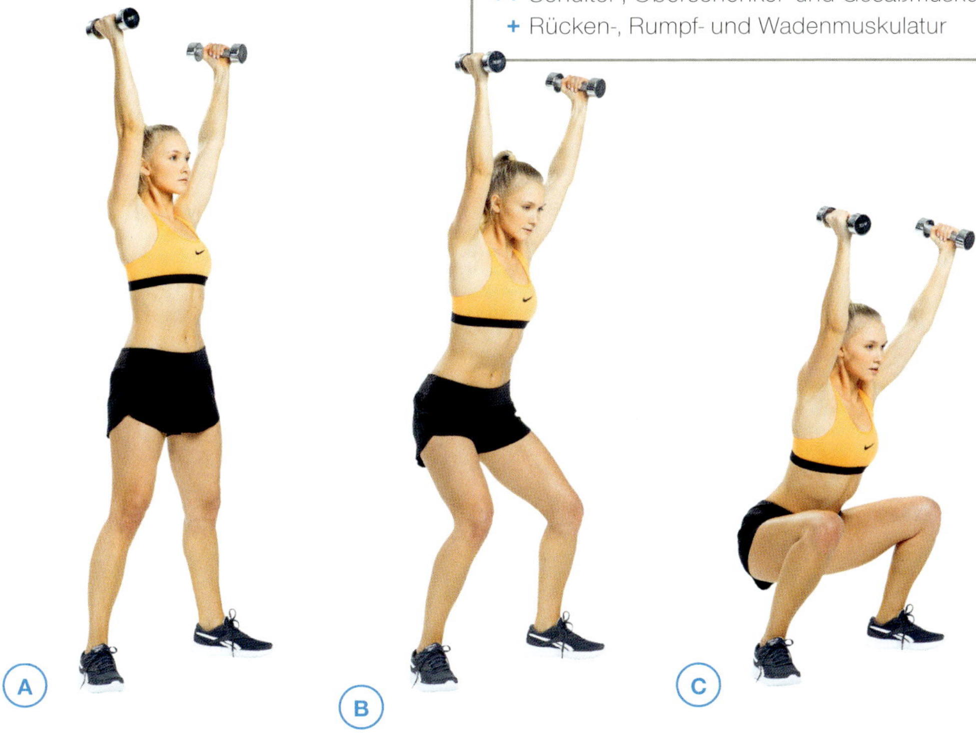

Der Bewegungsablauf.

SO GEHT´S

- Du stehst mit aufrechtem Oberkörper in mindestens schulterbreitem Stand. Die Füße weisen leicht nach außen. Die Arme sind in »Y-Haltung« nach oben gestreckt. In den Händen kannst du leichte Hanteln (A), einen Gymball oder einen großen Medizinball halten.
- Spanne die Bauch- und Gesäßmuskulatur an und ziehe die Schulterblätter zusammen und nach unten.
- Beuge die Beine, indem du die Hüften nach hinten schiebst, bis die Oberschenkelposition mindestens die waagerechte Position erreichen (B). Dabei atmest du ein. Der Oberkörper bleibt möglichst aufrecht. Halte kurz die Position.
- Drücke dich mit Ausatmung nach oben, um schließlich die Übung zu wiederholen.
- Achte darauf, dass der Rücken durchgehend gerade ist, sowie dass die Knie in der Beinachse bleiben. Vermeide es, mit den Armen nach vorn zu »fallen«.

VARIANTE

Einsteiger verzichten auf das Zusatzgewicht. Du kannst zudem die Übung vereinfachen, indem du den Bewegungsspielraum verringerst.

K 79 Beidbeinige Y-Kniebeuge mit Band **Band Y Squat**

KRÄFTIGUNG

++ Schulter-, Oberschenkel- und Gesäßmuskulatur

+ Rücken-, Rumpf- und Wadenmuskulatur

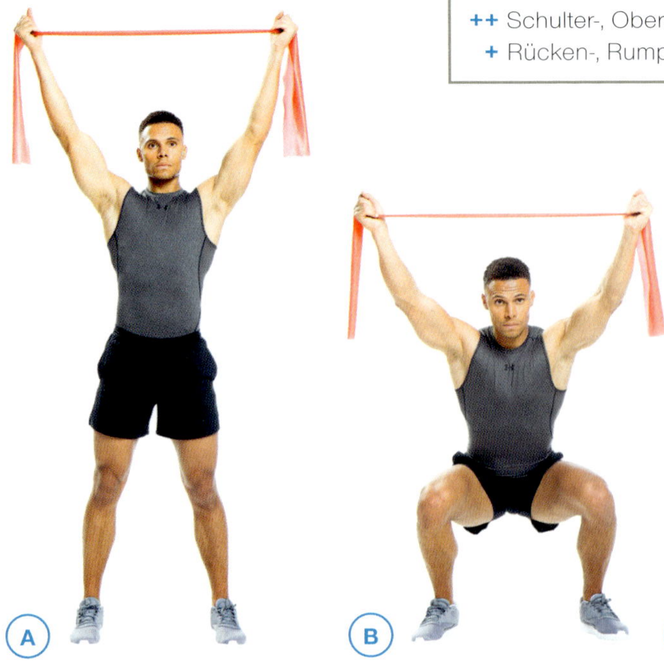

Der Bewegungsablauf.

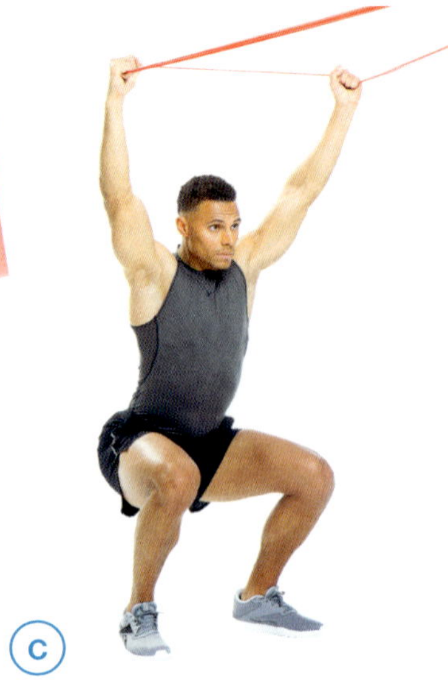

Die Variante mit Theraband® in Kopfhöhe befestigt.

SO GEHT´S

- Du stehst mit aufrechtem Oberkörper in mindestens schulterbreitem Stand. Die Füße weisen leicht nach außen. Die Arme sind in »Y-Haltung« nach oben gestreckt. In den Händen hast du ein gespanntes Fitnessband (A) oder ein Handtuch.
- Spanne die Bauch- und Gesäßmuskulatur an und ziehe die Schulterblätter zusammen und nach unten.
- Beuge die Beine, indem du die Hüften nach hinten schiebst, bis die Oberschenkelposition mindestens die waagerechte Position erreicht (B). Dabei atmest du ein. Der Oberkörper bleibt möglichst aufrecht und das Band in Spannung. Halte kurz die Position.
- Drücke dich mit Ausatmung nach oben, um schließlich die Übung zu wiederholen.
- Achte darauf, dass der Rücken durchgehend gerade ist und die Knie in der Beinachse bleiben. Vermeide es, mit den Armen nach vorn zu »fallen«.

VARIANTEN

Du kannst das Fitnessband an einem Gegenstand etwa in Kopfhöhe anbringen. Stelle dich mit dem Gesicht davor, die Arme sind in Y-Haltung und in den Händen hast du die Bandenden (C). Dann beugst du die Beine, und achtest darauf, dass der Oberkörper aufrecht ist und das Band gespannt bleibt. Zudem ist es möglich, entsprechend mit Schlingentrainer zu üben.

K 80 Sumo-Kniebeuge mit Hanteln **Dumbbell Sumo Squat**

KRÄFTIGUNG

++ Gesäß- und Oberschenkelmuskulatur, insbesondere vorderer und innerer Anteil

\+ Waden und untere Rückenmuskulatur

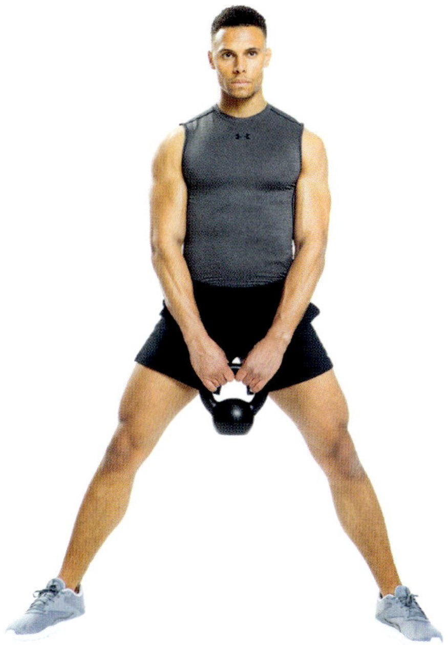

A

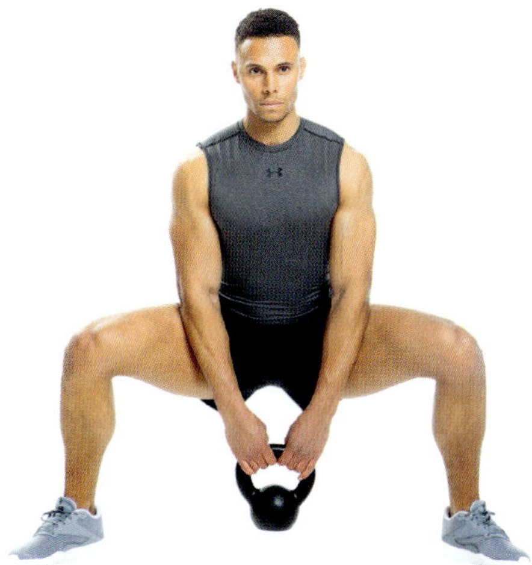

B

Die Anfangs- und die Endposition.

SO GEHT´S

- Du befindest dich im breiten Stand, die Zehen zeigen 45 Grad nach außen. Der Oberkörper ist aufrecht und die Beine sind gestreckt. Vor den Oberschenkeln hast du eine Kettlebell (A) oder Kurzhantel mit hängenden Armen.
- Spanne Gesäß- und Rumpfmuskulatur an und ziehe die Schulterblätter zusammen und nach unten.
- Beuge tief die Beine und senke das Gesäß nach hinten ab. Gleichzeitig atmest du ein. Der Oberkörper bleibt aufrecht, das Brustbein soll möglichst wenig vorkommen, und das Gewicht bewegt sich gerade nach unten (B). Halte kurz die tiefe Position.
- Drücke dich wieder in die Anfangsposition zurück und atme dabei aus. Dann wiederholst du die Kniebeuge.
- Achte auf einen aufrechten Oberkörper und darauf, dass die Knie immer in die gleiche Richtung wie die Fußspitzen zeigen; sie sollen nicht nach innen ausweichen.

VARIANTEN

Auch mit Fitnessband ist die Übung möglich, indem du auf dem Band stehst und es in unterer Position mit Vorspannung greifst. So wird die äußere Oberschenkelmuskulatur intensiv aktiviert und auch verhindert, dass du mit den Knie nach innen ausweichst.
Wenn du stattdessen den Oberkörper absenkst, dann wird die Bewegung zu »Sumo Deadlift« und die Aktivierung verlagert sich mehr auf den unteren Rücken.

K 81 Ausfallschritt mit Hanteln **Dumbbell Lunge**

KRÄFTIGUNG

++ Oberschenkelmuskulatur, insbesondere vorderer Anteil, Waden- und Gesäßmuskulatur

\+ Rumpfmuskulatur

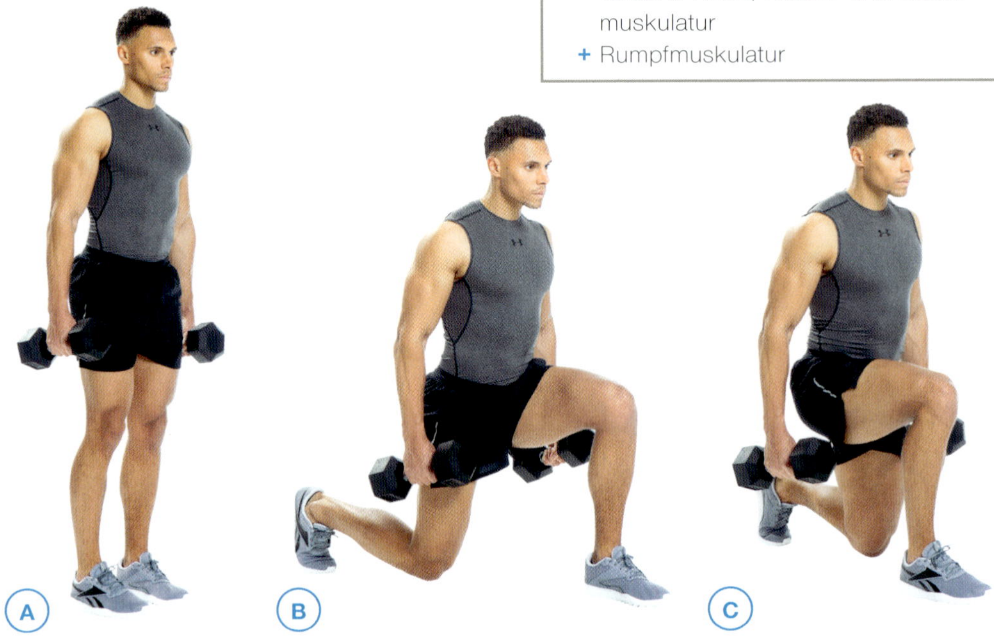

Der Bewegungsablauf.

SO GEHT´S

- Du stehst aufrecht, die Füße sind hüftbreit auseinander und nach vorn gerichtet. Die Kurzhanteln hast du neben den Oberschenkeln. Bringe die Rumpfmuskulatur in Spannung und ziehe die Schulterblätter nach hinten unten (A).
- Mache einen großen Schritt nach vorn und beuge die Beine, jedoch ohne das hintere Knie abzulegen (B). Gleichzeitig atmest du ein. Halte kurz die Position.
- Drücke dich mit Ausatmung zurück, wobei du vorrangig die Ferse des vorderen Fußes belastest. Du kommst wieder in die Anfangsposition mit den Füßen nebeneinander auf. Wiederhole die Übung.
- Halte den Oberkörper aufrecht, achte auf dein Gleichgewicht und vermeide Ausweichbewegungen mit dem vorderen Knie nach vorn oder zur Seite.
- Wenn du alle Wiederholungen mit einem Bein gemacht hast, trainierst du das andere Bein (C).

VARIANTEN

Du kannst die Schritte abwechselnd nach vorn machen, bis du für jedes Bein die geplante Wiederholungszahl erreicht hast.

Einsteiger können ohne Zusatzgewicht den Bewegungsablauf üben.

Du kannst intensivieren, indem du das Gewicht erhöhst oder die Kurzhanteln über die Schultern hebst.

K 82 Gleitender Rückwärts-Ausfallschritt

Reverse Slide Lunge

KRÄFTIGUNG

++ Oberschenkelmuskulatur, insbesondere vorderer Anteil, Waden- und Gesäßmuskulatur

\+ Rumpfmuskulatur

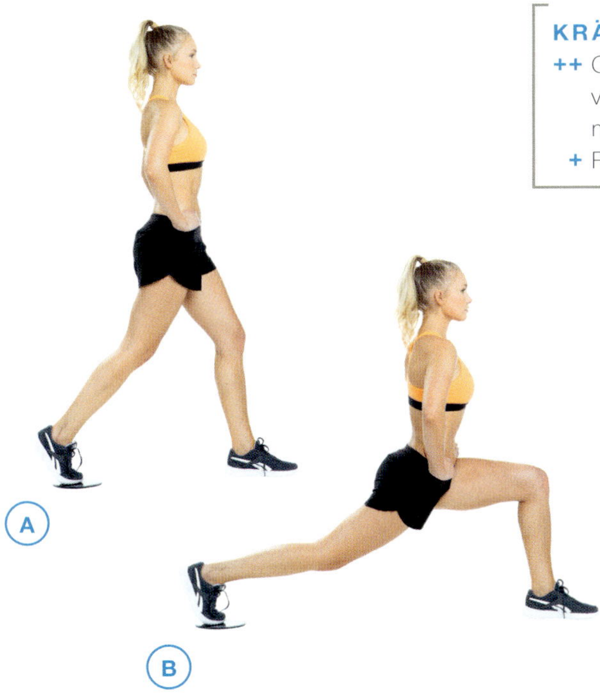

Die Anfangs- und die Endposition.

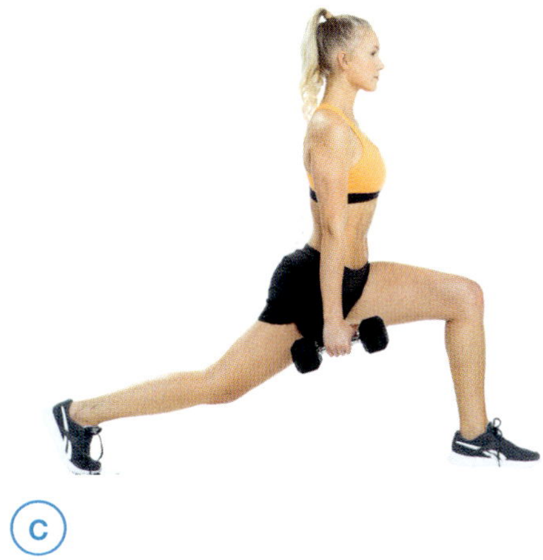

Die Intensivierung mit Hanteln.

SO GEHT´S

- Du stellst die Zehen des hinteren Fußes auf eine Slide-Scheibe. Du stehst aufrecht, die Füße sind nach vorn gerichtet. Die Hände kannst du an die Hüften legen.
- Bringe die Rumpfmuskulatur in Spannung und ziehe die Schulterblätter nach hinten unten (A).
- Bewege dich in den Ausfallschritt, indem du mit dem hinteren Fuß weit zurückgleitest (B). Gleichzeitig atmest du ein. Halte kurz die Position.
- Schiebe den hinteren Fuß in die Anfangsposition zurück und atme aus. Dann wiederholst du die Übung.
- Führe gleichmäßige Bewegungen aus und halte den Oberkörper aufrecht.
- Wenn du alle Wiederholungen mit einem Bein gemacht hast, trainierst du das andere Bein.

VARIANTE

Du intensivierst die Übung, wenn du die Arme durchgehend hoch in die Luft streckst. Auch Hanteln kannst du nutzen und sie neben den Oberschenkeln (C) halten.
Wenn du keine Slide-Scheibe zur Verfügung hast, kannst du den hinteren Fuß auf ein zusammengefaltetes Handtuch stellen.

K 83 Einbeinige Kniebeuge **Single-Leg Squat**

KRÄFTIGUNG

++ Oberschenkel-, Gesäß- und Wadenmuskulatur

\+ Rumpfmuskulatur

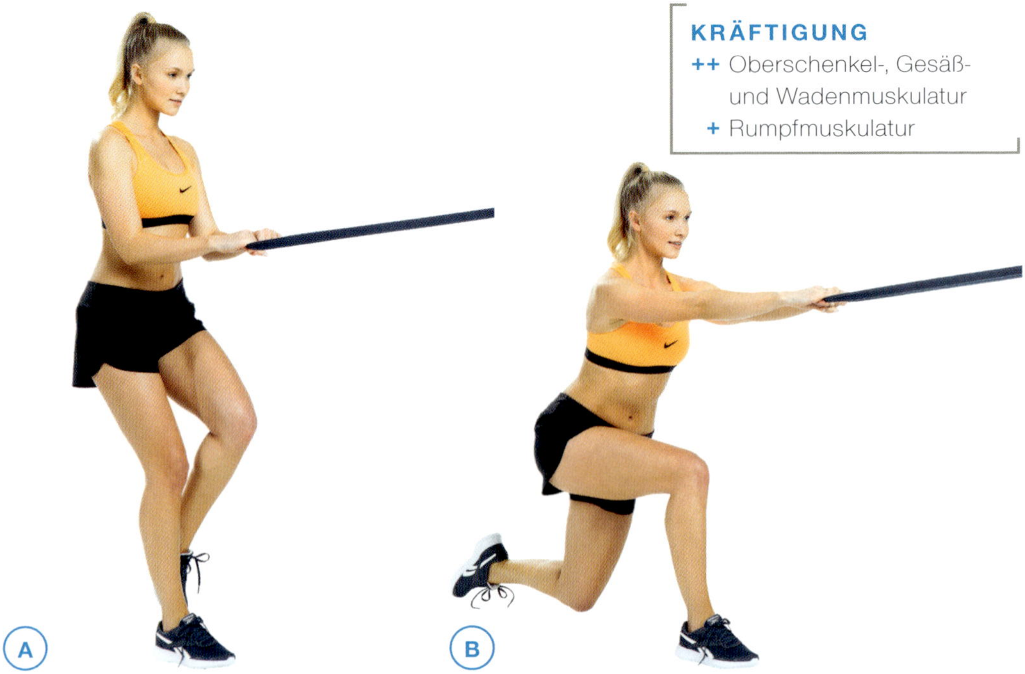

Die Anfangs- und die Endposition.

SO GEHT´S

- Ein starkes Band ist um einen Gegenstand befestigt. Du stehst zur Befestigung gerichtet und hast das Band in den Händen. Du stehst auf dem rechten Fuß, das linke Bein ist nach hinten gerichtet in der Luft.
- Konzentriere dich auf die Belastung von Fußballen, Außenkante und Ferse, um stabil zu stehen. Spanne die Bauch- und die Gesäßmuskulatur an (A).
- Beuge langsam das rechte Bein und schiebe gleichzeitig die Hüften nach hinten, so tief wie du das kontrolliert ausführen kannst. Das Gewicht verlagerst du in Richtung Ferse (B). Während der Beugung atmest du ein. Halte kurz die tiefe Position.
- Drücke dich mit Ausatmung in die Streckung zurück, wobei die Hände etwas mithelfen, dich hochzuziehen. Dann wiederholst du die Übung.
- Deine Hüften müssen gerade bleiben und dürfen nicht seitlich ausweichen. Halte auch den Rücken gerade und vermeide mit dem Knie aus der Beinachse auszuweichen.
- Nach dem Übungssatz trainierst du das linke Bein.

VARIANTEN

Du kannst alternativ ein Seil nutzen oder einen feststehenden Gegenstand greifen.

Du intensivierst die Übung, indem du freihändig übst.

Als Variante kannst du »Pistol Squat« üben, d. h. mit vorgestrecktem Bein, vorausgesetzt, du verspürst dabei keine Kniebeschwerden.

K 84 Einbeinige Kniebeuge mit vorgestrecktem Bein mit Schlingen **TRX® Pistol Squat**

KRÄFTIGUNG
++ Oberschenkel-, Gesäß- und Wadenmuskulatur
+ Rumpfmuskulatur

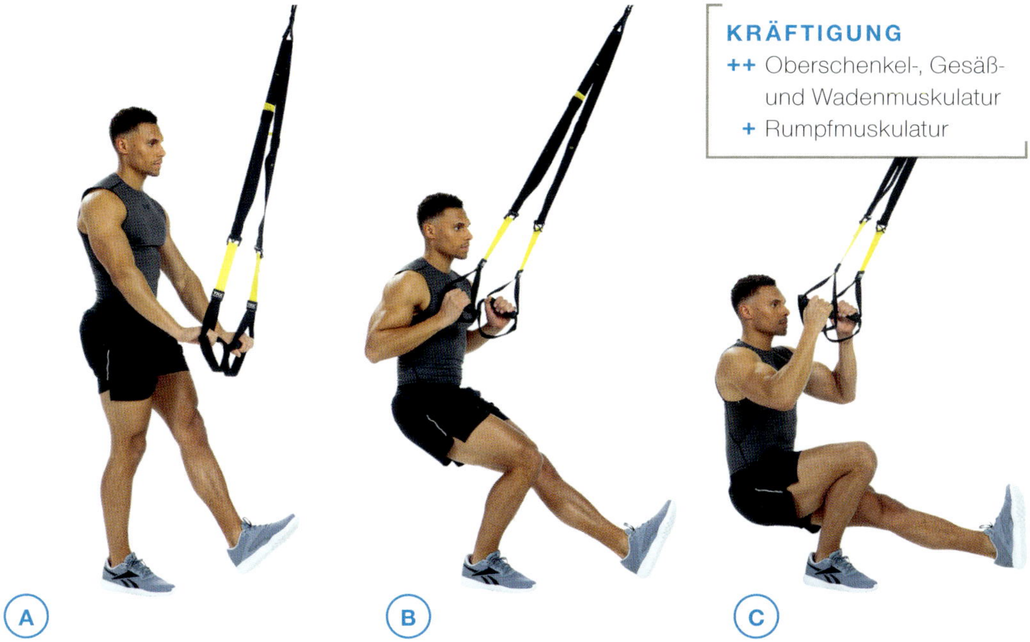

Der Bewegungsablauf. Im Gegensatz zur Abbildung kannst du die Arme in der Anfangsposition gebeugt halten, sodass sie sich bei der Kniebeuge strecken.

SO GEHT´S

- Das Band ist auf mittlere Länge gebracht. Du stehst in Richtung Befestigung und hebst die Griffe. Bewege dich etwas zurück, bis sich die Bänder spannen.
- Stelle dich auf den rechten Fuß und hebe das linke Bein gestreckt nach vorn in die Luft. Konzentriere dich auf die Belastung von Fußballen, Außenkante und Ferse (A).
- Spanne die Bauch- und Gesäßmuskulatur an, ziehe die Schulterblätter nach hinten unten und halte den Rücken gerade.
- Beuge langsam das Standbein und schiebe gleichzeitig die Hüften nach hinten, soweit es dir kontrolliert gelingt (B)–(C). Das vorgestreckte Bein kannst du etwas anheben. Gleichzeitig atmest du ein. Halte kurz die Position.
- Drücke den Fuß fest auf und dich so in die Anfangsposition mit Ausatmung zurück. Die Arme ziehen dich mit hoch. Dann wiederholst du die Übung.
- Halte die Hüften und den Rücken gerade und die Knie in der Beinachse.

VARIANTEN

Du vereinfachst die Übung durch Verringerung des Bewegungsspielraums. Fortgeschrittene nutzen nur minimal die Kraft der Arme. Alternativ kannst du die Intensität verringern, wenn du das rechte Bein gebeugt und nach hinten gerichtet in der Luft hast. Nutze dies Variante, wenn »Pistol Squat« deine Knie zu intensiv belastet.

K 85 Beinheben nach oben im Vierfüßlerstand mit Band **Band Donkey Kickback**

KRÄFTIGUNG
++ Gesäßmuskulatur
+ Rumpf- und hintere Oberschenkelmuskulatur

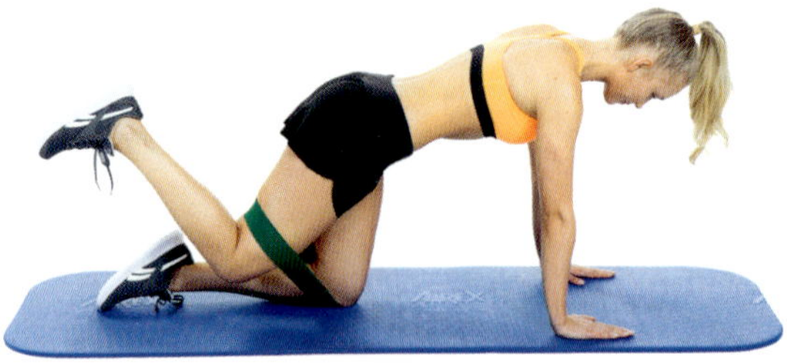

A

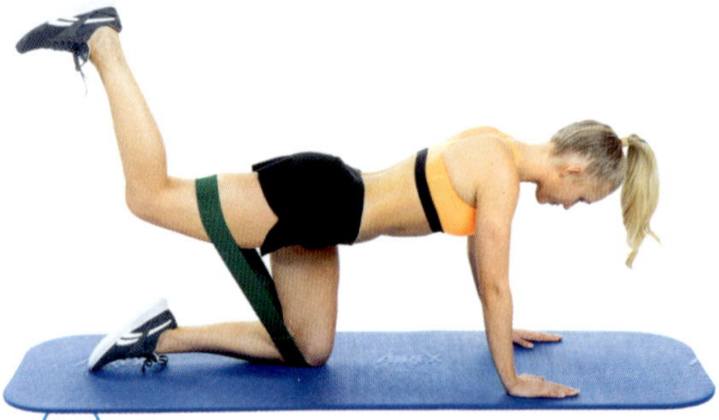

B

Der Bewegungsablauf.

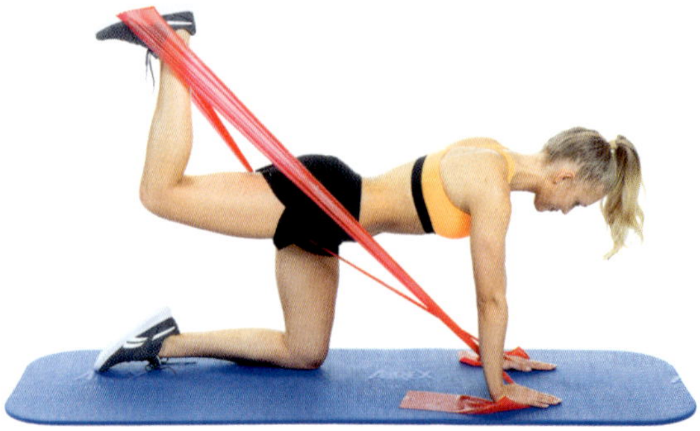

C

Die Variante mit Theraband®.

SO GEHT´S

- Du bist in der Bankstellung, die Hände sind unter den Schultergelenken und die Knie unter den Hüften positioniert. Das Miniband liegt hinten um den rechten Oberschenkel und wird mit dem linken Knie auf dem Boden stabilisiert.
- Spanne die Gesäß- und die Bauchmuskulatur an und ziehe die Schulterblätter zusammen. Atme ein und hebe das rechte Bein leicht vom Boden ab; die Zehen sind angezogen und der Rücken ist gerade (A).
- Strecke das rechte Bein gegen den Bandwiderstand senkrecht hoch, und zwar so, dass die Fußsohle möglichst gerade hoch zeigt und der Oberschenkel waagerecht ist (B). Dabei atmest du aus. Halte kurz die Position und spanne das Gesäß fest an.
- Senke langsam das Bein, ohne das Knie abzulegen, und atme ein. Dann wiederholst du die Bewegung.
- Halte den Rumpf in neutraler Position und vermeide es, nach oben zu überstrecken oder die Hüften und den Fuß zu verdrehen.

VARIANTEN

Du kannst mit Theraband® üben. Spanne es um die angehobene Fußsohle und drücke es mit den Händen auf den Boden (C). Alternativ kannst du ein Fußgewicht nutzen. Einsteiger können ohne Band und auf den Unterarmen üben.

K 86 Kniebeuge mit erhöhtem hinterem Fuß

Bulgarian Split Squat

KRÄFTIGUNG
++ Gesäß-, Oberschenkel- und Wadenmuskulatur
\+ Rumpfmuskulatur

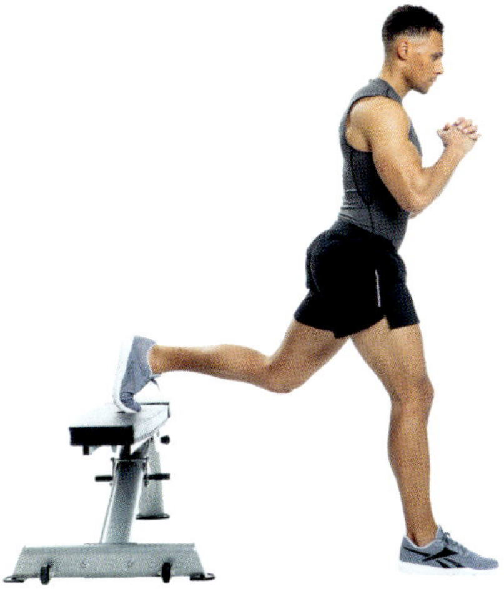

A

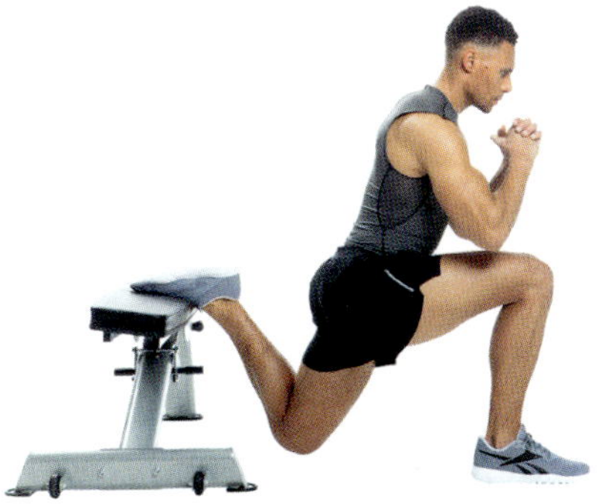

B

Die Anfangs- und die Endposition.

SO GEHT´S

- Du stehst auf dem rechten Fuß, der Körper ist aufrecht und die linke Fußspitze ist nach hinten gerichtet auf Hantelbank (A), Stuhl oder Stepper positioniert. Die Hände hast du vor der Brust oder in die Hüften gestemmt.
- Konzentriere dich auf die Belastung von Fußballen, Außenkante und Ferse, um stabil zu stehen. Spanne die Bauch- und die Gesäßmuskulatur an.
- Beuge langsam das Standbein und schiebe gleichzeitig die Hüften nach hinten, bis das linke Knie fast den Boden berührt (B). Dabei atmest du ein. Du solltest mindestens die waagerechte Position des Oberschenkels erreichen. Halte kurz die Position.
- Drücke dich wieder hoch, wobei du ausatmest, und wiederhole die Übung.
- Halte die Hüften und den Rücken gerade und achte zudem darauf, dass das Knie über dem Fuß bleibt und nicht nach vorn oder zur Seite ausweicht.

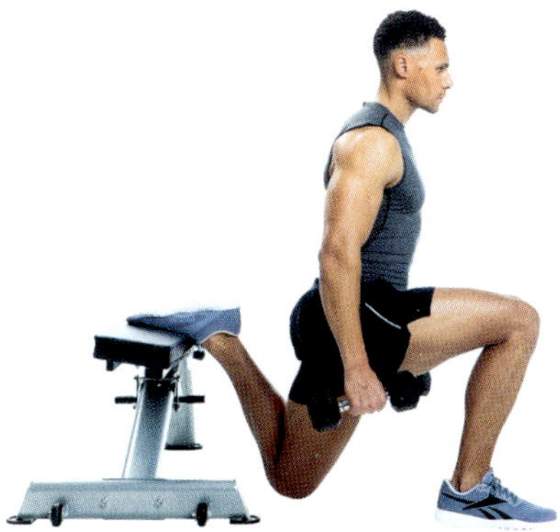

C

Die Intensivierung mit Hanteln.

VARIANTEN

Wähle möglichst einen kniehohen Gegenstand, um mit großem Bewegungsspielraum üben zu können.

Du kannst die Übung mit Hanteln intensivieren (C).

K 87 Kniebeuge mit erhöhtem hinterem Fuß mit Band **Band Bulgarian Split Squat**

KRÄFTIGUNG
++ Gesäß-, Oberschenkel- und Wadenmuskulatur
\+ Rumpfmuskulatur

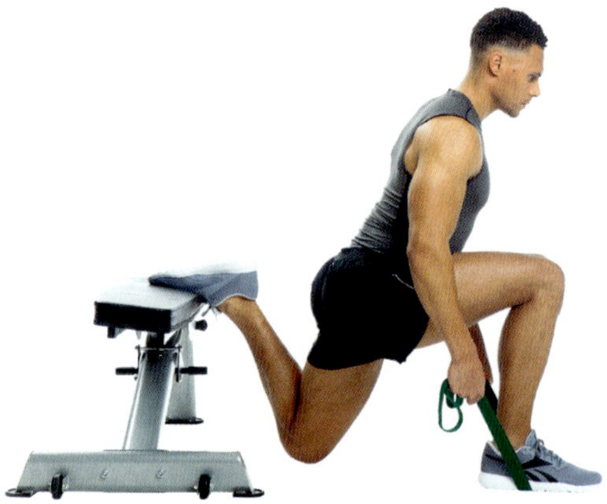

A

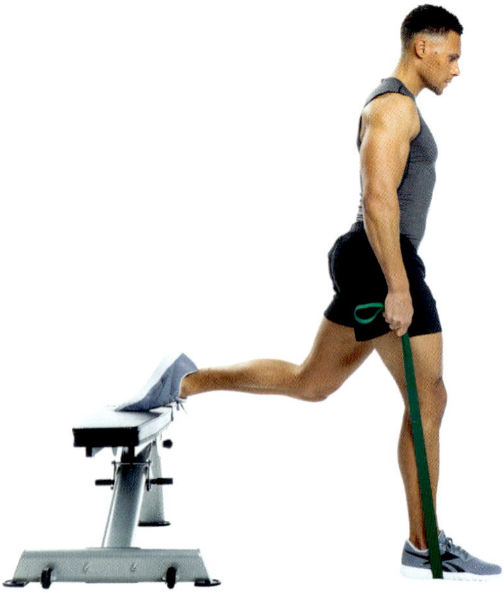

B

Der Bewegungsablauf.

SO GEHT´S

- Du stehst auf dem rechten Fuß, der Körper ist aufrecht und die linke Fußspitze ist nach hinten gerichtet auf Hantelbank, Stuhl oder Stepper positioniert. Du stehst mittig auf dem Fitnessband und hast das Band in den Händen. Konzentriere dich auf die Belastung von Fußballen, Außenkante und Ferse.
- Beuge das Übungsbein und atme ein. Greife das Band tiefer, sodass es in dieser Position bereits in Vorspannung ist (A).
- Strecke das Bein und richte dich mit Ausatmung auf. Das Band ist jetzt in starker Spannung (B). Halte kurz die Position.
- Beuge langsam das Standbein und schiebe gleichzeitig die Hüften nach hinten, bis das rechte Knie fast den Boden berührt. Dabei atmest du ein. Halte kurz die Position.
- Drücke dich mit Ausatmung nach oben zurück. Dann wiederholst du die Übung.
- Halte die Hüften und den Rücken gerade und vermeide Ausweichbewegungen mit dem Knie.
- Anschließend trainierst du das linke Bein.

VARIANTEN

Wähle möglichst einen kniehohen Gegenstand. Du intensivierst die Übung, indem du das Band tiefer greifst oder ein stärkeres Band wählst.

K 88 Kniebeuge mit erhöhtem hinterem Fuß in Schlinge **TRX® Bulgarian Split Squat in Schlinge**

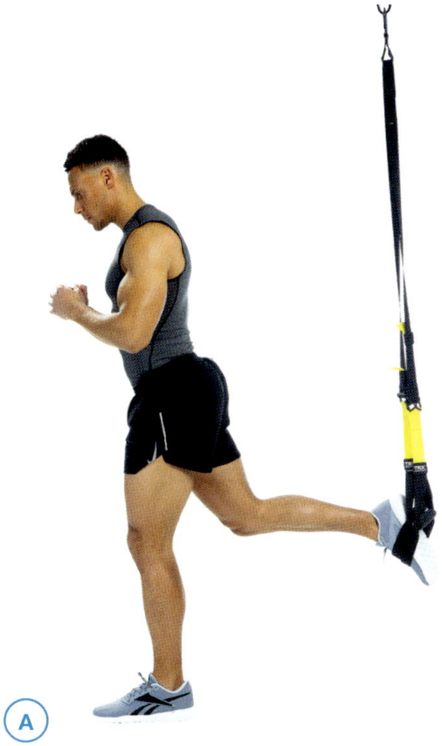

KRÄFTIGUNG

++ Gesäß-, Oberschenkel- und Wadenmuskulatur

\+ Rumpfmuskulatur

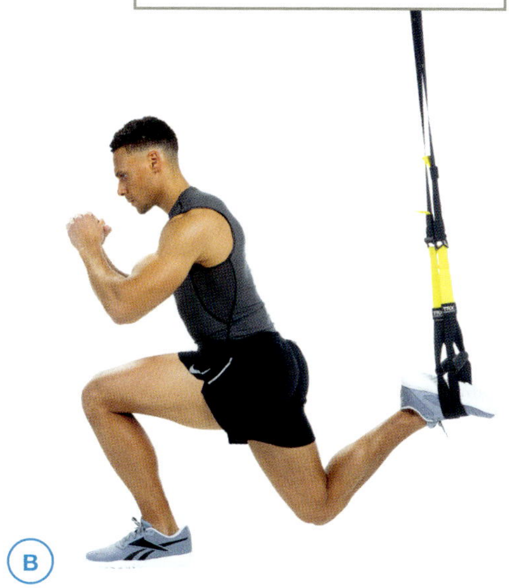

Die Anfangs- und die Endposition.

SO GEHT´S

- Die Griffe sind auf Kniehöhe oder etwas tiefer eingestellt. Du stehst auf dem linken Fuß mit dem Rücken zum Ankerpunkt, der rechte Fuß ist in beiden Schlaufen. Die Hände kannst du vor der Brust halten oder an die Hüften legen.
- Konzentriere dich auf eine stabile Standposition mit Belastung von Fußballen, Außenkante und Ferse. Spanne die Bauch- und die Gesäßmuskulatur an (A).
- Beuge langsam das Standbein und schiebe gleichzeitig den rechten Fuß nach hinten, bis das rechte Knie fast den Boden berührt (B). Dabei atmest du ein. Halte kurz die Position.
- Drücke den linken Fuß fest auf den Boden und dich mit Ausatmung in die Streckung zurück. Gleichzeitig ziehst du den rechten Fuß heran. Dann wiederholst du die Übung.
- Halte den Oberkörper aufrecht, die Hüften gerade und das Knie in der Beinachse.
- Danach übst du die Kniebeuge mit dem rechten Bein.

VARIANTEN

Du intensivierst die Übung mit Kurzhanteln oder Kettlebells.

K 89 Brücke **Glute Bridge**

KRÄFTIGUNG

++ Gesäß- und hintere Oberschenkelmuskulatur
+ Rumpf-, Waden-, vordere und seitliche Oberschenkelmuskulatur

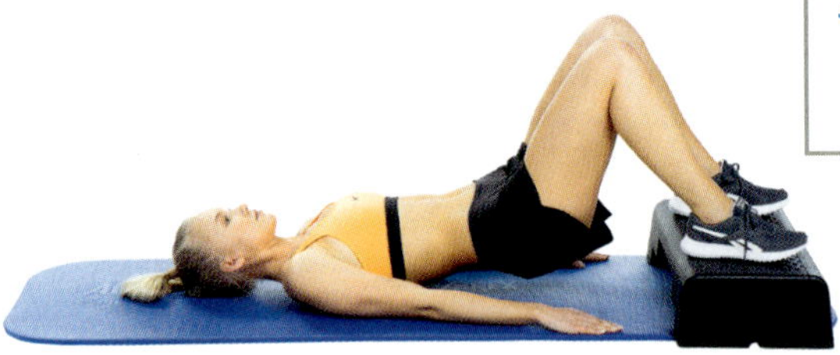

(A)

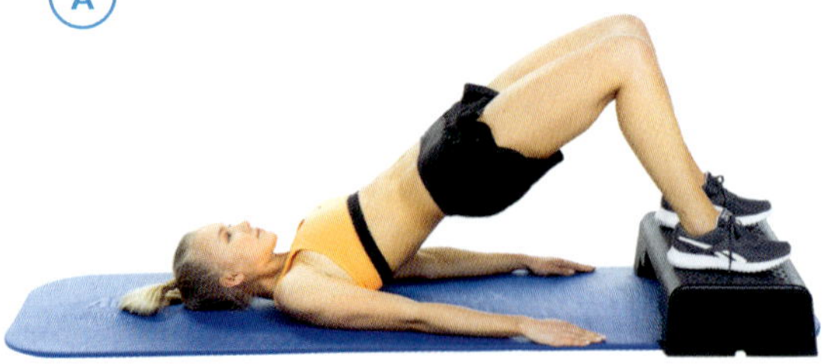

(B)

Die Anfangs- und die Endposition auf dem Stepper.

SO GEHT´S

- Du befindest dich in Rückenlage. Die Beine sind angezogen und die Fußsohlen sind auf Stepper oder Kasten aufgestellt. Die Arme sind ablegt oder überkreuz vor der Brust.
- Belaste die Füße gleichmäßig und drücke sie leicht auf den Boden. Spanne die Bauch- und Gesäßmuskulatur an, atme ein und hebe das Gesäß etwas an (A).
- Drücke die Füße fest auf und hebe das Becken so weit hoch, bis sich die Oberschenkel und der Rücken in einer Linie befinden (B). Dabei atmest du aus. Die Bewegung erfolgt aus der Gesäßmuskulatur, ohne den unteren Rücken zu überstrecken. Spanne die Gesäßmuskulatur maximal zusammen und halte kurz die Position.
- Senke langsam das Becken, ohne es abzulegen und atme ein. Dann wiederholst du die Bewegung.

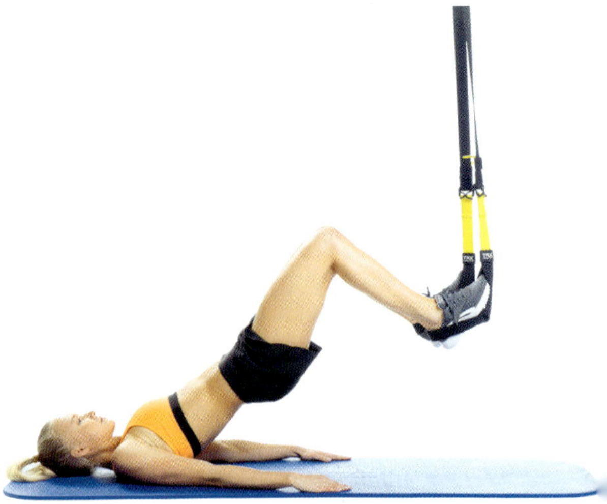

(C)

Die Variante mit Schlingentrainer.

- Achte darauf, dass die Knie nicht zur Seite ausweichen und darauf, dass der Rumpf durchgehend in Spannung ist.

VARIANTEN

Du kannst auf dem Boden üben, was jedoch die Gesäßmuskulatur weniger aktiviert.
Zur Intensivierung kannst du ein Gewicht auf den unteren Bauchbereich legen oder ein Fitnessband um die Hüften spannen. Zudem kannst du die Füße auf einen instabilen Gegenstand (z. B. Medizinball) aufstellen oder mit Schlingentrainer üben (C).

K 90 Einbeinige Brücke **Single Leg Glute Bridge**

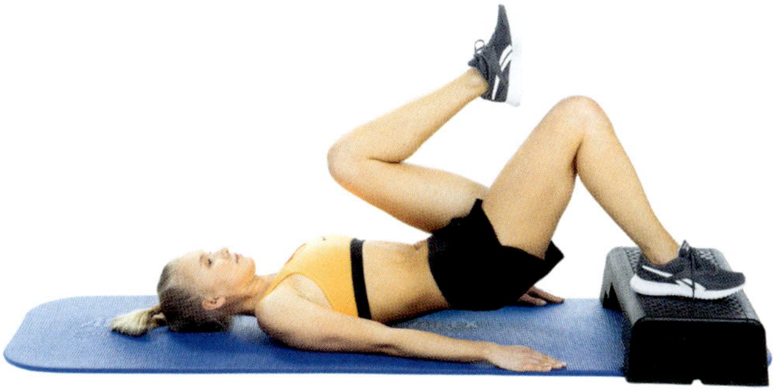

(A)

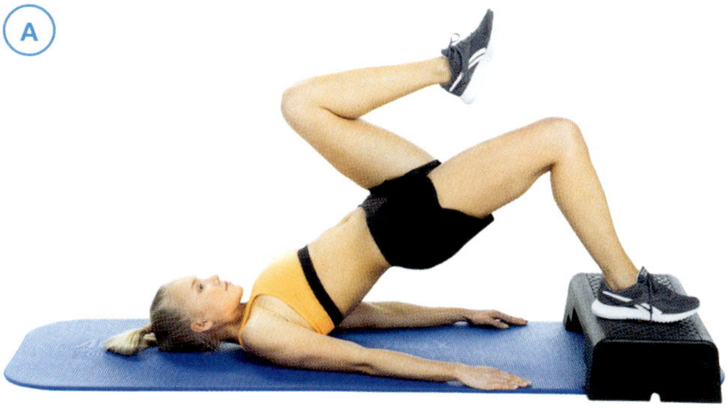

(B)

Die Anfangs- und die Endposition.

KRÄFTIGUNG

++ Gesäß- und hintere Oberschenkelmuskulatur

+ Rumpf-, Waden-, vordere und seitliche Oberschenkelmuskulatur

SO GEHT´S

- Du befindest dich in Rückenlage. Ein Bein ist angezogen und mit der Fußsohle auf Stepper oder Kasten aufgestellt. Die Arme sind ablegt oder überkreuz vor der Brust. Hebe das andere Bein an und ziehe es zum Brustkorb.
- Belaste den Fuß gleichmäßig und drücke ihn leicht auf den Boden. Spanne die Bauch- und Gesäßmuskulatur an, atme ein und hebe das Gesäß etwas an (A).
- Drücke den Fuß fest auf und hebe das Becken so weit hoch, bis sich Oberschenkel und Rücken in einer Linie befinden (B). Dabei atmest du aus. Halte kurz die Position und spanne das Gesäß fest an.
- Senke und hebe das Becken mehrfach, ohne es abzulegen.
- Achte darauf, dass das Knie in der Beinachse bleibt und der Rumpf durchgehend aktiviert ist.

VARIANTEN

Du kannst einen Tennisball mit dem angezogenen Knie an den Körper pressen.

Du vereinfachst die Übung, wenn du auf dem Boden übst.

Du intensivierst, indem du ein Gewicht auf dem unteren Bauchbereich positionierst.

Alternativ kannst du ein Fitnessband über den Bauch spannen und mit den Händen am Boden fixieren.

K 91 Hüftstoßen **Hip Thrust**

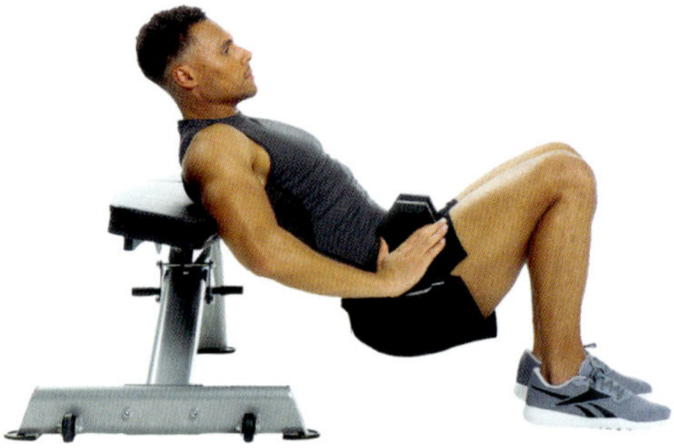

KRÄFTIGUNG
++ Gesäßmuskulatur
+ Waden-, untere Rücken-, hintere und vordere Oberschenkelmuskulatur

(A)

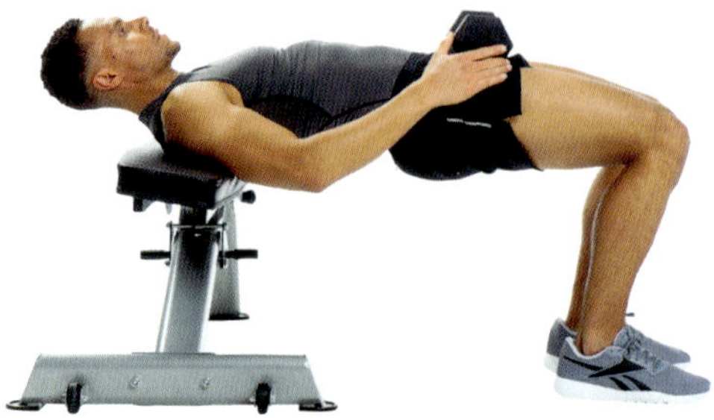

(B)

Die Anfangs- und die Endposition mit Kurzhantel.

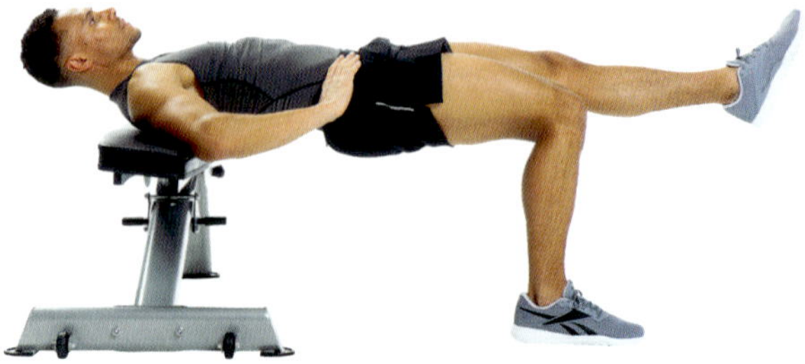

(C)

Die einbeinige Variante.

SO GEHT´S

- Du sitzt auf dem Boden mit dem Rücken zur quergestellten Hantelbank, die so platziert ist, dass sie nicht wegrutschen kann. Die Beine sind angezogen und der untere Rand der Schulterblätter berührt die Bank. Positioniere eine Kurzhantel etwa in Hüfthöhe. Belaste die Füße gleichmäßig, spanne die Bauch- und Gesäßmuskulatur an, hebe das Gesäß etwas an und atme ein (A).
- Drücke die Füße, insbesondere die Fersen, fest auf den Boden und stoße das Becken so weit hoch, bis sich Oberschenkel, Gesäß und Rücken in einer Linie befinden, wobei du ausatmest (B). Die Schienbeine sind nun etwa senkrecht zum Boden. Die Bewegung erfolgt aus der Gesäßmuskulatur, ohne den unteren Rücken zu überstrecken. Halte kurz die Position und spanne dabei die Gesäßmuskulatur maximal an.
- Senke das Gesäß langsam, ohne es abzulegen, und atme ein. Dann wiederholst du die Übung.
- Halte den Kopf und Hals neutral, was bedeutet, dass du in unterer Position nach vorn schaust und in oberer Position nach oben. Achte zudem darauf, dass die Knie nicht zur Seite ausweichen und dass der Rumpf durchgehend in Spannung ist.

VARIANTEN

Einsteiger können ohne Zusatzgewicht üben. Du intensivierst deutlich, wenn du die Übung einbeinig ausführst (C).

K 92 Standwaage T Stand

KRÄFTIGUNG
++ hintere Bein-, Rumpf- und Gesäßmuskulatur
\+ obere Rücken- und hintere Schultermuskulatur

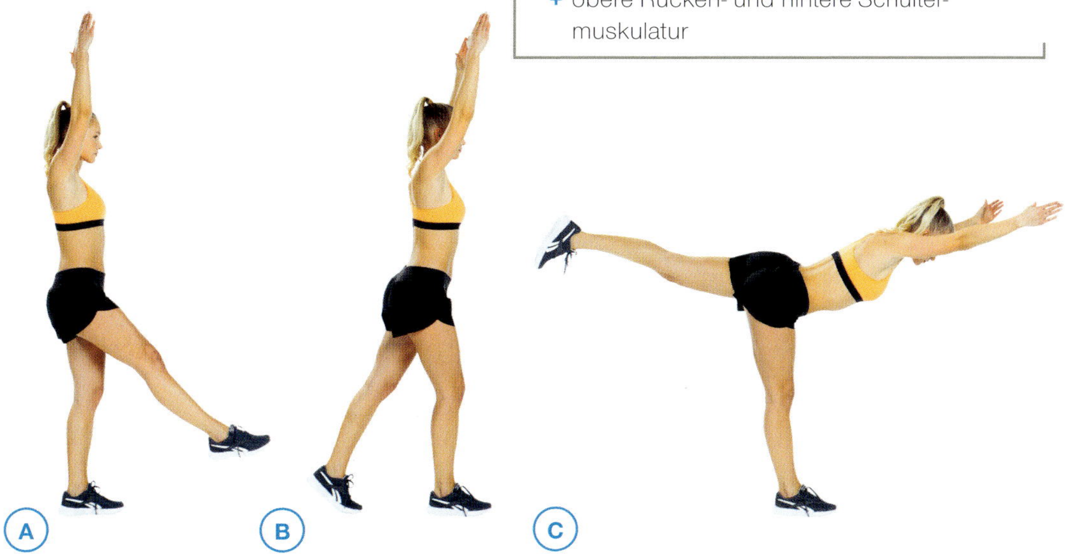

Der Bewegungsablauf.

SO GEHT´S

- Du stehst aufrecht, die Arme sind über dem Kopf gestreckt. Du kannst die Handflächen aneinanderlegen, was jedoch nicht zwingend ist. Spanne die Bauch- und die Gesäßmuskulatur an und hebe das rechte Bein an (A).
- Stelle das rechte Bein auf (B). Verlagere das Gewicht darauf und belaste Fußballen, Fußkante und Ferse.
- Senke den Oberkörper und hebe gleichzeitig das linke Bein nach hinten an, bis der Körper mit gestreckten Armen parallel zum Boden ist (C).
- Halte diese Position für 40–60 Sekunden und atme gleichmäßig. Spanne immer wieder die Bauch- und die Gesäßmuskulatur nach, um Ausweichbewegungen wie ein Verdrehen der Hüften zu vermeiden.
- Bewege dich in den Parallelstand zurück und trainiere dann das linke Bein.
- Achte darauf, dass du das hintere Bein gestreckt anhebst.

VARIANTEN

Zur Vereinfachung kannst du dich mit den Händen an etwas abstützen. Auch kannst du das Standbein etwas gebeugt halten. Zudem kannst du die Arme seitlich austrecken.
Du intensivierst, indem du langsam kleine Bewegungen hoch und runter mit Armen und Beinen machst. Zudem kannst du leichte Kurzhanteln und Fußgewichte nutzen.

K 93 Brücke mit fast gestreckten Beinen

Straight Leg Bridge

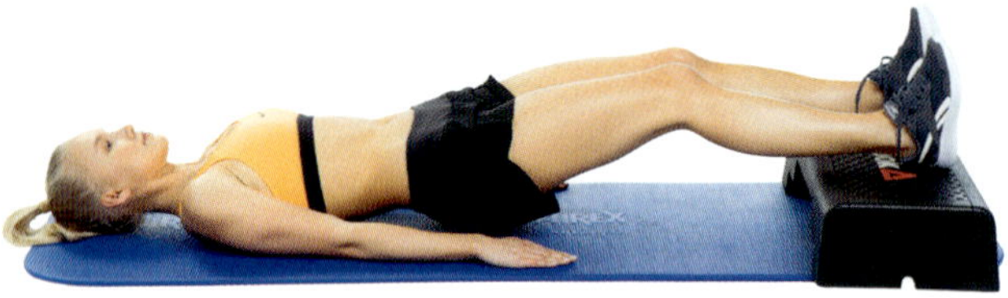

(A)

KRÄFTIGUNG

++ hintere Oberschenkel- und Gesäßmuskulatur

\+ Gesäß-, Rumpf-, Waden- und Oberschenkel-muskulatur

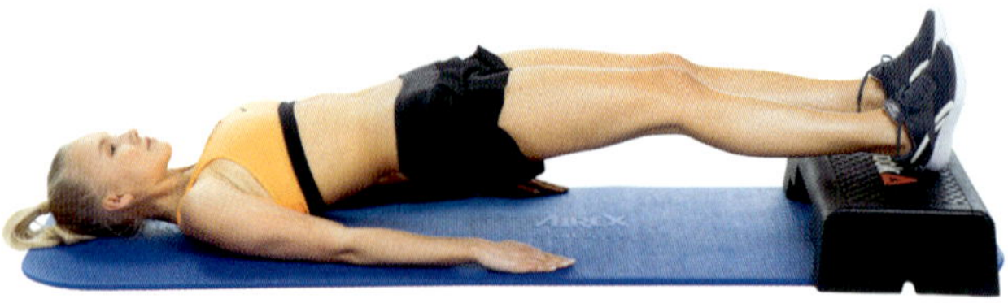

(B)

Die Anfangs- und die Endposition auf dem Stepper.

SO GEHT´S

- Du befindest dich in Rückenlage. Die Beine sind fast gestreckt, die Fersen sind auf Stepper oder Kasten aufgestellt und die Zehen sind angezogen. Die Arme hast du ablegt oder vor der Brust.
- Spanne die Bauch- und Gesäßmuskulatur an, belaste die Fersen gleichmäßig und drücke sie leicht auf. Hebe das Gesäß nun etwas vom Boden ab (A) – das ist die Anfangsposition.
- Drücke die Fersen fest auf und hebe das Becken hoch, bis sich die Oberschenkel und der Rücken in einer Linie befinden (B). Die Bewegung erfolgt vorrangig aus der hinteren Bein- und Gesäßmuskulatur.
- Halte diese Position für den Übungssatz von 40–60 Sekunden und atme gleichmäßig. Spanne immer wieder die Bauch- und die Gesäßmuskulatur nach.

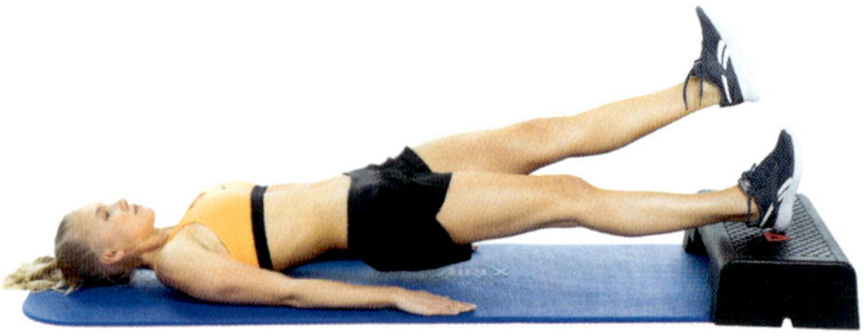

(C)

Die einbeinige Variante.

VARIANTEN

Du kannst kleine Bewegungen mit dem Becken hoch und runter machen. Du kannst auf dem Boden üben, was die Gesäßmuskulatur jedoch weniger intensiv aktiviert.
Zur Intensivierung kannst du ein Gewicht auf den unteren Bauch legen. Fortgeschrittene können einbeinig üben (C).

K 94 Oberkörpervorbeugen bei fast gestreckten Beinen **Kettlebell Romanian Deadlift**

KRÄFTIGUNG

++ hintere Bein-, untere Rücken- und Gesäßmuskulatur

\+ vordere Bauch-, obere Rücken-, hintere Schulter- und Nackenmuskulatur

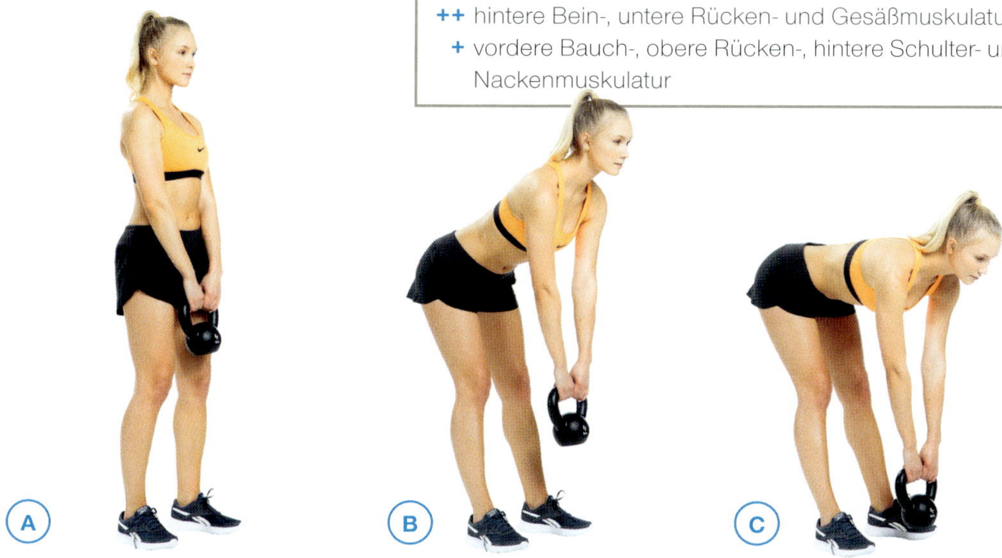

Der Bewegungsablauf mit Kettlebell.

SO GEHT´S

- Du stehst etwa hüftbreit, die Arme hängen nach unten und in den Händen hast du eine Kettlebell. Der Rücken ist in neutraler Position, d. h. leicht gewölbt, was wie ein minimales Hohlkreuz wirkt. Die Beine sind leicht gebeugt. Spanne die Bauch- und die Gesäßmuskulatur an und ziehe Schulterblätter nach hinten unten (A).
- Schiebe das Gesäß zurück, soweit dir es ohne Ausweichbewegung möglich ist, und bewege so langsam den geraden Oberkörper in den Hüften nach vorn (B)–(C). Die Beine werden nicht weiter gebeugt und der Rücken wird nicht nach vorn gerundet. Du sollst nun die Beanspruchung in der hinteren Oberschenkelmuskulatur spüren. Die Arme bewegen sich gerade nach unten, eng an den Schienbeinen lang. Gleichzeitig atmest du ein. Halte kurz die tiefe Position.
- Spanne das Gesäß nach, bewege es wieder vor und hebe den Oberkörper in die Anfangsposition zurück. Dabei atmest du aus. Vermeide es, den Rücken nach hinten zu überstrecken. Dann wiederholst du die Übung.
- Übe mit fast gestreckten Beinen, allerdings nicht vollständig gestreckt. Achte zudem auf Rumpfspannung und halte durchgehend den Rücken in neutraler Position.

VARIANTEN

Du kannst mit Kurzhanteln üben, die du vor den Beinen nach unten senkst.

Du kannst alternativ mit einem Fitnessband üben, auf dem du beidbeinig stehst. Greife es in tiefer Position mit leicht gebeugten Beinen und mittlerer Spannung.

K 95 Fersenanziehen in Bauchlage mit Band

Band Hamstring Curl

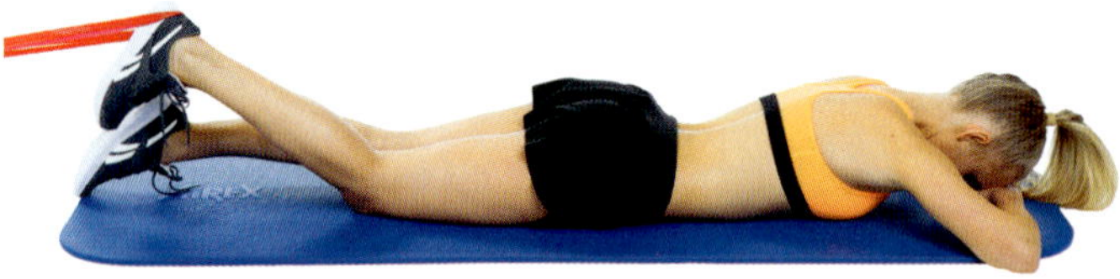

A

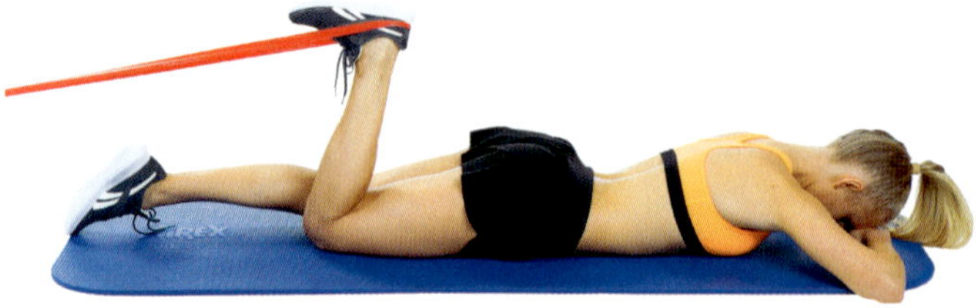

B

Die Anfangs- und die Endposition.

KRÄFTIGUNG

++ hintere Oberschenkelmuskulatur
+ Gesäß- und untere Rückenmuskulatur

SO GEHT´S

- Du hast ein Theraband® oder ein anderes Fitnessband um einen tiefen Gegenstand (z. B. Bettkasten) gebunden. Du liegst auf dem Bauch, und hast das Band um den rechten Fuß gelegt. Du kannst das Band großflächig um die Ferse oder eng um die Achillessehne legen, wähle, was dir angenehmer ist. Die Stirn ist entspannt abgelegt.
- Hebe den rechten Unterschenkel etwas an, damit sich das Band in Vorspannung befindet. Der linke Fuß ist auf dem Boden fixiert (A).
- Ziehe den Unterschenkel so weit wie möglich zum Gesäß (B) und atme dabei aus. Halte kurz die Position.
- Senke den Unterschenkel langsam in die Anfangsposition zurück, jedoch nicht darüber hinaus, damit das Band in Spannung bleibt. Gleichzeitig atmest du ein. Dann wiederholst du die Übung.

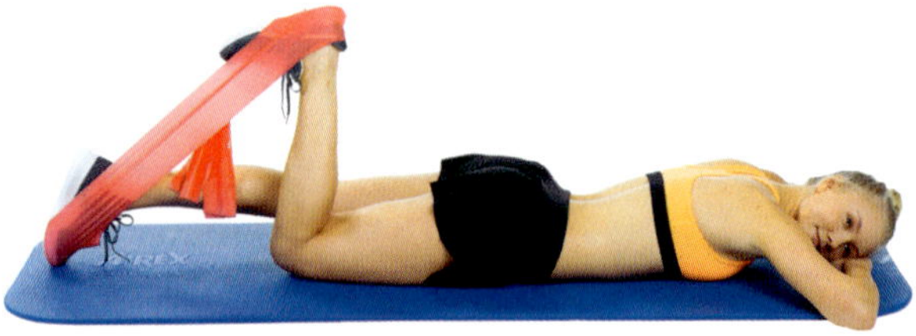

C

Die Variante mit Fixierung durch das andere Bein.

- Führe die Übung gleichmäßig aus und achte darauf, dass das Becken auf dem Boden bleibt. Danach trainierst du das linke Bein.

VARIANTE

Du kannst zwar auch beidbeinig üben, die Muskulatur lässt sich jedoch einbeinig konzentrierter aktivieren.
Wenn du keinen Gegenstand zum Fixieren verfügbar hast, dann kannst du das Band mit dem anderen Fuß am Boden halten (C). Falls du auch kein Band hast, dann kannst du mit dem anderen Unterschenkel Widerstand geben.

K 96 Fersenanziehen mit Slide-Scheiben

Slider Hamstring Curl

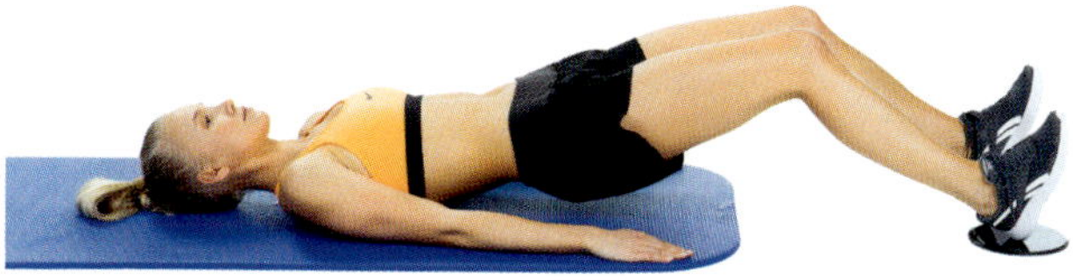

(A)

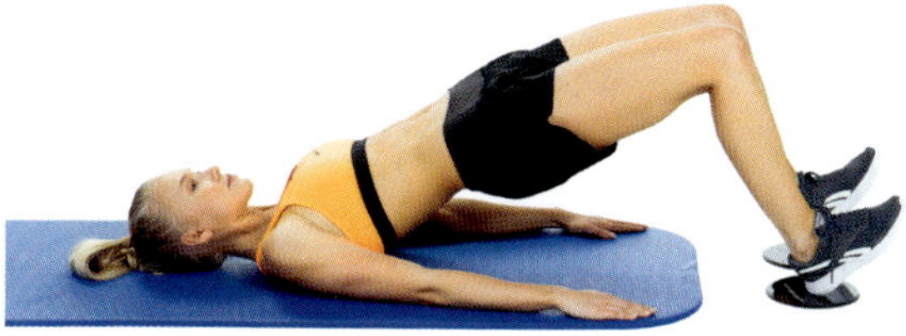

(B)

Die Anfangs- und die Endposition.

KRÄFTIGUNG

++ hintere Oberschenkel- und Gesäßmuskulatur
+ untere Rückenmuskulatur

SO GEHT´S

- Du befindest dich in Rückenlage, die Beine sind leicht gebeugt und die Fersen sind auf Slide-Scheiben positioniert. Ziehe die Zehen an, drücke die Fersen fest auf die Scheiben und spanne die Bauch- und die Gesäßmuskulatur an.
- Atme ein und hebe das Becken so weit hoch, dass sich Rücken und Oberschenkel etwa in einer Linie befinden (A) – das ist die Anfangsposition.
- Ziehe die Scheiben heran, wozu du die Unterschenkel zum Gesäß bewegst und dabei das Gesäß hochhebst (B). Gleichzeitig atmest du aus. Halte kurz die Position.
- Bewege die Scheiben langsam zurück und senke das Gesäß in die Anfangsposition, jedoch nicht darüber hinaus. Dabei atmest du ein. Dann wiederholst du die Übung.

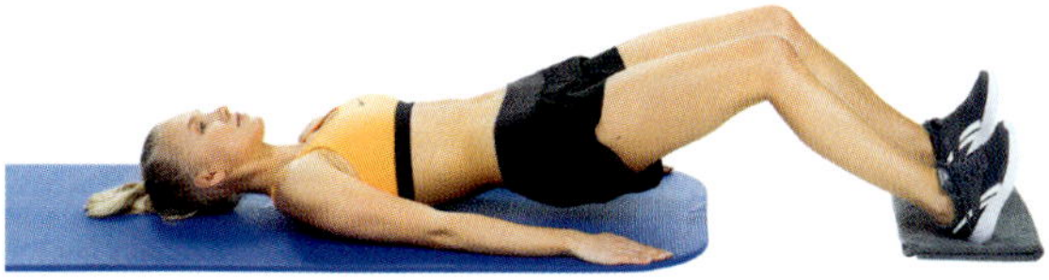

(C)

Die Variante mit Handtuch auf dem Boden.

- Achte auf gleichmäßige Bewegungen, halte den Rumpf in Spannung und die Hüften gerade.

VARIANTE

Du intensivierst, indem du die Fersen fast bis zur Beinstreckung zurückbewegst.
Du kannst alternativ mit einem gefalteten Handtuch auf einem glatten Boden (C) üben. Positioniere die Fersen auf dem Tuch. Eine weitere Option ist die Übung mit Gymball.

K 97 Seitlicher Ausfallschritt **Side Lunge**

KRÄFTIGUNG

++ Oberschenkel-, insbesondere innerer Anteil, und Gesäßmuskulatur

+ Rumpf- und Wadenmuskulatur

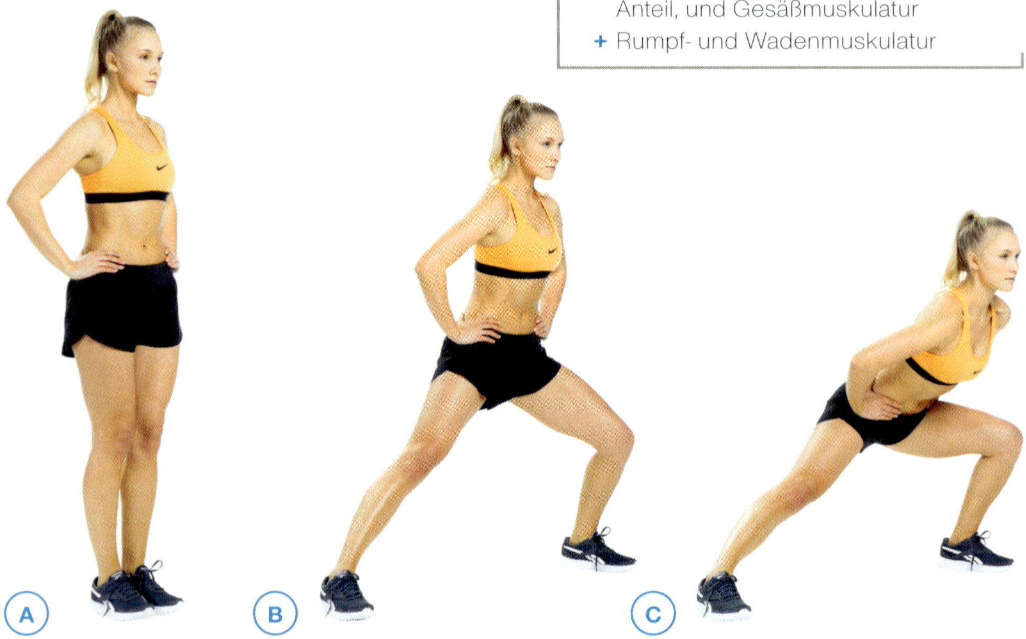

Der Schritt nach links.

SO GEHT´S

- Du stehst aufrecht im hüftbreiten Stand. Die Hände kannst du in die Hüften stemmen (A), vor der Brust halten und vorstrecken, was dir für das Gleichgewicht hilft. Spanne die Bauch- und Gesäßmuskulatur an und ziehe die Schulterblätter nach hinten unten.
- Mache einen großen Schritt nach links. Beuge das linke Knie, schiebe das Gesäß zurück und verlagere das Gewicht mit nach hinten. Das rechte Bein bleibt unbewegt und ist zur Seite gestreckt (B)–(C). Gleichzeitig atmest du ein. Halte kurz die tiefe Position.
- Drücke den linken Fuß fest auf den Boden, dich so wieder nach oben und mit Schritt in die Anfangsposition zurück. Dabei atmest du aus. Dann wiederholst du die Bewegung.
- Halte das Brustbein möglichst hoch, den Rücken gerade und weiche nicht nach vorn aus.
- Anschließend führst du die Schritte zur rechten Seite aus.

VARIANTE

Du kannst die Wiederholungen abwechselnd nach links und rechts machen.

Einsteiger können den Bewegungsspielraum etwas verringern. Fortgeschrittene können die Übung mit Kurzhantel, Kettlebell oder Rucksack intensivieren.

Als weitere Option kannst du den Fuß des gestreckten Beines so drehen, dass die Fußspitze hochzeigt (»Cossack Squat«).

K 98 Kosaken-Kniebeuge mit Schlingen

TRX® Cossack Squat

KRÄFTIGUNG

++ Oberschenkel-, insbesondere innerer Anteil, und Gesäßmuskulatur

\+ Rumpf- und Wadenmuskulatur

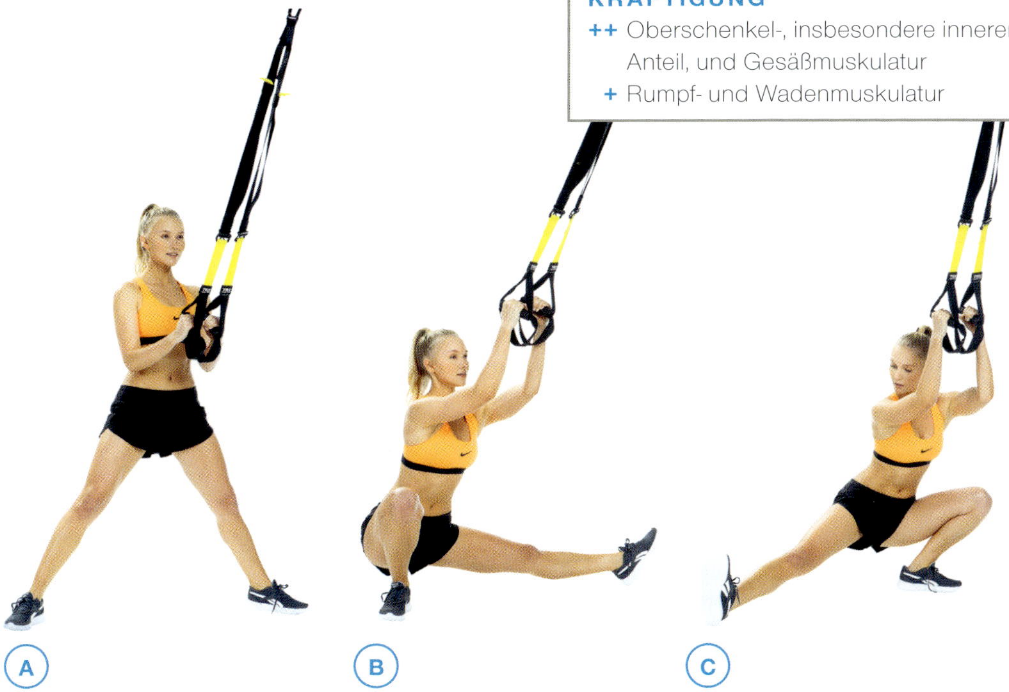

Die Anfangsposition und die Bewegungen nach rechts und links.

SO GEHT´S

- Den Schlingentrainer hast du auf mittlere Länge gestellt. Du stehst aufrecht in Richtung hoher Ankerpunkt, die Beine sind im weiten Grätschstand und die Füße zeigen leicht nach außen. Halte die Griffe mit gebeugten Armen, mit den Handflächen zueinander (A).
- Verlagere das Gewicht auf das rechte Bein, beuge das rechte Knie und schiebe das Gesäß zurück. Das linke Bein ist zur Seite gestreckt und die linke Fußspitze dreht sich nach oben (B). Gleichzeitig atmest du ein. Halte kurz die Position.
- Drücke den rechten Fuß fest auf und dich mit Ausatmung in die Anfangsposition zurück.
- Verlagere das Gewicht auf das linke Bein, beuge das linke Knie und schiebe das Gesäß zurück. Das rechte Bein ist gestreckt und die rechte Fußspitze dreht hoch (C).
- Komme in die Anfangsposition zurück und beginne wieder mit der Bewegung nach rechts. Halte den Rücken durchgehend gerade.

VARIANTE

Du intensivierst, indem du immer weniger Kraft der Arme einsetzt.
Wenn du keinen Schlingentrainer zu Verfügung hast, kannst du ein Seil um einen Ankerpunkt legen und so die Übung vereinfachen.
Fortgeschrittene können frei üben und die Arme vorstrecken.

K 99 Beinabspreizen im Stand mit Band

Standing Leg Abduction with Band

KRÄFTIGUNG

++ äußere Oberschenkelmuskulatur

\+ stabilisierende Muskulatur des Standbeins

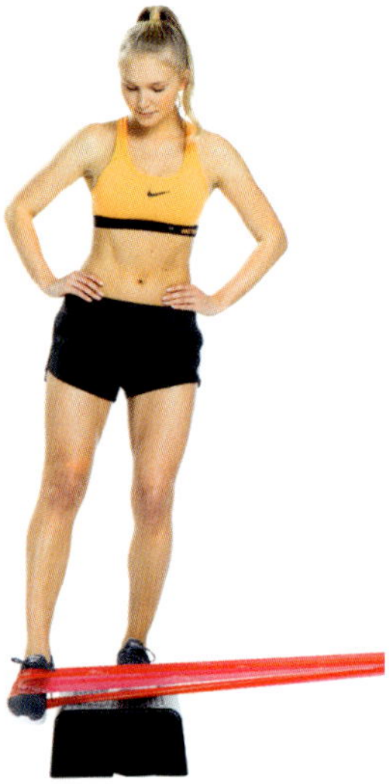

(A)

Die Anfangs- und die Endposition.

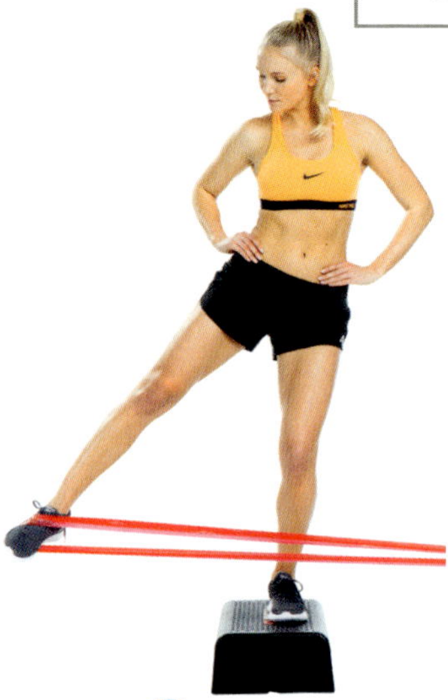

(B)

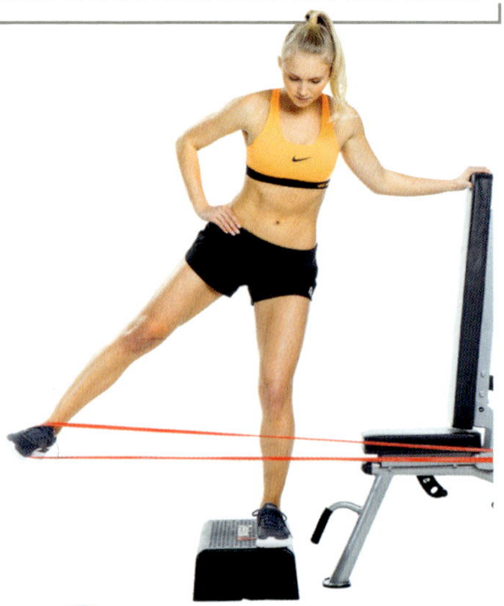

(C)

Die Variante mit abstützen.

SO GEHT´S

- Du hast das Fitnessband an einem tiefen Gegenstand befestigt. Du stehst mit dem linken Fuß auf einem Stepper oder einem Brett, damit du das Übungsbein frei bewegen kannst. Deine linke Körperseite ist zur Befestigung gerichtet. Lege die Schlaufen großflächig um den rechten Fuß.
- Verlagere das Gewicht auf das Standbein und stabilisiere die Position, indem du das Bein etwas beugst und die Bauch- und die Gesäßmuskulatur anspannst.
- Hebe das rechte Bein geringfügig nach innen vorn an, sodass das Band leicht gespannt ist und die Muskulatur somit in Vorspannung ist (A) und atme ein.
- Spreize das gestreckte Bein weit nach außen, möglichst ohne den Oberkörper zu bewegen, und atme aus. Versuche kurz die Position zu halten (B).
- Bewege das Bein in die Anfangsposition mit Einatmung zurück, und wiederhole die Übung. Halte die Hüften und den Oberkörper möglichst gerade.
- Anschließend trainierst du das andere Bein.

VARIANTEN

Du kannst mit Abstützen üben (C) und so den Bandwiderstand vergrößern.

Du kannst alternativ »Beinabspreizen in Seitenlage« mit Miniband, Fitnessband oder Fußgewicht machen.

K 100 Seitliches Beinanziehen im Stand mit Band

Standing Leg Adduction with Band

KRÄFTIGUNG

++ innere Oberschenkelmuskulatur
+ stabilisierende Muskulatur des Standbeins

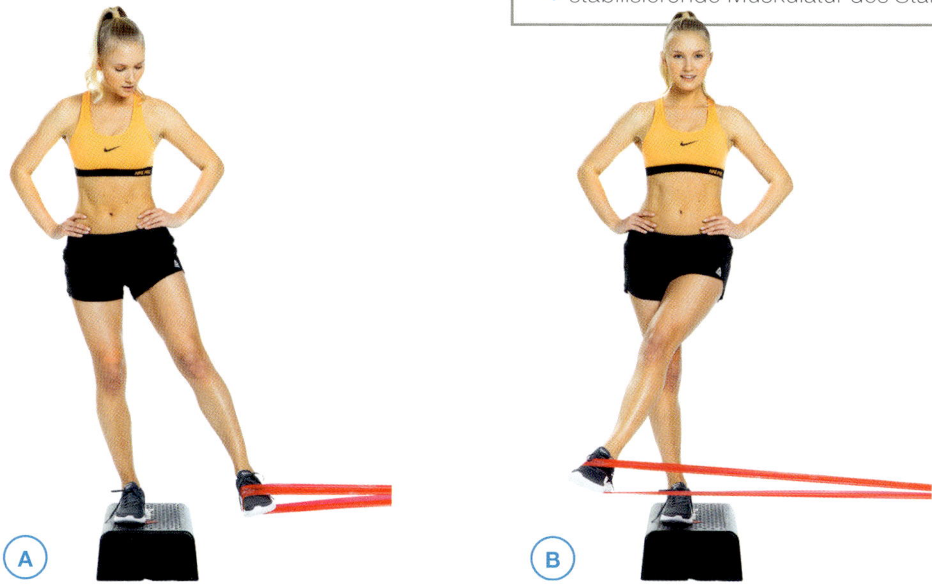

Die Anfangs- und die Endposition.

SO GEHT´S

- Du hast das Fitnessband an einem tiefen Gegenstand befestigt. Du stehst mit dem rechten Fuß auf einem Stepper, die linke Körperseite ist zur Befestigung gerichtet. Lege die Schlaufen großflächig um den linken Fuß.
- Verlagere dein Gewicht auf das Standbein und stabilisiere die Position, indem du das Bein leicht beugst und die Bauch- und die Gesäßmuskulatur anspannst.
- Hebe das linke Bein nach außen an (A), aber nur so weit, dass das Band noch leicht gespannt ist und die Muskulatur somit in Vorspannung ist und atme ein.
- Ziehe das gestreckte Bein in einer gleichmäßigen Bewegung am Standbein vorbei nach innen (B) und atme dabei aus. Halte kurz die Position.
- Bewege das Bein in die Anfangsposition mit Einatmung zurück, um die Übung zu wiederholen. Halte die Hüften und den Oberkörper möglichst gerade.
- Anschließend trainierst du das andere Bein.

VARIANTE

Beim Anziehen des linken Beins kannst du dich mit der rechten Hand an Stuhllehne, Hantelbank oder Wand abstützen. Das solltest du machen, wenn dein Einbeinstand noch nicht stabil ist, und du dich sonst auf das Ausbalancieren konzentrieren musst.

K 101 Wadenheben mit Hantel **Dumbbell Calf Raise**

KRÄFTIGUNG
++ Wadenmuskulatur

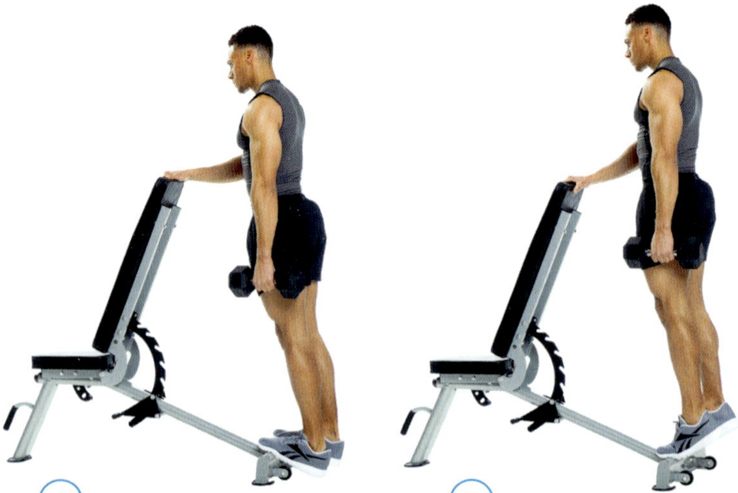

Ⓐ Ⓑ

Der Bewegungsablauf.

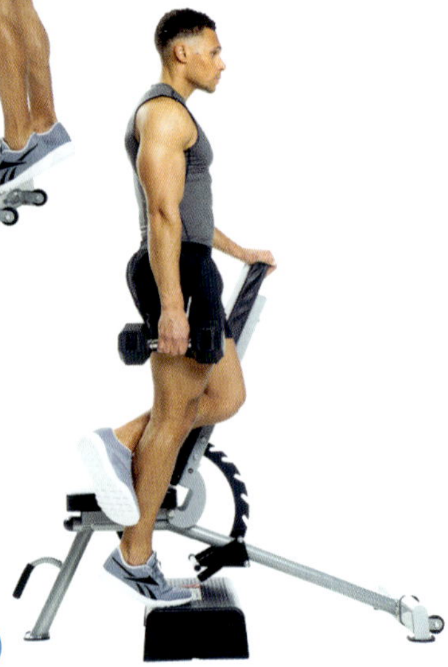

Ⓒ

Die einbeinige Variante, mit der Hantel in der gleichen Seite zum Übungsbein.

SO GEHT´S

- Stelle dich mit den Fußballen auf eine kleine Erhöhung wie Fuß der Hantelbank, Stepper oder Treppenstufe. Die Fersen sind in der Luft. Die Füße sind hüftbreit auseinander und nach vorn gerichtet. Mit einer Hand stützt du dich leicht ab und in der anderen Hand hast du eine Kurzhantel oder Kettlebell neben dem Oberschenkel.
- Ziehe die Schulterblätter nach hinten unten und spanne die Bauch- und die Gesäßmuskulatur an.
- Senke langsam die Fersen so tief wie möglich Ⓐ, ohne das Gleichgewicht zu verlieren, und atme ein. Halte kurz die Position.
- Bewege die Fersen so hoch wie möglich Ⓑ und atme aus. Drücke in oberer Position die Fußgelenke vor, spanne die Waden fest an und halte kurz die Position.
- Senke wieder die Fersen so tief wie möglich, um die Übung zu wiederholen.
- Achte darauf, dass du mit der Wadenmuskulatur arbeitest, ohne Ausweichbewegung und Schwungholen. Nutze den gesamten Bewegungsspielraum.

VARIANTEN

Einsteiger können auf die Hantel verzichten. Fortgeschrittene können einbeinig üben Ⓒ. Alternativ können Fortgeschrittene frei üben und in jeder Hand eine Kurzhantel halten, was aber nur sinnvoll ist, wenn du die Übung so ausbalancieren kannst.

K 102 Zehenanziehen mit Band Band Tibialis Raise

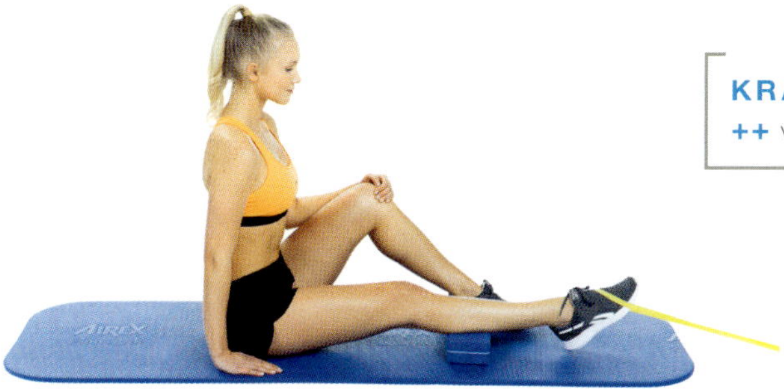

A

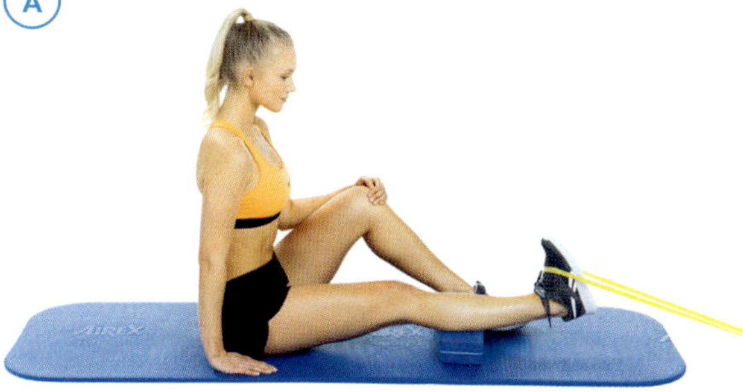

B

Die Anfangs- und die Endposition.

KRÄFTIGUNG
++ vorderer Schienbeinmuskel (Fußheber)

SO GEHT´S

Die Übung findest du eher selten in Trainingsprogrammen; sie ermöglicht, die Unterschenkel ausgewogener zu trainieren. Manchen Sportlern hilft sie bei Knieproblemen. Du kannst sie ergänzend einsetzen.

- Befestige ein kleines Band um einen tiefen Gegenstand (z. B. Bettkasten). Du sitzt mit gestrecktem Übungsbein in Richtung Befestigung, das Band ist um den Spann gelegt. Die Zehen zeigen nach vorn und das Band ist leicht gespannt.
- Die Ferse muss frei in der Luft sein. Du kannst einen kleinen Gegenstand (z. B. Yoga-Block) (A) unterlegen oder den anderen Fuß unter dem Übungsbein positionieren.
- Ziehe die Zehen des Übungsbeins gegen den Bandwiderstand heran und halte kurz die Position (B). Ziehe die Zehen fest an.
- Gib langsam nach, um in die Anfangsposition zurückzukommen und die Übung zu wiederholen. Nutze den vollen Bewegungsumfang.
- Atme durchgehend gleichmäßig und mache 15–20 langsame Wiederholungen. Danach trainierst du das andere Bein.
- Übertreibe es nicht mit Bandspannung und Muskelbelastung, um eine Überlastung zu vermeiden. Trainiere zuerst eher leicht und beobachte, wie dein Körper reagiert.

VARIANTE

Du kannst alternativ mit Kettlebell üben. Dazu setzt du dich auf eine Hantelbank mit gestrecktem Bein und hängst die Kettlebell um die Zehen. Es ist jedoch schwerer, so die Übung zu kontrollieren.

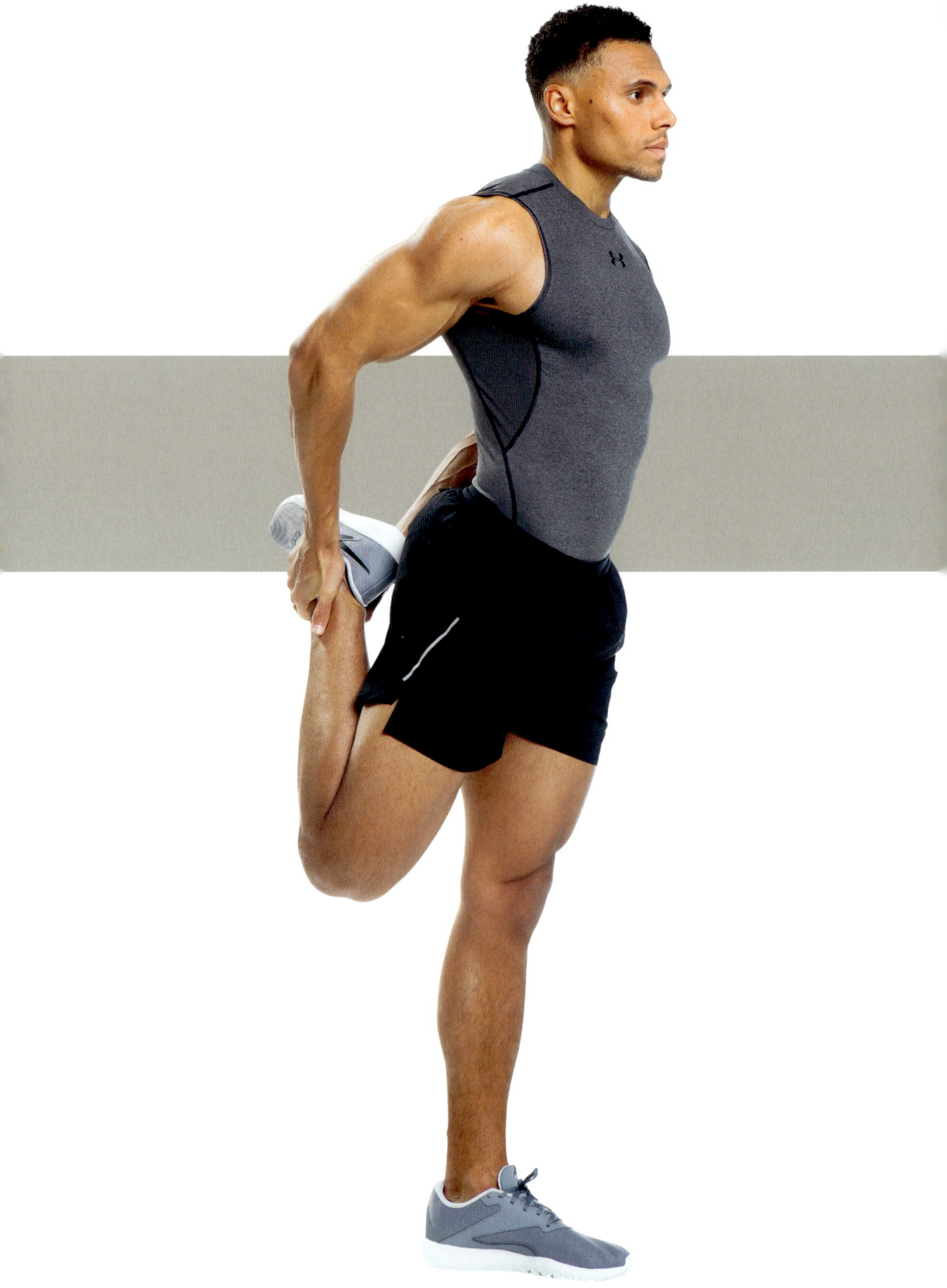

TEIL 4:
Der Aufbau des Work-outs

Trainingsphasen

Teile dein Fitnesstraining in drei Phasen ein: Zuerst erfolgt das Vorbereiten des Körpers (Aufwärmphase), dann der Hauptteil und schließlich der Trainingsabschluss (Abwärmphase).

Aufwärmphase

Beginne dein Krafttraining, indem du den Körper auf die Beanspruchung vorbereitest, damit du leistungsbereit und weniger verletzungsanfällig bist. Gestalte die Aufwärmphase abhängig davon, was du im Hauptteil der Sporteinheit planst und in welchem Zustand sich dein Körper befindet.

Du kannst mit einer Aufwärmübung beginnen, die du für 5–10 Minuten ausführst. Dazu bietet sich ein Cardio-Gerät an, oder du machst »Joggen auf der Stelle«, »Hampelmänner« oder lockeres Seilspringen. Du kannst auch eine Ausdauerübung wie »Mountain Climbers« oder »Burpees« zum Aufwärmen einsetzen. Dann mache diese eher locker und nicht explosiv. Die Aufwärmübung hilft, sich mental auf das Training einzustellen, und außerdem bildet sich mehr Gelenkflüssigkeit, wodurch die Gelenke besser aufeinander gleiten und geschützt sind. Fühlt sich dein Körper verspannt an, dann kannst du ihn mit der Faszienrolle abrollen, allerdings nicht zu intensiv, damit es nicht zu Schwellungen kommt. Beim Aufwärmen rollst du eher schnell und weniger hart über die verklebten Körperpartien.

Du kannst Gelenke mobilisieren und/oder verspannte Muskeln »andehnen«, wobei es gilt, sich auf die Schwachstellen zu konzentrieren. Ziel ist es sicherzustellen, dass du die Kraftübungen im vollständigen Bewegungsrahmen ausführen kannst und nicht Verspannungen zu Ausweichbewegungen führen. Für das Mobilisieren bieten sich u. a. Wirbelsäule, Halsgelenk, Handgelenke und/oder Kniegelenke an. Führe für jede gewählte Mobilisierungsübung circa 10 Wiederholungen aus.

Beim »Andehnen« dehnst du statisch mit einer Haltedauer von maximal 10 Sekunden. Von einem intensiven Dehnprogramm mit statischem Halten der Positionen von 20 Sekunden und länger rate ich beim Aufwärmen ab. Intensives Dehnen kannst du am Ende des Workouts machen oder besser in eigenständigen Trainingseinheiten.

Außerdem kannst du Körpergewichtsübungen nutzen wie eine für dich einfache »Liegestütz«-Variante, »Aushängen an der Stange«, »Kniebeugen« und/oder »Ausfallschritte« in alle Richtungen. Führe einige Wiederholungen aus, ohne deine maximale Belastungsfähigkeit zu erreichen.

Hauptteil

Im Hauptteil führst du die Kraftübungen gemäß deinem Trainingsplan aus. Wenn du sehr intensive Übungen nutzt, dann solltest du vor der jeweiligen Übung zumindest einen Aufwärmsatz einer für dich einfachen Variante machen. Möchtest du beispielsweise »K 83: Einbeinige Kniebeuge « trainieren, dann helfen zur Vorbereitung einige tief ausgeführte »Ausfallschritte«. Wenn du mit schweren Hantelgewichten trainieren willst, dann lohnen sich zumindest 1–2 Aufwärmsatze mit eher leichtem Gewicht.

Mache als Einsteiger eher viele Wiederholungen beziehungsweise lange Zeitspannen der Übungen mit geringer Intensität. Nach einigen

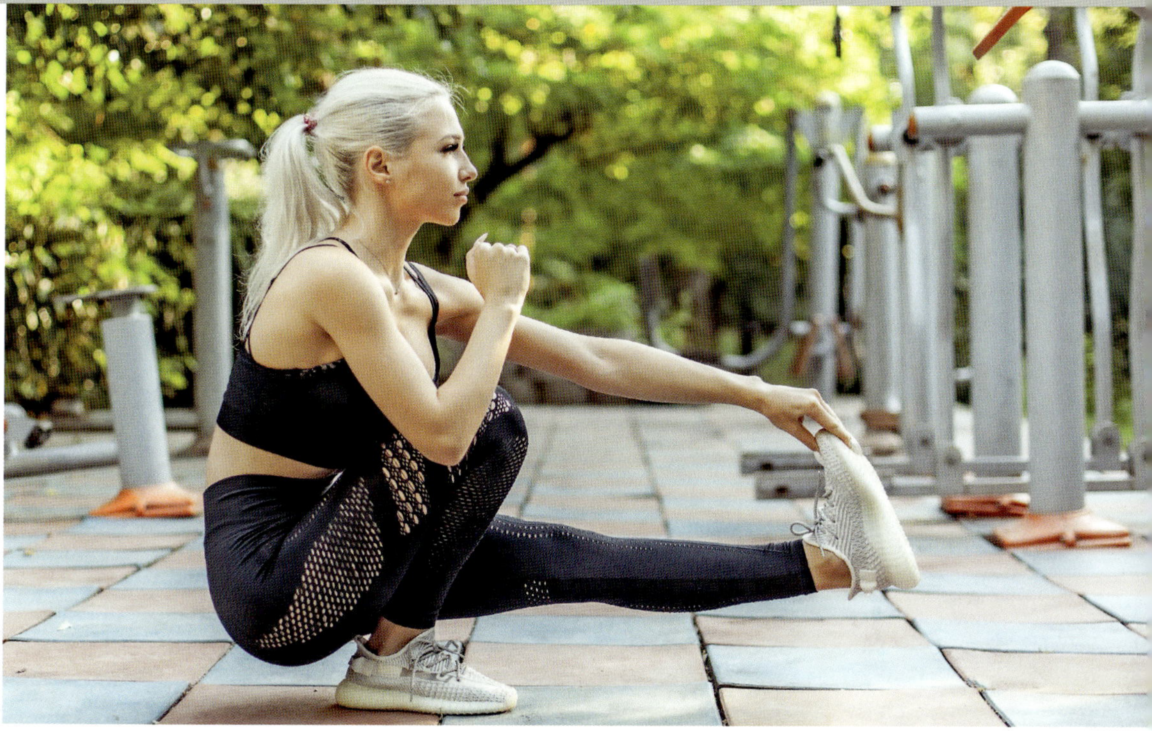

K 83: »Einbeinige Kniebeuge«, als »Pistol Squat« ausgeführt.

Trainingseinheiten kannst du abhängig vom Trainingsziel zwischen den Methoden »Kraftausdauer« und »Muskelaufbau« wählen. Bei der Muskelaufbaumethode wählst du eine Übungsvariante, mit der es dir gelingt, 8–12 Wiederholungen beziehungsweise ein Zeitintervall von 32–48 Sekunden auszuführen. Erreichst du mehr als 12 Wiederholungen (48 Sekunden Satzdauer), wählst du eine intensivere Übungsvariante oder mehr Zusatzgewicht. Ist es hingegen vorrangig dein Ziel, die Kraftausdauer zu entwickeln, dann wähle höhere Wiederholungszahlen (Steigerung bei 10–15, 15–20 oder 20–30 Wiederholungen) oder Zeitdauern (40–60, 40–80 oder 80–120 Sekunden).

Abwärmphase

Beende dein Training mit der Abwärmphase, um die Regenerationsprozesse zu beschleunigen. Pflege deinen Körper, damit er beweglich und elastisch bleibt. Du kannst die beanspruchten Körperpartien mit der Faszienrolle abrollen. In dieser Trainingsphase rollst du eher langsam. Insbesondere nach einer intensiven Trainingseinheit bewirkt es ein deutlich angenehmeres Körpergefühl.

Empfehlenswert sind einige Dehnübungen für die beanspruchten Muskeln, um zu verhindern, dass sich die Muskulatur zusammenzieht und langfristig Muskelverkürzungen entstehen. Wähle eine statische Dehnmethode und mache die Übungen sowie Haltedauer der Positionen davon abhängig, wie intensiv du im Hauptteil trainiert hast. Fühlst du dich bereits sehr müde, dann vermeide intensive Dehnpositionen und langes Halten, da die erschöpfte Muskulatur zu Krämpfen neigt. Zusätzlich oder alternativ kannst du leichte Mobility-Übungen für die vorrangig beanspruchten Muskelgruppen machen.

Mobility

In Berufsleben und Alltag befinden wir uns für lange Zeiträume in unnatürlichen Haltungen z. B. am Schreibtisch, im Auto oder vor dem Fernseher. Dies führt ebenso wie intensive körperliche Belastung u. a. beim Krafttraining dazu, dass unser Körper verspannt. Die Schmerzen führen zu Ausweichbewegungen und eingeschränkten Bewegungsradien. Das optimale Leistungsvermögen ist nicht abrufbar und unser allgemeines Wohlbefinden verringert sich. Die passenden Mobility-Übungen helfen Schmerzen abzubauen und den gewünschten Bewegungsradius herzustellen.

Wir machen Mobility-Übungen, um den vollständigen Bewegungsrahmen unserer Gelenke einnehmen zu können, und die Kontrolle der Gelenke durch Muskelkraft sicherzustellen. Manche Mobility-Übungen erinnern an klassische Dehnübungen, doch die Mobility-Übungen werden in Bewegung ausgeführt – im klassischen Dehnen hingegen werden die Positionen lange gehalten.

Das Mobility-Training zielt darauf ab, dass du deine Fähigkeit förderst, endgradige Gelenkstellungen kontrolliert einzunehmen und zu stabilisieren und somit deinen Bewegungsumfang (Range of Motion) verbesserst. Die Übungsbewegung wird kontrolliert ausgeführt und mehrfach wiederholt. Das Muskelzusammenspiel verbessert sich und Bewegungen können harmonischer verlaufen.

Die Übungsanforderungen werden kontinuierlich gesteigert und das Verletzungsrisiko verringert sich. Machst du Mobility-Übungen für deine Fußgelenke, so werden sie weniger verletzungsanfällig. Läufst du beispielsweise auf einem Waldweg und knickst mit dem Fuß um, dann kannst du besser gegensteuern und eine Verletzung verhindern oder zumindest abschwächen.

Die Übungen sorgen dafür, dass sich deine Beweglichkeit umgehend verbessert. Hast du eine Körperregion beispielsweise den Nacken mobilisiert, dann ist dieser Bereich gut durchblutet; deshalb eignen sich Mobility-Übungen gut für das Aufwärmprogramm. Für langfristige Beweglichkeitsverbesserungen ist jedoch regelmäßiges Mobility-Training notwendig.

Du kannst Mobility-Übungen im Aufwärmprogramm nutzen, um dich auf den Hauptteil der Sporteinheit vorzubereiten. Ebenso kannst du eine eigenständige Mobility-Trainingseinheit ausführen. Auch ein kurzes Programm früh am Morgen hat vielfältige Vorteile. Zudem kannst du immer wieder einzelne Mobility-Übungen zur Haltungskorrektur und Beseitigung von Verspannungen machen, z. B. Handgelenk- und Wirbelsäulenmobilisation in einer kurzen Pause von der Schreibtischarbeit.

Wähle Übungen, die deinem Leistungsvermögen entsprechen und die du kontrolliert ausführen kannst. Bei allen Bewegungen gilt die Regel, dass die Übung korrekt und schmerzfrei ausgeführt werden muss. Versuche hingegen nicht, Übungen mit Gewalt und Fehlstellungen auszuführen. Im Verlauf des Trainings wirst du Übungsanforderungen steigern können.

Grundsätzlich kannst du alle Körperbereiche und Gelenke mobilisieren. Mache dir bewusst, was für deinen Körper wichtig ist und wähle dementsprechend. Ist deine Nackenbeweglichkeit eingeschränkt, dann kannst du »Kopfkreisen«, »Seitliches Kopfneigen« und »Kinnschieben vor und zurück« machen. Bei Problemen mit den Handgelenken kannst du »Handgelenkkreisen« ausführen. Weiterführende Informationen und Übungen, findest du im Buch *Beweglichkeit durch Dehnen, Faszienmassage und Mobility-Training* (2020).

Gestaltung eines Mobility-Programms

Beim Mobility-Training ist zu unterscheiden, wann du es vornimmst: in der Aufwärmphase, in der Abwärmphase oder als eigenständige Trainingseinheit. Zudem ist zu beachten, dass der körperliche Zustand tagtäglich unterschiedlich ist.

- In der **Aufwärmphase** gilt es, Muskeln, Gelenke, Sehnen und Bänder auf den Hauptteil der Sporteinheit vorzubereiten. Dazu kannst du eine Aufwärmübung und/oder einige Mobility-Übungen machen. Für das Mobilisieren beim Aufwärmen werden kurze Aktivierungen vorgenommen. Mache Übungen, die dich auf die Sportanforderungen vorbereiten und für deine Schwachstellen wichtig sind. So wird die Leistungsfähigkeit optimiert und die Verletzungsgefahr verringert.
- Am Anfang der **Abwärmphase** kannst du 2–3 Mobility-Übungen zur gezielten Beweglichkeitsverbesserung ausführen, da dein Körper noch erwärmt ist. Diese Übung sollten allerdings koordinativ nicht sehr anspruchsvoll sein und auch nur dann eingesetzt werden, wenn dein Körper nicht bereits sehr erschöpft ist.
  Zum Abschluss eines Work-outs werden häufig statische Dehnübungen empfohlen. Du kannst alternativ leichte Mobility-Übungen ausführen. Auch ein Abrollen mit der Faszienrolle ist möglich, um Regenerationsprozesse zu beschleunigen. Wähle ein Vorgehen, was sich für dich gut anfühlt.
- Du kannst eigenständige Trainingseinheiten machen mit dem **Haupttrainingszweck**, deine Beweglichkeit intensiv zu fördern und so schnelle Fortschritte zu erreichen. Die Übungseinheit bietet sich an einem trainingsfreien Tag an oder mit einigen Stunden Abstand zu einer anderen Sporteinheit. Nutze in der Trainingseinheit Mobility-Übungen, Dehnübungen sowie die Rollmassage. Fokussiere dich auf das Training und nutze ein Programm, das auf deine Bedürfnisse ausgerichtet ist. Wichtige Körperbereiche sollten ebenso wie individuelle Schwachstellen integriert sein. In den Bereichen, in denen du beweglicher werden willst, kannst du erst die Körperpartie mobilisieren und dann umfangreich dehnen.

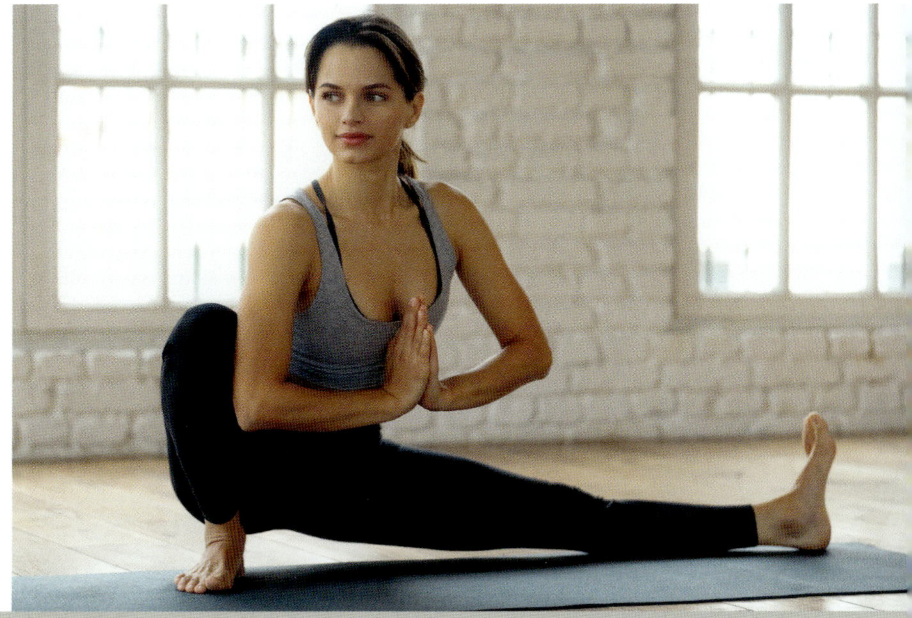

Die freiausgeführte »K 98: Kosaken-Kniebeuge« verbessert die Hüftmobilität.

Hinweise zum Mobilisieren

Beachte folgende Hinweise, damit sich die gewünschten Trainingseffekte einstellen.

- Nimm eine **stabile Anfangsposition** ein, spanne die Bauch- und Gesäßmuskulatur an und achte auf deine Schulterposition. Prüfe während der Übung die Körperhaltung und spanne deine Muskulatur bewusst nach, insbesondere Rumpf- und Gesäßmuskulatur.
- Führe die **Bewegungen kontrolliert** und nicht zu schnell aus. Aus der Anfangsposition bewegst du dich in die Endposition und wieder zurück, um dann die Bewegung zu wiederholen. Du musst immer die Kontrolle über die Bewegung bewahren, auch bei anspruchsvollen Übungen. Übe eher langsam als schnell, da bei schneller Ausführung leicht die Bewegungskontrolle verloren geht. Das Mobility-Training soll deine Beweglichkeit fördern und kein sehr intensives Training für deinen Körper darstellen.
- Wähle eine Übung beziehungsweise den Bewegungsumfang so, dass dir die Bewegung **technisch korrekt** gelingt. Du darfst keine Ausweichbewegungen und Fehlstellungen einnehmen. Die Bewegung kann anstrengend sein, darf dich jedoch nicht überfordern. Sobald du Fehlstellungen benötigst und/oder Schmerzen feststellst, musst du die Übung abbrechen. Überlege, was den Schmerz verursacht hat, und nimm Anpassungen vor. Tritt der Schmerz beim nächsten Versuch erneut auf, dann wähle eine andere Übung. Du sollst eine neue Bewegung nicht mit Schmerzen abspeichern, denn sonst nimmt der Körper eine Schutzhaltung ein, anstatt ein neues Bewegungsmuster zu erlernen.
- **Trainiere aufmerksam**, um Bewegungsabläufe zu verbessern und diese im optimalen Bewegungsumfang auszuführen. Du musst dich auf die Übungsausführung konzentrieren. Achte auf die Bewegungsqualität und auf dein Körpergefühl. Nimm wahr, welche Übungen dir guttun und welche nicht. Konzentriertes Training führt zu den besten Ergebnissen. Ziel ist Bewegungsqualität, nicht hingegen ein unkonzentriertes Wiederholen der Übung.
- Atme bei fortlaufenden Bewegungen wie »Schulterkreisen« durchgehend gleichmäßig ein und aus. Bei aufrichtenden Übungen wie »Rücklehnen auf der Rolle« gehe wie folgt vor: Atme ein, wenn du die zusammengezogene Position einnimmst, und atme während der Aufrichtungsphase aus.

INFO: Durchführung der Mobility-Übungen

Vor einem intensiven Krafttraining für den Oberkörper kann eine Mobilisierung der Schultergelenke und der Wirbelsäule lohnen. Entsprechende Mobility-Übungen findest du auf den folgenden Seiten. Nimm die Anfangsposition ein und prüfe deine Körperposition. Achte auf Kopfhaltung, geraden Rücken und gleiche Schulterhöhe. Baue Körperspannung auf, indem du die Bauch- und Gesäßmuskulatur aktivierst und die Schulterblätter nach hinten und unten spannst.
Die Pfeile auf den Übungsbildern zeigen die Bewegungsrichtung. Mache die Übung so, dass du sie kontrollieren kannst und schmerzfrei bleibst. Wiederhole die Übung so oft, wie es in deiner Trainingsplanung vorgesehen ist (circa 10 Wiederholungen). Halte die Pausen kurz und gehe zügig von einer Bewegung zur nächsten über.

Mobilisieren der Schultern

Nutze von den Schulterübungen, was für dein Training wichtig ist.

M 1 Ellbogenkreisen

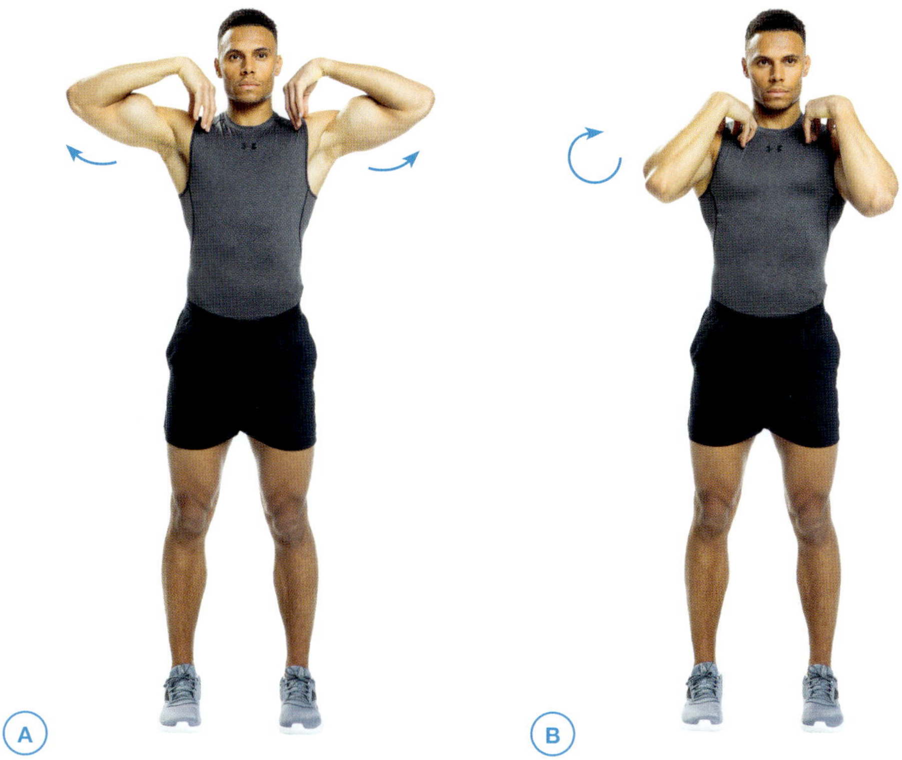

»Ellbogenkreisen«

Du befindest dich im aufrechten Stand. Lege die Fingerspitzen auf die Schultern, die Ellbogen zeigen nach außen (A). Mache 10 große Ellbogenkreise nach vorn (B) und dann 10 Kreise nach hinten. Alternativ kannst du mit gestreckten Armen kreisen.

M2 Schulter ein- und aufdrehen

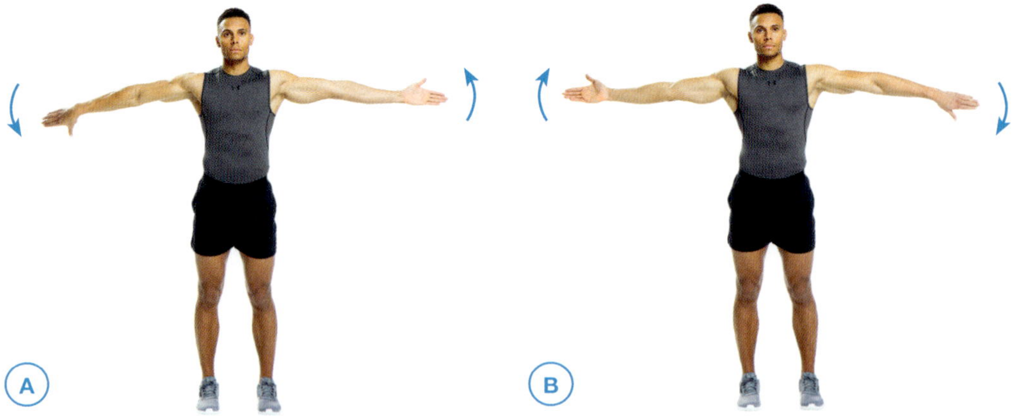

Der Bewegungsablauf.

Du befindest dich im aufrechten Stand, die Arme sind waagerecht nach außen gestreckt. Die Handflächen zeigen nach unten und die Daumen sind abgespreizt. Drehe die linke Schulter auf, indem du den Daumen so weit wie möglich über oben nach unten drehst. Gleichzeitig drehst du den rechten Arm ein (A). Drehe dann entgegengesetzt (B). Führe 10–20 Drehungen aus. Achte dabei darauf, dass die Hände auf Schulterhöhe und die Arme gestreckt bleiben.

M3 Armbewegungen hinter dem Rücken

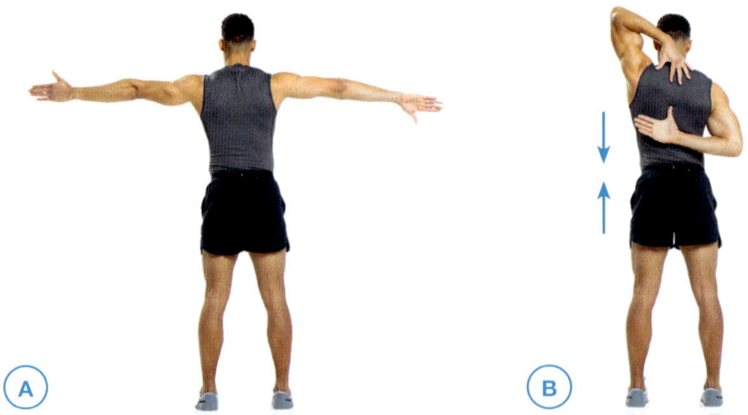

Der Bewegungsablauf.

Im aufrechten Stand sind die Arme nach außen gestreckt. Drehe die linke Schulter auf und die rechte Schulter ein (A). Bewege nun hinter dem Rücken die linke Hand von oben nach unten und die rechte Hand von unten nach oben aufeinander zu und halte kurz die Position (B). Strecke die Arme, dann wiederhole die Übung. Führe 10 Wiederholungen aus und steigere dabei den Umfang. Nach der letzten Wiederholung kannst du die Endposition für 5–10 Atemzüge halten.

Mobilisieren der Wirbelsäule

Hier werden Möglichkeiten gezeigt, um unterschiedliche Bereiche der Wirbelsäule zu mobilisieren. Teste die Übungen und nutze was dir hilft. Führe jeweils 10 kontrollierte Wiederholungen aus und erweitere dabei den Bewegungsumfang.

M 4 Rücklehnen auf der Rolle

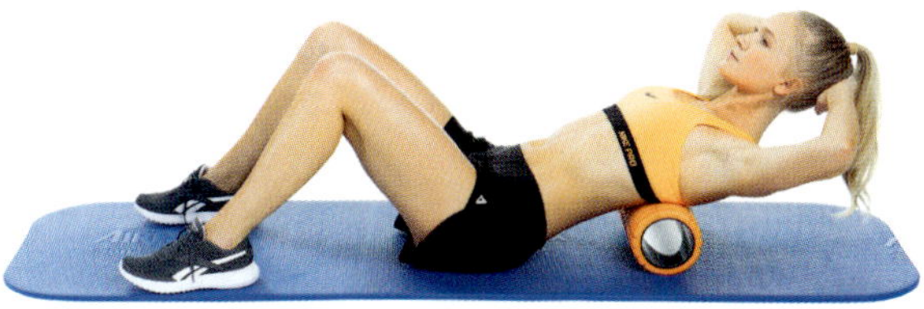

A

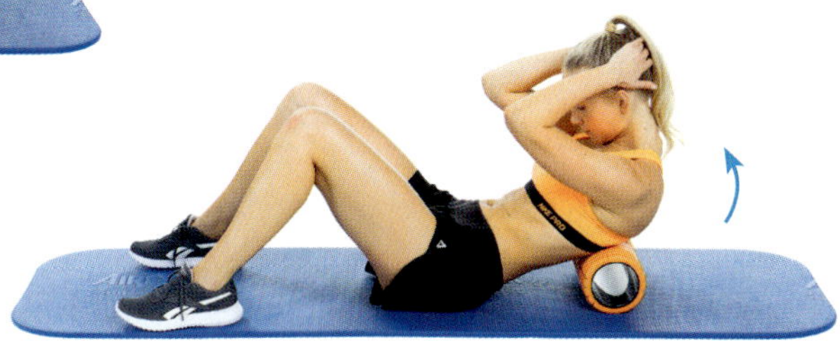

B

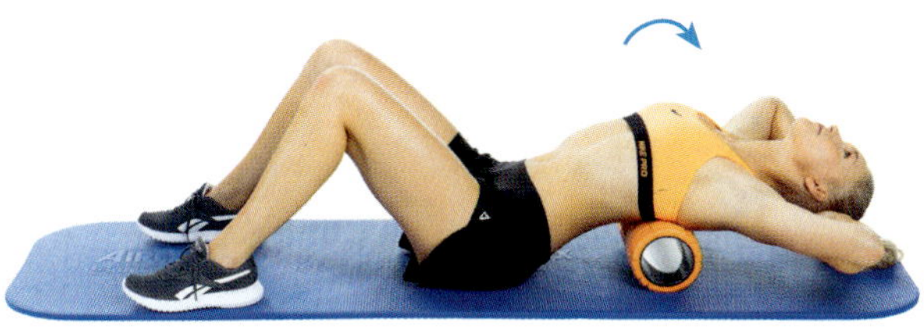

C

Der Bewegungsablauf.

Lege dich vorsichtig mit dem Rücken auf die querliegende Rolle; sie liegt unterhalb der Schulterblätter an. Die Hände stützen leicht den Hinterkopf, mit den Ellbogen nach außen gerichtet (A). Atme ein und rolle dich ein, wobei du die Ellbogen zueinander bewegst (B). Atme langsam aus und lehne die Arme und den Oberkörper vorsichtig zurück (C). Danach rollst du dich wieder ein, bevor du dich etwas weiter zurücklehnst.

M 5 Rücken runden und senken im Vierfüßlerstand

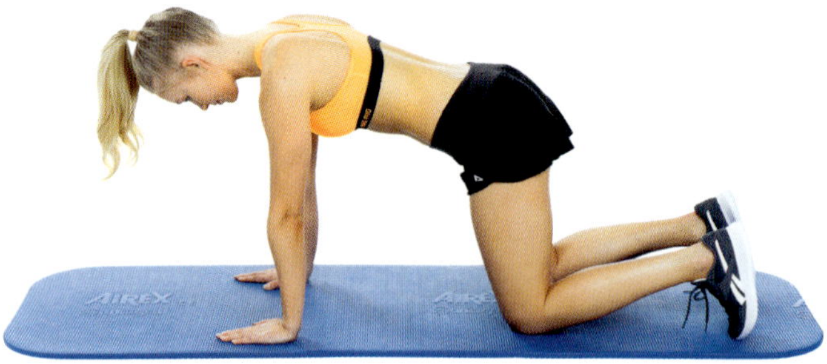

A

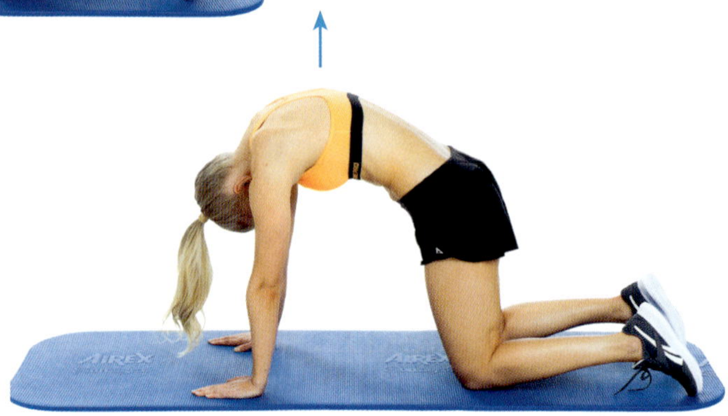

B

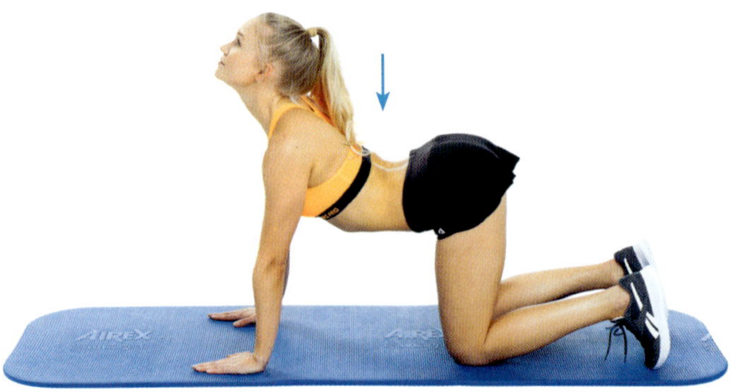

C

Der Bewegungsablauf.

Du befindest dich im Vierfüßlerstand, die Hände sind unter den Schultern und die Knie unter den Hüften. Du bist in neutraler Position, d. h. der Rücken ist gerade (A). Atme aus und ziehe den Bauchnabel weit nach oben, wodurch du den Oberkörper nach oben rundest und gleichzeitig das Kinn zur Brust bewegst (B). Atme ein und senke den Bauchnabel und somit den Rücken, wodurch du in ein Hohlkreuz kommst. Kippe das Becken dabei nach vorn. Spanne erst die Schultern zusammen und hebe dann den Kopf an (C). Halte kurz die Position, bevor du den Oberkörper wieder rundest.

M 6 Rotation im Vierfüßlerstand

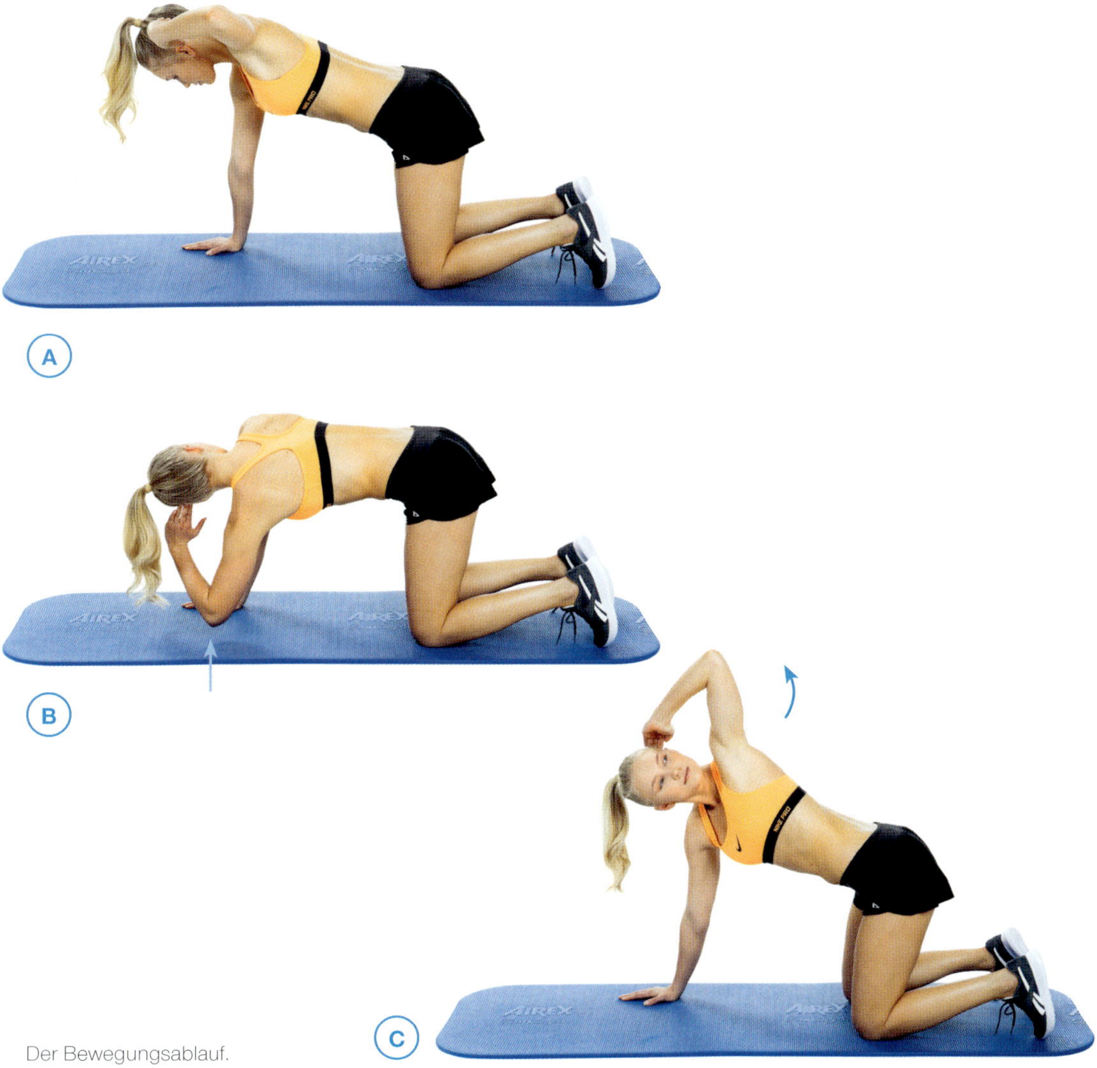

Der Bewegungsablauf.

Du befindest dich im Vierfüßlerstand mit den Händen unter den Schultern. Hebe den linken Arm an und lege die Hand leicht an den Hinterkopf; der linke Ellbogen zeigt nach außen (A). Atme ein, drehe den Ellbogen nach innen und nehme den Oberkörper mit (B). Dann atmest du langsam aus und drehst den Körper auf (C).

Achte darauf, dass du das Becken möglichst gerade hast und spanne dazu die Gesäßmuskulatur an. Führe 10 Wiederholungen aus und halte bei der letzten Wiederholung die Endposition für 3–5 Atemzüge. Danach mobilisierst du die andere Seite.

M 7 Diagonales Beinbewegen in Bauchlage

»Skorpion«

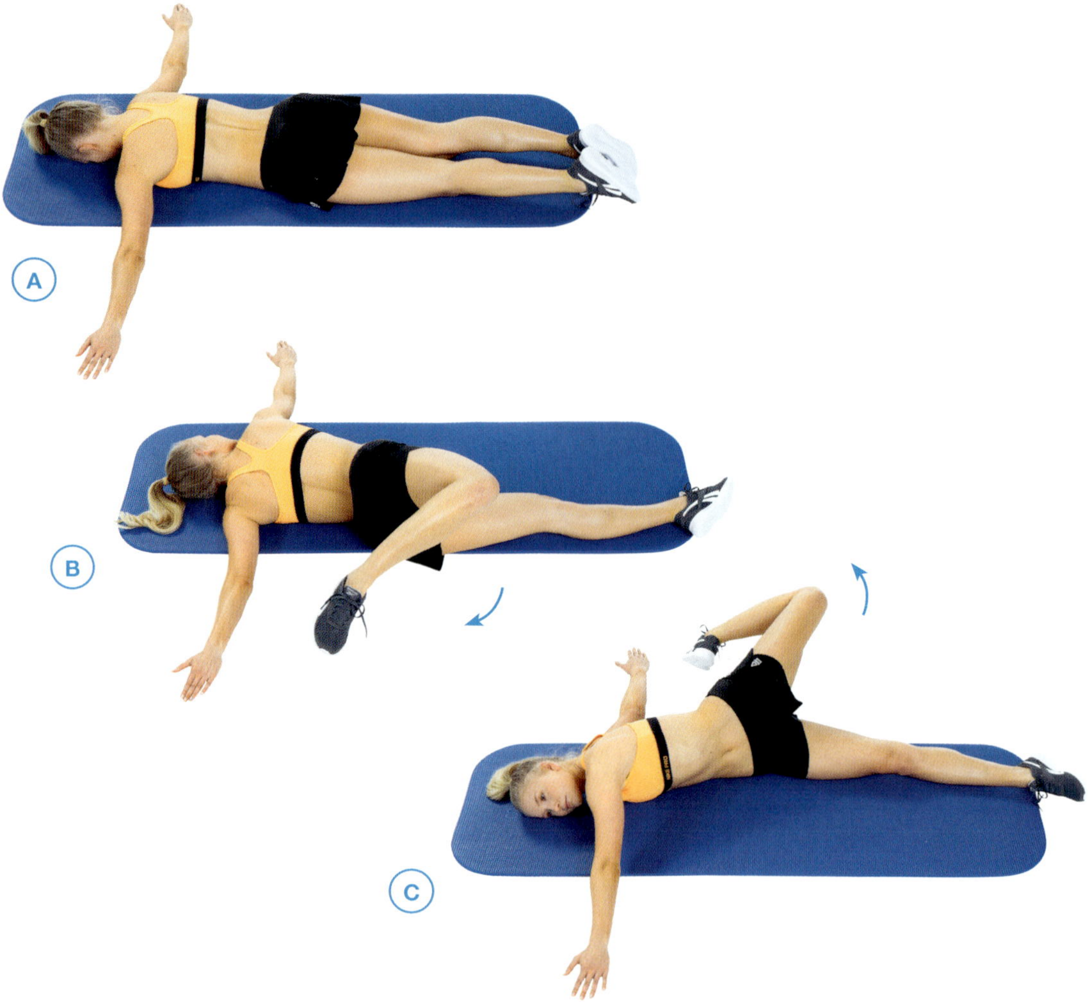

Der Bewegungsablauf.

Du liegst auf dem Bauch, das Kinn und die Fußspitzen sind auf dem Boden. Die Arme hast du zur Seite gestreckt, mit den Handflächen auf dem Boden (A). Hebe das rechte Bein und führe es so weit wie möglich zur linken Hand, wobei du den Körper mitdrehst (B).

Dann bewegst du das Bein in die Anfangsposition zurück. Nun bringst du das linke Bein zur rechten Hand (C). Führe 10 Wiederholungen zu beiden Seiten aus, in moderater Geschwindigkeit, und vergrößere dabei den Bewegungsumfang.

Dehnen

Das regelmäßige Ausführen von Dehnübungen ist für Fitnesssportler wichtig, um die Anforderungen im gewünschten Bewegungsumfang ausführen zu können und zu verhindern, dass langfristig Verkürzungen entstehen. Die Dehnübungen verbessern zudem die Körperhaltung und fördern die Entspannung. Du lernst deine Muskulatur besser wahrzunehmen und kannst Körpersignale wie Überlastungsanzeichen frühzeitig erkennen. Deshalb gehören Dehnübungen zum Work-out, gleich in welcher Trainingsphase du sie einsetzt.

Ob statisches Dehnen beim Aufwärmen sinnvoll ist, wird vielfältig diskutiert. Ich vertrete den Ansatz, dass du kurzzeitig ausgeführte Dehnübungen mit Haltedauern von maximal 10 Sekunden (»Andehnen«) im Aufwärmprogramm nutzen kannst, wenn sie dir helfen, Verspannungen zu beseitigen. Empfindest du Dehnübungen beim Aufwärmen jedoch nicht als vorteilhaft, dann verzichte darauf und nutze Mobility-Übungen oder eine andere Vorgehensweise, die dich gut auf den Hauptteil der Sporteinheit vorbereitet.

Das Dehnen im Abwärmprogramm hingegen gilt als unstrittig. Es können einige Übungen zur gezielten Beweglichkeitsverbesserung gemacht werden sowie Übungen, um Verspannungen

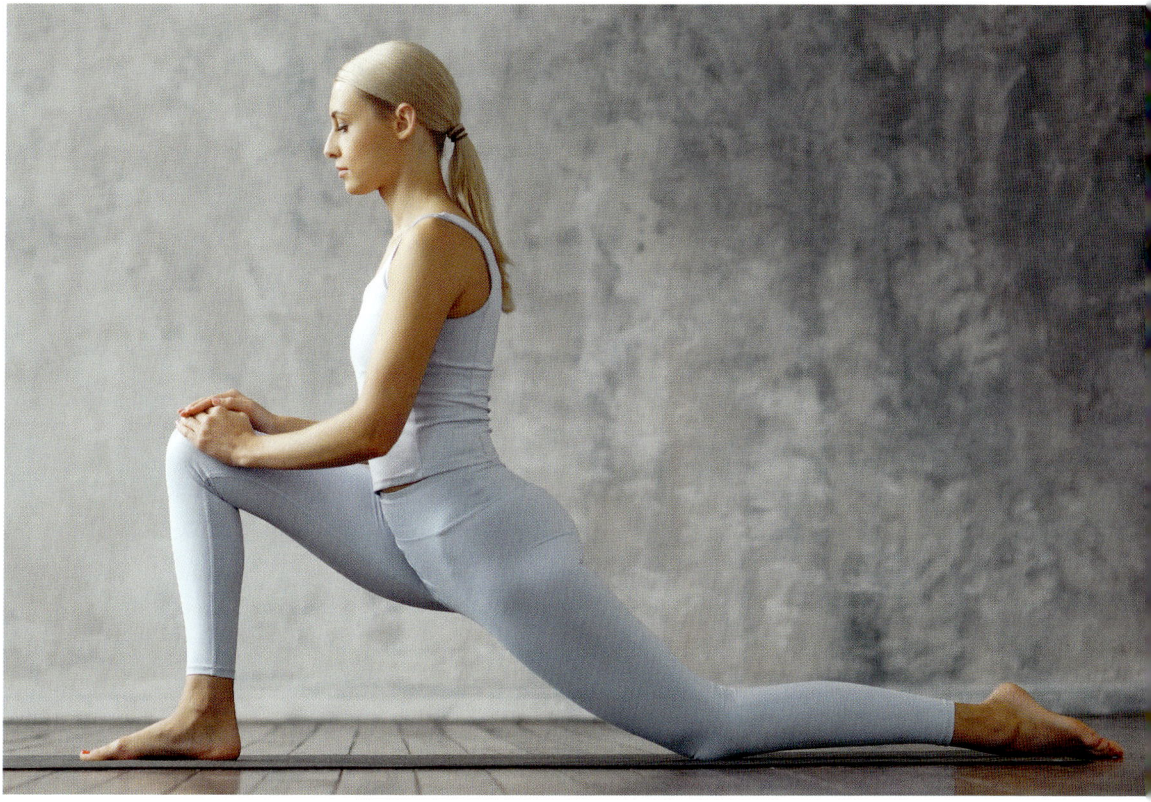

Bewege dich vorsichtig in die Dehnposition und halte diese Stellung.

nach der Sporteinheit zu lösen und die Regenerationsprozesse und die Entspannungsphase einzuleiten.
Haben sich Einschränkungen in deiner Beweglichkeit entwickelt, dann empfehlen sich eigenständige Dehneinheiten. Außerdem kannst du im Tagesverlauf, wenn du eine Verspannung fühlst, eine Dehnposition einnehmen, um diese Verspannung zu beseitigen.
Auf den folgenden Seiten lernst du die Grundlagen zum Dehnen und wichtige Grundübungen kennen. Generell wird jeder Fortgeschrittene sich im Laufe der Zeit ein eigenes Work-out zusammenstellen, das seinen individuellen Bedürfnissen entspricht. Wenn du weiterführende Informationen und eine größere Übungsauswahl möchtest, findest du dies im Buch *Best Stretching* (2017).

Gestaltung eines Dehnprogramms

Bei deinen Überlegungen zur Auswahl deines Dehnprogramms musst du unterscheiden, wann du beabsichtigst zu dehnen: in Aufwärmphase, Abwärmphase oder beim Dehnen als Haupttrainingsteil. Zudem ist zu berücksichtigen, dass die Muskelspannung tagtäglich unterschiedlich ist und somit die Anforderungen an das Work-out variieren.

- Das Dehnen in der **Aufwärmphase** hat den Zweck, lokale Verspannungen zu beseitigen und soll somit sicherstellen, dass du bei dem folgenden Fitnesstraining oder einer anderen Sportart nicht im Bewegungsrahmen eingeschränkt bist. Dazu verbleibst du in den Positionen nur jeweils maximal 10 Sekunden/ 3 Atemzüge (»Andehnen«). Du kannst einzelne Übungen oder kurz ein Ganzkörperprogramm durchführen.
- In der **Abwärmphase** des Work-outs widmest du dich den Muskeln, die sich nach dem Training deutlich verspannt anfühlen. Falls der Hauptteil nicht sehr intensiv war, dann kannst du in der Abwärmphase zuerst 1–3 intensive Dehnübungen ausführen, zur gezielten Verbesserung der statischen Beweglichkeit, bevor du das Training mit leichten Dehnungen beendest.
- Beabsichtigst du, als **Haupttrainingszweck** deine Dehnfähigkeit umfangreich zu verbessern, dann musst du eigenständige Trainingseinheiten planen, in denen du umfangreich dehnst. Zudem bietet es sich an, Mobility-Übungen in dieser Trainingseinheit einzubinden. Auch für das spezielle Dehntraining musst du den Körper erwärmen, entweder erfolgt dies beim Mobilisieren, oder du machst 5–10 Minuten lang eine Aufwärmübung. Im Hauptteil dehnst du alle Muskelgruppen und dabei deine Schwachstellen besonders intensiv. Nutze eine der hier vorgestellten Dehnmethoden und halte dabei die Dehnpositionen mindestens 20 Sekunden (mindestens 7 Atemzüge). Vermeide es, im Schmerzbereich zu dehnen. Du kannst ein Ganzkörperprogramm nutzen, bei dem du Übungen für persönliche Schwachstellen ergänzt. Plane für das gezielte Dehntraining, einschließlich Auf- und Abwärmphase, eine Länge von 60–90 Minuten ein. Du erreichst schnelle Erfolge in deinen Dehnpositionen, wenn du dich so mindestens 2-mal wöchentlich intensiv dehnst.

Auf der Seite 165 ist ein Ganzkörperprogramm vorgestellt, dass du an deine Bedürfnisse anpassen kannst. Als erfahrener Fitnesssportler kannst du in der jeweiligen Übungseinheit ein Programm nutzen, das auf deine spezifischen Anforderungen ausgerichtet ist.

Hinweise zum Dehnen

Beachte die folgenden Hinweise, damit sich die positiven Dehneffekte einstellen.

- Beginne in einer stabilen Anfangsposition. Eine unsichere Position hingegen kann bei einer hohen Dehnintensität dazu führen, dass du die optimale Position überschreitest und dich verletzt. Du musst dich langsam in die Dehnposition hineinbewegen, um den richtigen Dehnreiz zu finden.
- Nutze die für dich momentan geeignete Dehnposition. Deine Beweglichkeit stellt sich tagtäglich etwas unterschiedlich dar; so kann es sein, dass du in einer vorherigen Trainingseinheit bereits eine intensivere Position erreicht hast. Stellen sich Schmerzen ein, dann musst du die Dehnposition verringern, da sich der Muskel ansonsten verhärtet. Die Beweglichkeit der Muskulatur verbessert sich, indem du den entspannten Muskel langsam an die neue Position gewöhnst und regelmäßig übst.
- Nachdem du die richtige Dehnposition gefunden hast, nutze eine der folgenden Dehnmethoden. Atme gleichmäßig und nimm wahr, wie die Muskelspannung nachlässt. Die Erweiterung der Dehnposition nimmst du bei einer Ausatmung vor. Löse dich anschließend vorsichtig wieder aus der Dehnung.

Dehnmethoden

Hier werden zwei effektive statische Dehnmethoden (Halten der Endposition) vorgestellt. Für einen Atemzug wird eine Dauer von etwa 3 Sekunden angenommen.

- Bei der Methode **»Entspannen – Erweitern«** nimmst du zuerst vorsichtig eine Position mit leichtem Dehnreiz ein. Halte diese Position circa 20 Sekunden und entspanne bewusst deine Muskulatur, damit die Dehnspannung nachlässt. Dazu kannst du lautlos auf 7 Atemzüge zählen. Dann kannst du die Position erweitern, bis du einen erneuten Dehnreiz spürst. Du kannst dies wiederholen, wobei die mögliche Erweiterung immer geringer wird, bis nahezu keine mehr erkennbar ist. Nach der Dehnung bewegst du dich vorsichtig aus der Dehnposition heraus.
  Du musst dich in der Dehnposition wohlfühlen und entspannen können, damit das Gewebe und die Muskulatur nachgeben und weicher werden. Lass deinem Körper die benötigte Zeit und sinke beim Ausatmen in die Dehnposition hinein.
  Wenn du die Dehnmethode in einer eigenständigen Trainingseinheit zur Verbesserung der Beweglichkeit nutzt, dann halte die Dehnpositionen wie beschrieben und erweitere diese mehrfach. Auch beim Dehnen nach der Sporteinheit kannst du die Dehnpositionen erweitern, vorausgesetzt, deine Muskulatur ist nicht bereits sehr müde.
  Dehnst du dich hingegen beim Aufwärmen, dann halte die Dehnposition nur etwa 10 Sekunden (3 Atemzüge), was als »Andehnen« bezeichnet wird. Erweitere die Position nicht mehr, um eine Verringerung des Muskeltonus und somit eine Reduktion der Leistungsfähigkeit zu vermeiden.
- Auch bei der Methode **»Anspannen – Entspannen – Erweitern«** bewegst du dich langsam in eine Position, in der du den leichten Dehnreiz spürst. Spanne nun die zu dehnende Muskulatur mit mittlerer Intensität gegen einen Widerstand, ohne dabei die Position zu verändern. Als Widerstand kannst du eine Wand, eine Stange, den Boden oder den Trainingspartner nutzen. Du kannst die Spannung alternativ gegen einen imaginären Widerstand aufbauen. Halte die Spannung mit mittlerer Intensität für etwa 6 Sekunden

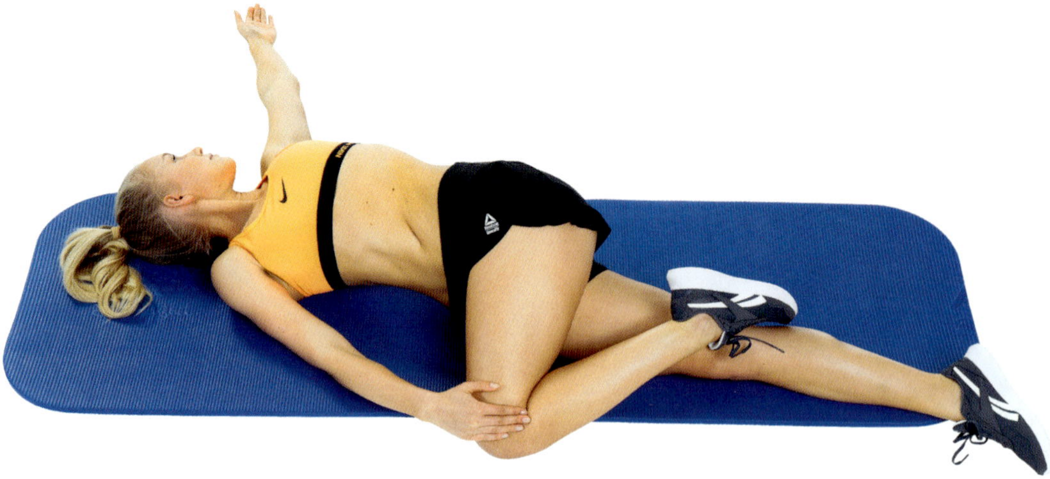

Entspanne dich und atme gleichmäßig, während du dich in der Dehnposition befindest.

(2 Atemzüge). Von kürzeren Anspannungen mit voller Intensität ist abzuraten, da daraus eine erhöhte Verletzungsgefahr resultiert. Nun entspannst du die aktivierte Muskulatur für etwa 3 Sekunden (1 Atemzug), ohne die Position zu verlassen. Danach intensivierst du die Position, bis du wieder einen leichten Dehnreiz spürst, und wiederholst das »Anspannen, Entspannen und Erweitern«.

Beim Aufwärmen kannst du die Dehnposition 1-mal intensivieren, in der Abwärmphase sowie im Dehntraining kannst du dies mehrfach ausführen. Du wirst feststellen, dass bei jedem Durchgang die mögliche Erweiterung der Position geringer wird.

INFO: Durchführung der Dehnübungen

Auf den folgenden Seiten findest du wichtige Übungen für das Dehnen. Du kannst einzelne Übungen nutzen, um eine Verspannung zu beseitigen, oder du führst ein Work-out für den ganzen Körper aus. Die Pfeile auf den Übungsbildern zeigen die Bewegungsrichtung.

In der Anfangsposition nimmst du die Position ein, in der du einen leichten Dehnreiz spürst. Wende nun die Dehnmethode »Entspannen – Erweitern« oder »Anspannen – Entspannen – Erweitern« an. Auch wenn eine Übung nur zu einer Körperseite beschrieben ist, gilt es beide Seiten zu dehnen.

D 1 Kopfneigen seitlich

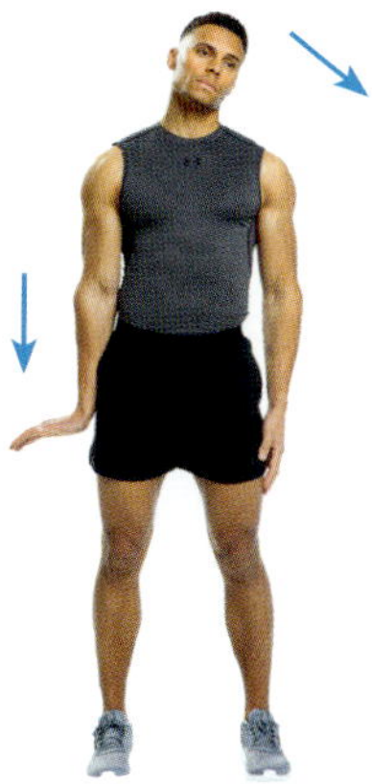

A

Das seitliche Kopfneigen.

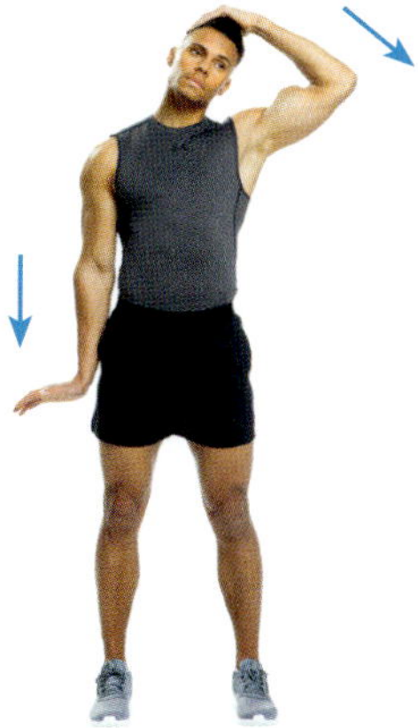

B

Um die Hals- und die Nackenmuskulatur zu dehnen, stellst du dich gerade hin und lehnst den Kopf zur linken Seite. Schiebe langsam den rechten Arm eng am Körper nach unten (A), bis du einen leichten Dehnreiz in der Nackenmuskulatur spürst, und führe die gewählte Dehnmethode aus. Wenn die Dehnspannung nachlässt, greifst du mit dem linken Arm über den Kopf (B) und ziehst ihn weiter nach unten, bis du einen erneuten Reiz spürst. Anschließend dehnst du die andere Seite.

D 2 Brustvorschieben

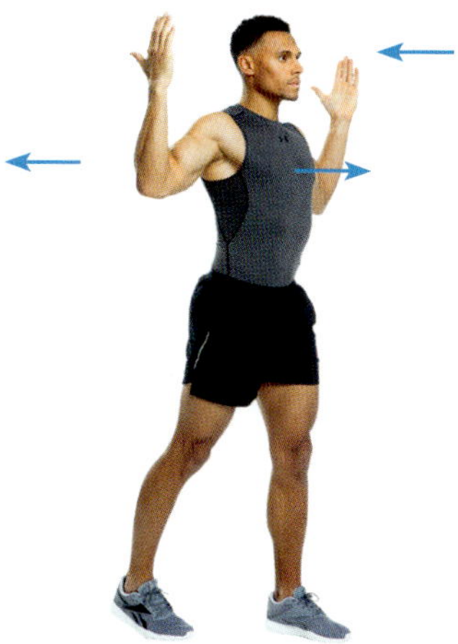

A

Die Dehnung in U-Haltung.

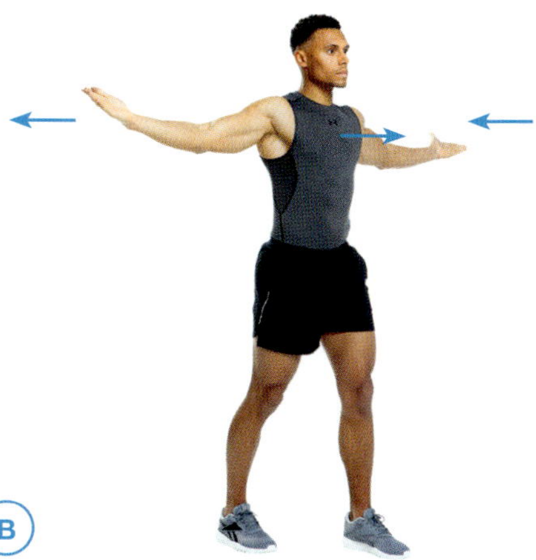

B

Die Variante mit gestreckten Armen.

Diese Übung dehnt die Brust- und die vordere Schultermuskulatur. Du stehst im beginnenden Ausfallschritt. Die Arme sind u-förmig angehoben. Schiebe den Brustkorb vor und die Arme zurück, bis du einen leichten Dehnreiz spürst (A). Wenn du die Arme gestreckt hast, dehnst du auch intensiv die vordere Oberarmmuskulatur (B).

D 3 Greifen der Schulterblätter

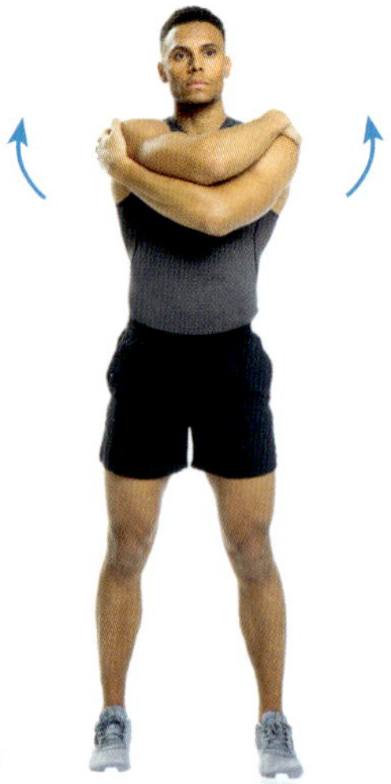

A

Greifen der Schulterblätter.

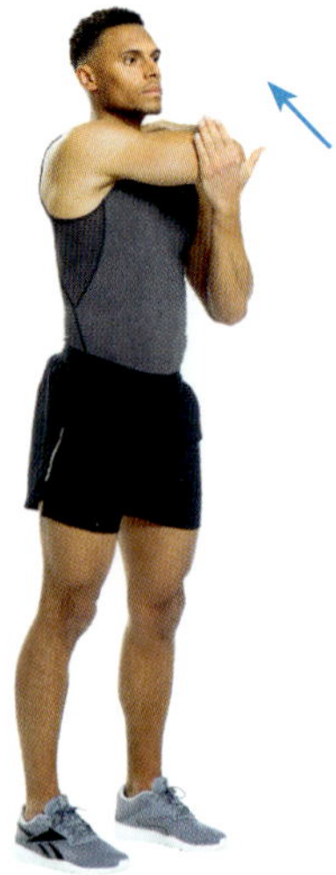

B

Die einseitige Variante.

Mit dieser Übung dehnst du die Schulter- und die obere Rückenmuskulatur. Du stehst aufrecht und führst die Hände gekreuzt in Richtung der Schulterblätter (A), bis du einen leichten Dehnreiz spürst. Die Oberarme bleiben dabei in waagerechter Position. Geübte halten sich an den Schulterblatträndern fest. Die Übung wird intensiviert, wenn du den Schultergürtel etwas nach vorn unten ziehst.
Als Option kannst du die Muskulatur einseitig dehnen, indem du einen Arm seitlich am Kopf vorbei nach hinten schiebst (B).

D 4 Handgreifen hinter dem Rücken

Die Übung dehnt die Schulter-, die Arm-, die Brust- und die obere Rückenmuskulatur. Stelle dich aufrecht hin und lasse den rechten Unterarm hinter dem Kopf nach unten hängen. Schiebe mit der linken Hand den rechten Ellbogen gerade nach unten, bis du einen Dehnreiz spürst. Nachdem du in der ersten Position gedehnt hast, bleibst du mit dem rechten Arm in dieser Stellung. Die linke Hand führst du nun hinter dem Rücken von unten nach oben, bis du einen erneuten Dehnreiz spürst. Fortgeschrittenen gelingt es, dass sich beide Hände greifen (A). Du kannst die Hände auch entlang eines Handtuchs aufeinander zu bewegen.

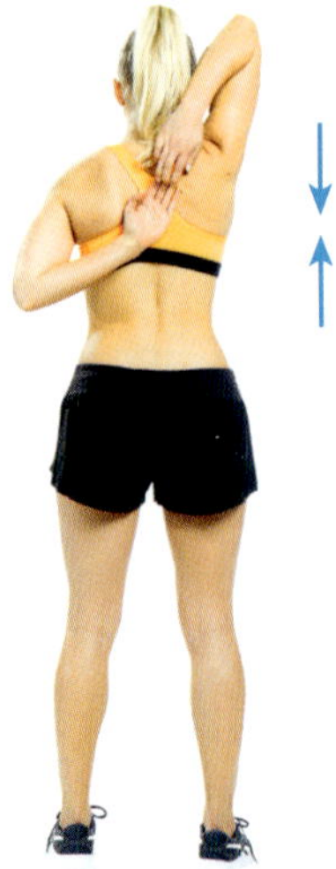

A

Die zweite Dehnposition.

D 5 Oberkörperbeugen seitlich

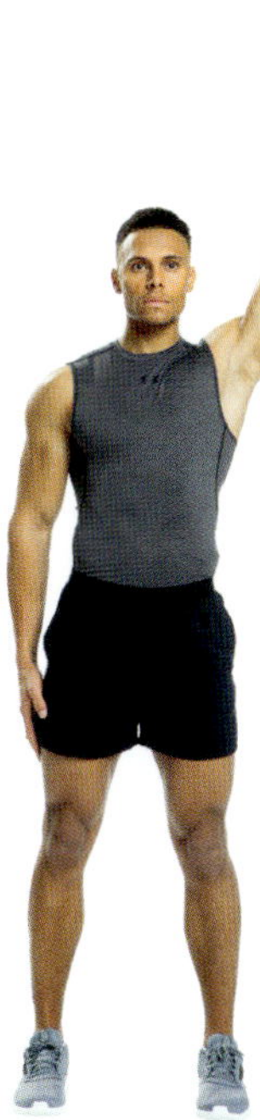

A

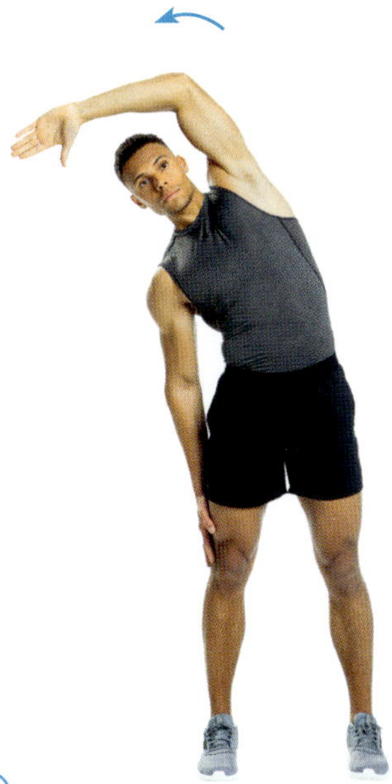

B

Die Anfangs- und die Dehnposition.

Diese Übung dehnt die seitliche Brust- und die Rückenmuskulatur. Du stehst aufrecht, die Füße sind hüft- bis schulterbreit auseinander. Strecke einen Arm in die Luft (A) und beuge dann den Oberkörper zur anderen Seite (B), bis du einen leichten Dehnreiz spürst. Achte darauf, dass du mit dem Oberkörper auf einer Linie bleibst und nicht mit dem Becken zur Seite ausweichst.

Gut kontrolliert lässt sich die Übung ausführen, wenn du an einen großen Gegenstand mit dem äußeren, über den Kopf geführten Arm greifst, z. B. an eine Sprossenwand. Bewege nun die Hüfte langsam nach außen, von dem Gegenstand weg.

D 6 Vorbeugen zu vorgestrecktem Bein

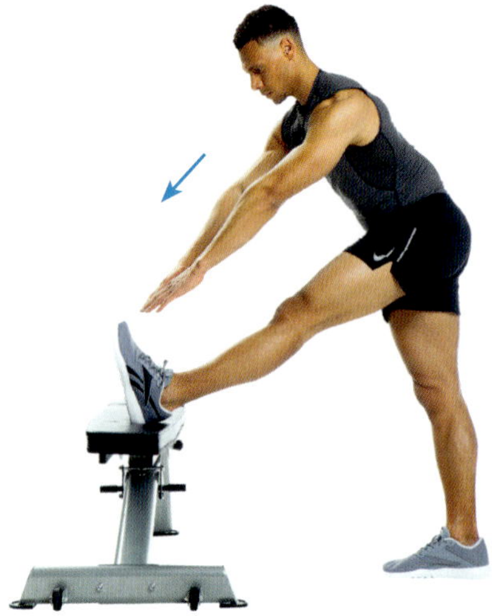

Ⓐ Die Dehnung mit dem Bein auf der Hantelbank.

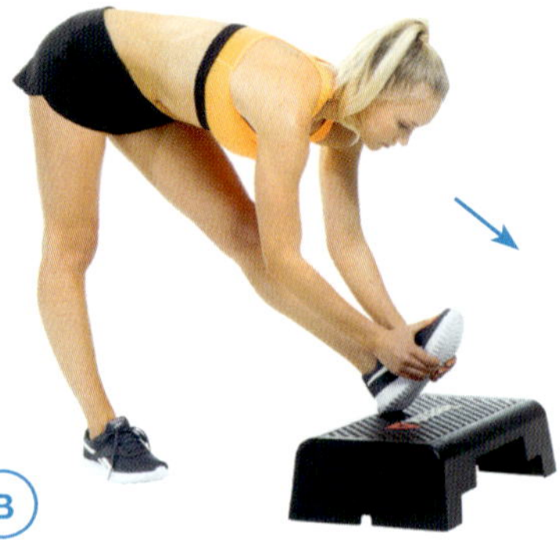

Ⓑ Die Dehnung auf dem Stepper.

Die Übung dehnt die hintere Oberschenkel-, die Waden- und die Rückenmuskulatur. Aus dem geraden Stand positionierst du das gestreckte Bein mit der Ferse auf Hantelbank Ⓐ oder Stepper Ⓑ. Falls du keine Bank verfügbar hast, stellst du das Bein etwas vor und beugst das hintere Bein. Schiebe nun die Hüften nach vorn und bewege gleichzeitig den Oberkörper vor, bis du einen leichten Dehnreiz spürst.

D 7 Vorbeugen mit gestreckten Beinen

Zur Dehnung der hinteren Oberschenkel-, der Waden- und der unteren Rückenmuskulatur nimmst du einen geraden Stand ein. Die Füße sind nahe gestellt und die Knie sind durchgedrückt. Bewege langsam die Hüften und gleichzeitig den Oberkörper in Richtung Boden Ⓐ, bis du einen leichten Dehnreiz spürst. Vermeide es dabei, den Oberkörper durch Abknicken nach unten zu bringen. Nun führst du die gewählte Dehnmethode aus.
Alternativ kannst du die Übung mit gestreckten Beinen auf dem Boden ausführen.

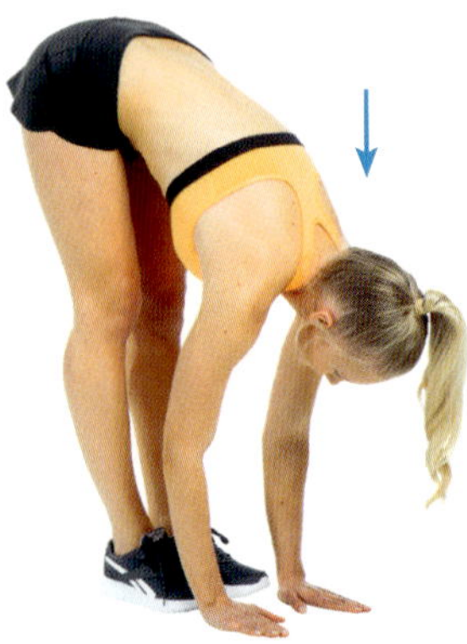

Ⓐ Das Vorbeugen im Stand.

D 8 Beinheben in Rückenlage

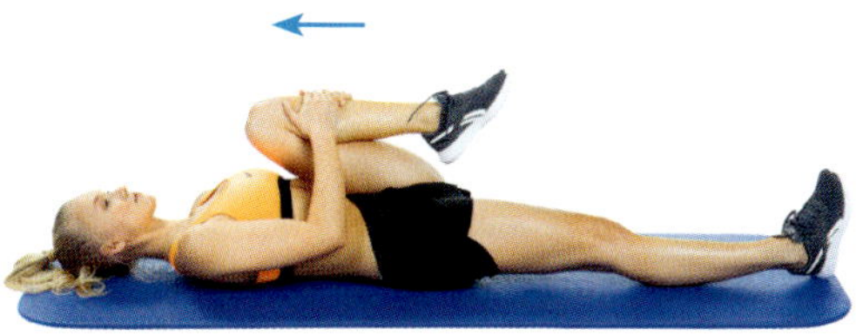

(A)

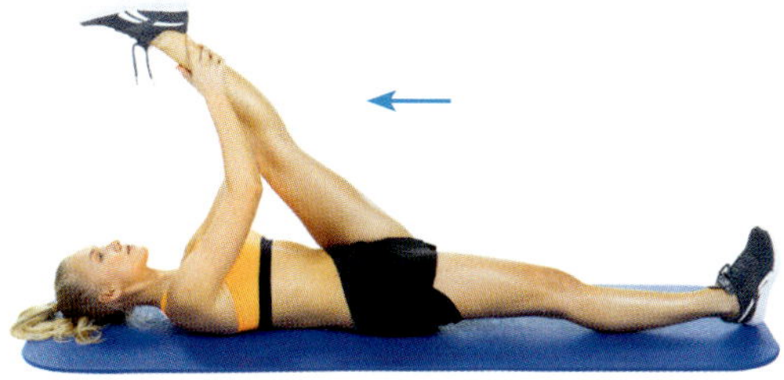

(B)

Die erste und die zweite Dehnposition.

Diese Übung dehnt sehr wirkungsvoll die hintere Oberschenkel-, die Waden-, die Rücken- und die Gesäßmuskulatur. Zuerst ziehst du in Rückenlage ein Knie zum Körper (A) und bleibst in dieser ersten Dehnposition.
Dann gibst du etwas nach, fasst um die Beinrückseite und streckst das Bein. Ziehe das gestreckte Bein mit den Händen (B) oder alternativ mit einem Handtuch, Gürtel oder Seil in Richtung Oberkörper, bis du eine erneute Dehnspannung spürst (zweite Dehnposition). Das andere Bein bleibt auf dem Boden. Anschließend dehnst du die andere Seite.

D 9 Hüftsenken und Oberschenkelanziehen im Ausfallschritt

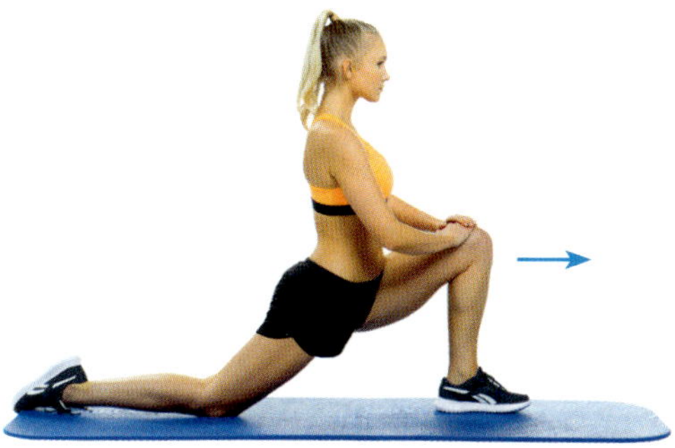

(A)

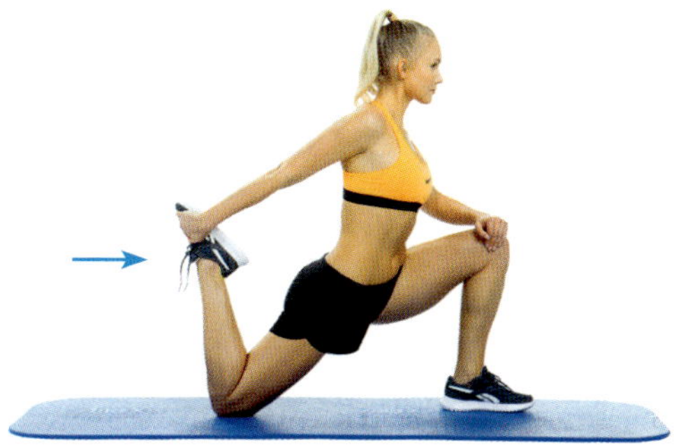

(B)

Die erste und die zweite Dehnposition.

Diese Übung dehnt die Hüft- und die vordere Oberschenkelmuskulatur. Beginne mit einem großen Ausfallschritt und lege das hintere Bein auf dem Boden ab. Entspanne die Hüfte und lasse sie nach vorn unten sinken (A), bis du die Dehnspannung fühlst. Zur Stabilisierung kannst du dich mit den Händen auf dem Boden abstützen.
Nach der Dehnung in der ersten Position gibst du etwas nach und ziehst dann den Unterschenkel in Richtung Gesäß (B).

D 10 Rückwärtiges Fersenanziehen

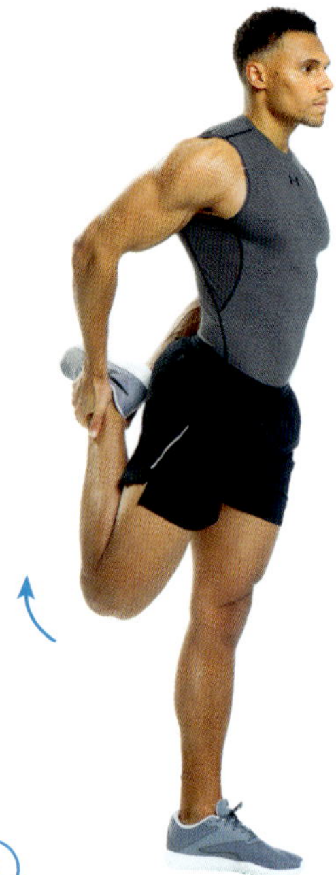

Ⓐ Anziehen des Unterschenkels im Stand.

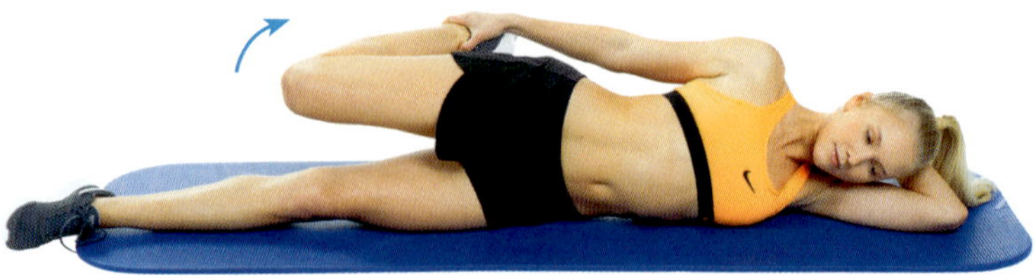

Ⓑ Das Dehnen in Seitenlage.

Auch mit dieser Übung dehnst du die Oberschenkel- und die Hüftmuskulatur. Bringe im Stand einen Fuß so weit wie möglich zum Gesäß. Greife den Fuß und ziehe ihn weiter zum Gesäß Ⓐ, dabei drückst du bewusst die Hüfte vor. Einsteiger können sich mit der freien Hand an einem Gegenstand oder einer Wand festhalten.

Als Option kannst du das Anziehen des Unterschenkels in Bauchlage oder in Seitenlage Ⓑ durchführen.

D 11 Körperdrehung in Seitenlage

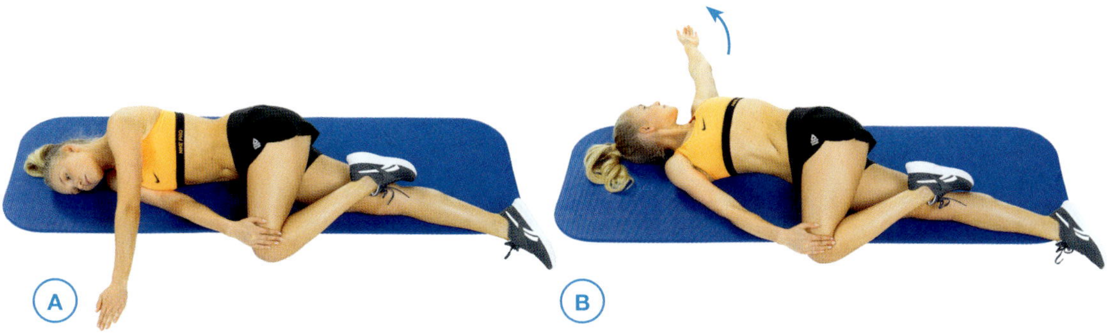

Der Bewegungsablauf.

Diese Übung dehnt die Rumpf-, die Brust-, die vordere Schulter- und die vordere Oberarmmuskulatur. Begebe dich in Seitenlage, das obere Bein ist angezogen und das untere Bein gestreckt abgelegt. Fixiere das obere Bein mit der unteren Hand am Boden (A). Nun drehe den Rumpf zur anderen Seite, der obere Arm und der Kopf bewegen sich mit (B). Geübte können die obere Schulter und den oberen Arm auf dem Boden ablegen. Anschließend führst du die Drehung zur anderen Seite aus.
Ist dir die Übung zu intensiv, dann begib dich in Rückenlage mit angezogenen Beinen. Lass die gebeugten Beine zur Seite sinken.

D 12 Körperdrehung im Sitz

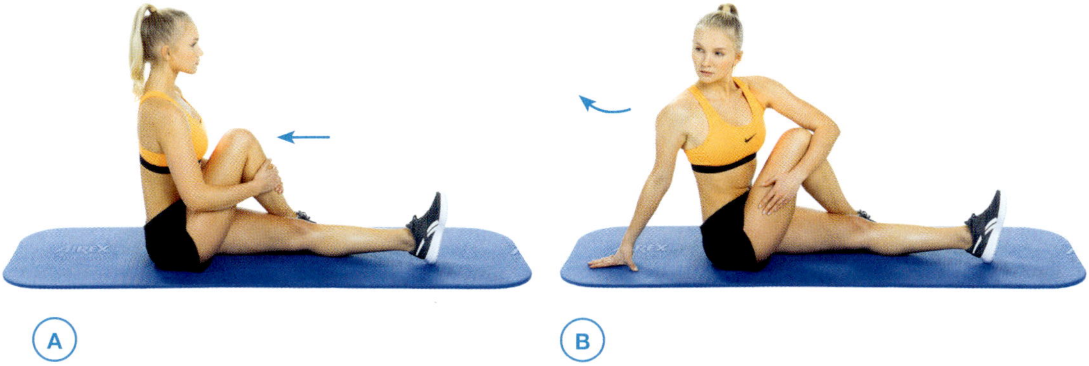

Die erste und die zweite Dehnposition.

Diese Übung dehnt die Gesäß-, die äußere Oberschenkel- und die Rückenmuskulatur. Du sitzt mit gestreckten Beinen und aufgerichtetem Oberkörper auf dem Boden. Stelle den rechten Fuß auf und ziehe das Knie möglichst nahe an dich (A). Nachdem du in der ersten Position gedehnt hast, legst du den linken Ellbogen an die Außenseite des rechten Knies und drehst Kopf und Oberkörper im Uhrzeigersinn (B), bis du einen erneuten Dehnreiz spürst.

D 13 Kniesenken

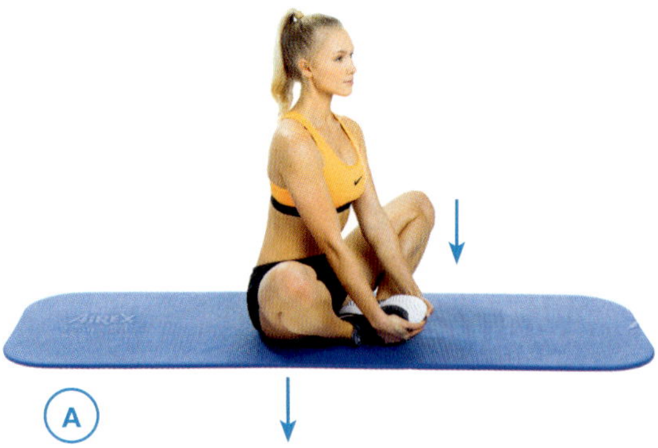

(A)

Das Kniesenken im Sitz.

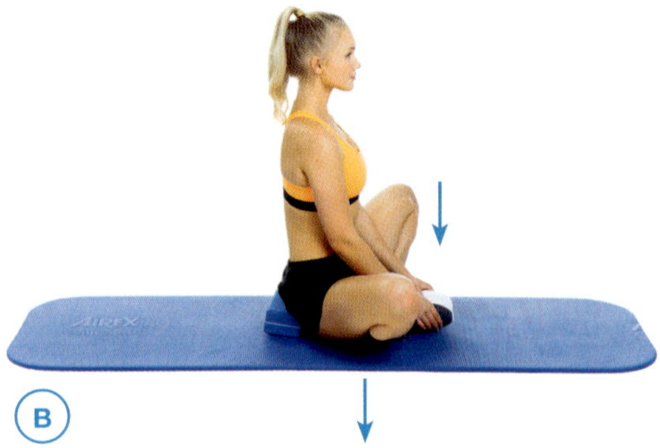

(B)

Die Variante mit Yoga-Block.

Diese Übung dehnt die innere Oberschenkelmuskulatur. Setze dich aufrecht hin mit den Fußsohlen aneinander, sodass die Knie nach außen zeigen. Ziehe die Füße so weit wie möglich zu dir und schiebe die Hüften vor. Nun lässt du die Knie nach außen sinken (A). Du kannst mit den Armen etwas Druck hinzufügen.
Du kannst dich mit dem hinteren Gesäßbereich auf einen Yoga-Block setzen (B), um die Hüfte vorzuschieben.

D 14 Grätschstand

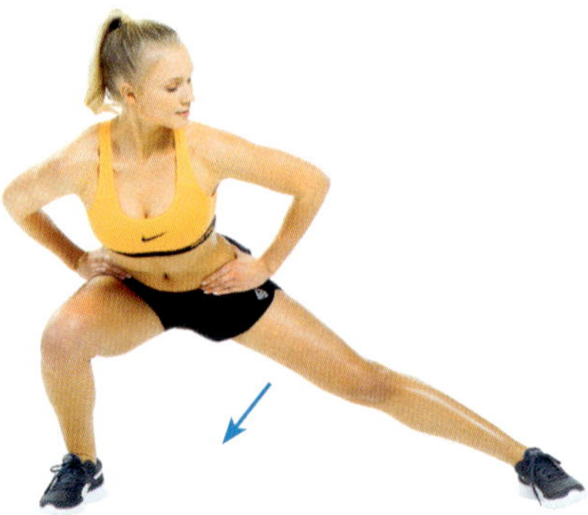

(A)

Das Dehnen im Grätschstand.

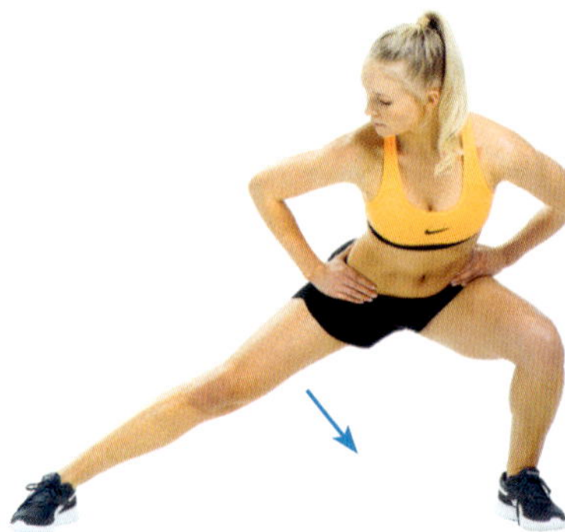

(B)

Diese Übung dehnt vorrangig die innere Oberschenkelmuskulatur, und zudem die hintere Oberschenkel- und die Wadenmuskulatur. Spreize im aufrechten Stand die Beine auseinander, bis du eine leichte Dehnspannung spürst. Achte darauf, dass die Hüften vorn bleiben und nicht nach hinten ausweichen.

Wenn die Dehnspannung nach einigen Sekunden nachlässt, beugst du ein Bein, bis du eine erneute Dehnung spürst und dehnst diese Seite (A). Nun streckst du das Bein und führst die Dehnung zur anderen Seite aus (B). Danach kannst du dich etwas tiefer in den Grätschstand begeben.

Dehnprogramm

Das folgende Programm dehnt häufig verspannte Muskelgruppen mit einer möglichst geringen Übungsanzahl. Du kannst dazu die Methoden »Entspannen – Erweitern« und »Anspannen – Entspannen – Erweitern« einsetzen. Du kannst das Programm kürzen, wenn du dich nur einzelnen Verspannungen widmen willst, ebenso kannst du es mit dir bekannten Übungen variieren und verlängern.

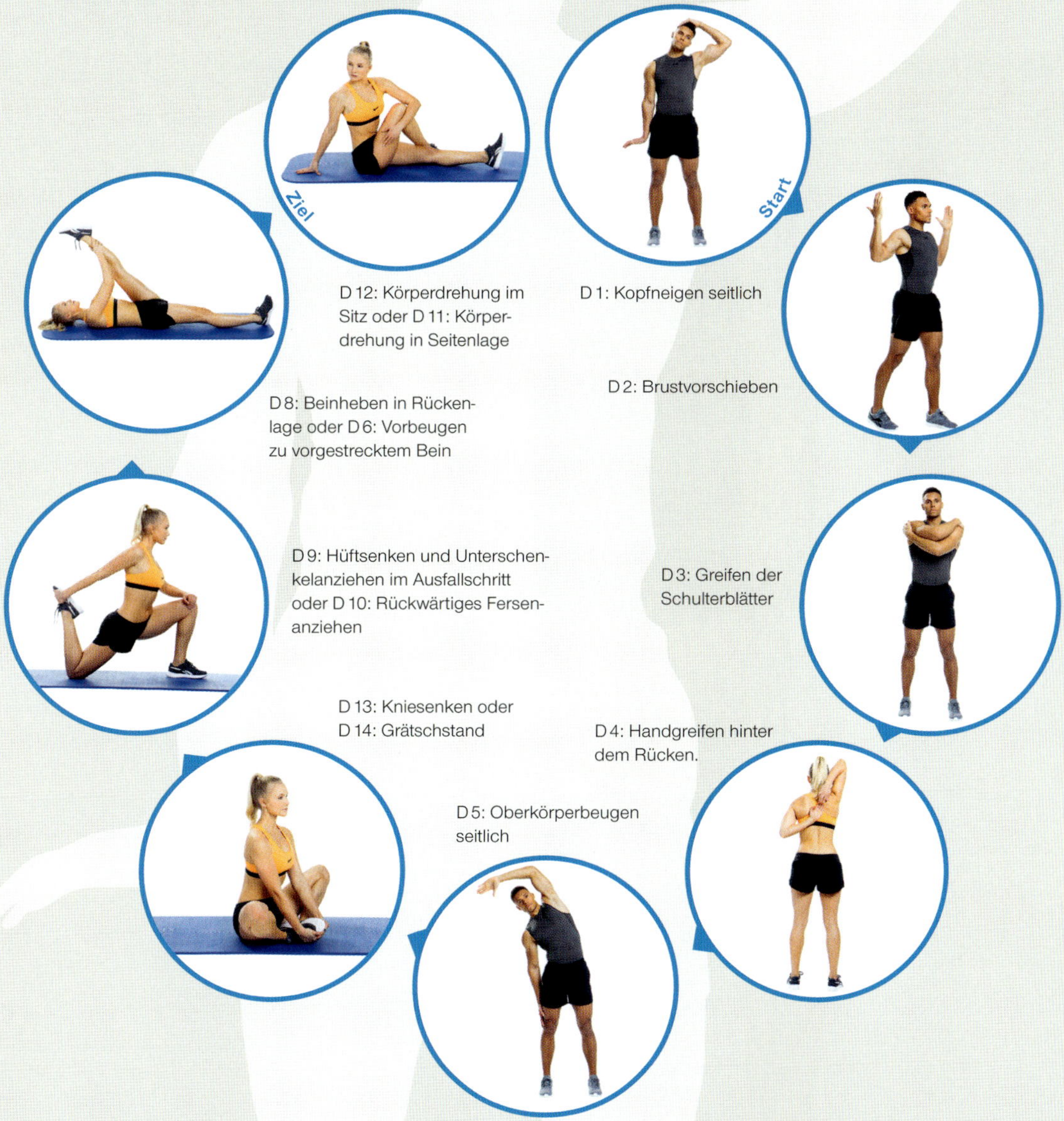

D 1: Kopfneigen seitlich

D 2: Brustvorschieben

D 3: Greifen der Schulterblätter

D 4: Handgreifen hinter dem Rücken.

D 5: Oberkörperbeugen seitlich

D 13: Kniesenken oder D 14: Grätschstand

D 9: Hüftsenken und Unterschenkelanziehen im Ausfallschritt oder D 10: Rückwärtiges Fersenanziehen

D 8: Beinheben in Rückenlage oder D 6: Vorbeugen zu vorgestrecktem Bein

D 12: Körperdrehung im Sitz oder D 11: Körperdrehung in Seitenlage

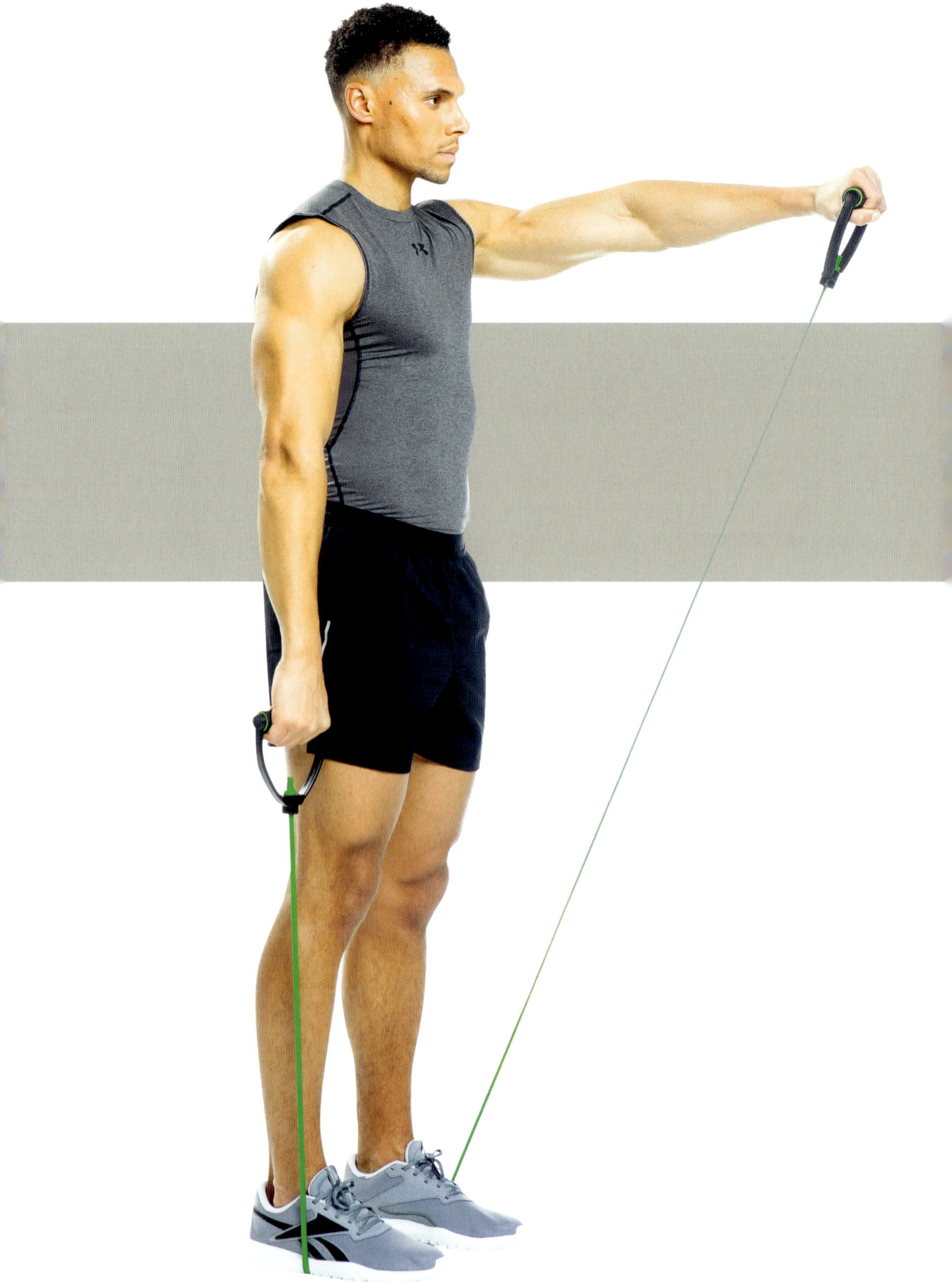

TEIL 5:
Dein Krafttraining

Der Start

Wenn du dein Krafttraining starten willst, gilt es, einen für dich passenden Trainingsplan für 8–12 Wochen auszuwählen, und ein oder mehrere Work-outs für die Trainingsperiode festzulegen. Auf den folgenden Seiten findest du Pläne und Work-outs mit zahlreichen Optionen, damit du diese anhand der dir verfügbaren Trainings-Tools gestalten kannst.

Trainingsbuch

Für langfristigen Erfolg ist es wichtig, dass du die Entwicklung deiner körperlichen Leistungsfähigkeit in einem Trainingsbuch protokollierst. Du kannst ein solches Buch für 5–15 EUR kaufen oder dir die Trainingsseiten selbst am Computer entwerfen. Die gestalteten Seiten kannst du in einer Datei abspeichern oder du druckst sie und heftest sie ab.

Grundlegend für das Trainingskonzept in diesem Buch ist, dass du mindestens 10 Übungen eintragen kannst und für diese die ansteigenden Trainingsleistungen notierst, z. B. die Anzahl von Liegestützen. Überlege dir, ob du weitere Angaben machen willst wie Rahmenbedingungen des Trainings, Entwicklung von Gewicht und Körperproportionen und zu deiner Ernährung.

Ohne Trainingsnotizen hingegen ist ein langfristig erfolgreiches Training schwierig, und zudem würdest du eine wichtige Motivationshilfe verlieren.

Ausprobieren

Nachdem du den Trainingsplan festgelegt und das Trainingsbuch gekauft oder selbst entworfen hast, gilt es, das Work-out und die passenden Übungen auszuwählen. Wähle je eine Übung für die im Work-out aufgelisteten Gruppierungen aus, gegebenenfalls auch für optionale Übungen. Gehe dazu so vor, dass du dich zuerst aufwärmst und dann die Übungen und Optionen testest. Wähle solche Übungsvarianten aus, die du mindestens 10-mal technisch korrekt ausführen kannst. Dein momentanes Leistungsniveau ist entscheidend; wobei gilt: Nutze besser eine eher leichte als eine zu schwere Variante; steigern kannst du später immer noch.

In »Work-out A« musst du beispielsweise bei »Übung 3« entscheiden, wie du den Rücken trainierst. Wenn du keine Hanteln, Schlingentrainer und kein starkes Band verfügbar hast, dann benötigst du zumindest eine Stange, an der du dich hochziehen kannst. Sollte nichts davon verfügbar sein, dann musst du eins der Tools kaufen oder das Zugtraining an einem anderen Ort machen, der Hängen ermöglicht. Es muss sichergestellt sein, dass du gemäß deiner Planung trainieren kannst, und deshalb muss vorab diese Frage geklärt sein. Notiere die ausgewählten Übungen in deinem Trainingsbuch.

In der folgenden Trainingseinheit übst du nun gemäß Trainingsplan, wobei es gilt, immer 1–2 Tage Abstand zwischen den Trainingseinheiten zu lassen. Ziel ist es, in jedem Training die Wiederholungen/Intervalldauer etwas zu steigern; auch wenn dies nicht bei jeder Übung gelingt, so soll doch zumindest die Gesamttrainingsleistung steigen. An manchen Trainingstagen wird jedoch keine Leistungssteigerung möglich sein – akzeptiere dies und versuche, das nächste Mal wieder zu steigern.

Trainingspläne

Hier lernst du Trainingspläne kennen, die auf unterschiedliche Trainingshäufigkeit pro Woche basieren. Du wirst mit dem Training kontinuierlich die Leistungsfähigkeit deines Körpers aufbauen. Du wirst in Alltag und Sport leistungsfähiger, verbesserst die Körperhaltung und das körperliche Erscheinungsbild. Auch kannst du bei kontrollierter Ernährung dein Körperfett reduzieren, falls dies ein Trainingsziel darstellt.
Du kannst so vorgehen, dass du die hier vorgestellten Pläne hintereinander ausführst oder aber einzelne Pläne auswählst. Wichtig ist, dass du mit für dich geeigneter Intensität und Übungsvarianten trainierst. Du kannst Übungen variieren und mit solchen austauschen, die dieselbe Muskelgruppe beziehungsweise Bewegungsrichtung trainieren. Insbesondere Einsteiger müssen darauf achten, dass sie das Training nicht übertreiben, um eine Überlastung des Bewegungsapparates zu vermeiden.
Ziel des Krafttrainings ist es, einen langfristig leistungsfähigen Körper zu entwickeln und nicht, möglichst intensive Kraftleistungen kurzzeitig zu erbringen, die den Körper überfordern und somit eine Verletzung zu riskieren.
Die Trainingspläne sind so gestaltet, dass du genügend pausierst. Fühlst du dich jedoch an einem vorgesehen Trainingstag sehr müde oder hast einfach keine Trainingszeit verfügbar, dann kannst du einen zusätzlichen Regenerationstag einlegen. Wenn die Trainingsintensität deutlich intensiver ist, als du dies bisher gewohnt bist, musst du länger schlafen als üblich; eine Stunde mehr pro Trainingstag gilt als Faustregel.
Esse gesunde Nahrungsmittel und verzehre genügend Protein, damit Regeneration und Wachstum der Muskulatur ermöglicht werden. Als empfehlenswert gilt für Fitnesssportler eine Eiweißmenge von 1,5–2 Gramm pro Kilo Körpergewicht.
Genieße Regenerationstage ebenso wie solche Tage, an denen du Lieblingsspeisen verzehrst, die nicht so gesund sind. Fahre dann möglichst am nächsten Tag wieder mit dem Training fort, ebenso wie mit gesunder und bedarfsgerechter Ernährung. So führst du deine körperliche Entwicklung im Rahmen deines Krafttrainings langfristig erfolgreich durch.

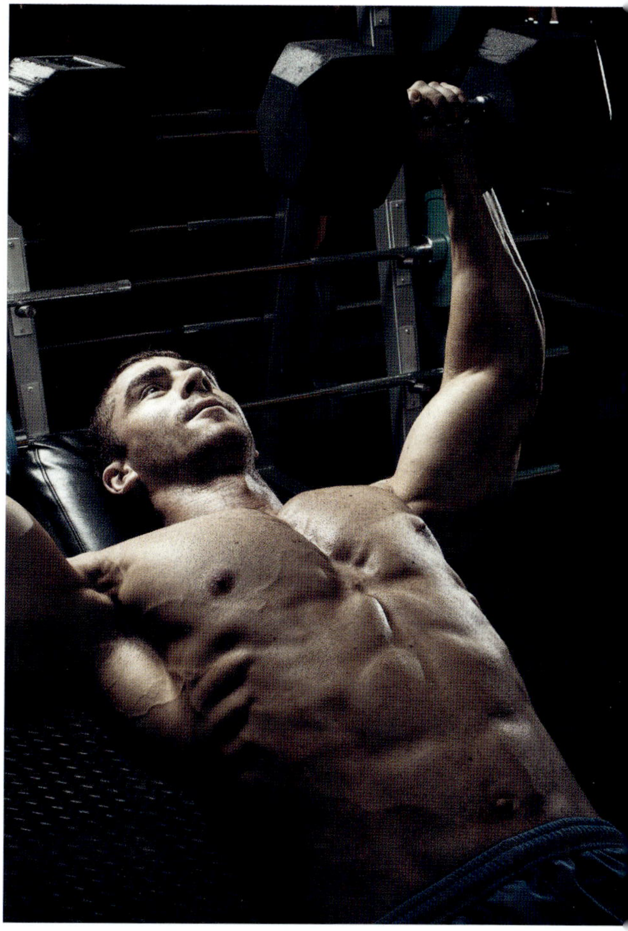

Großes Leistungsvermögen entwickelst du mit langfristig effektivem Training.

PLAN 1 Einstieg mit 2 Krafteinheiten

Diesen 8-Wochen-Plan kannst du zum Einstieg in das Krafttraining nutzen. Es sind 2 Krafteinheiten pro Woche vorgesehen. Dazu wird »Work-out A« für den ganzen Körper genutzt. Wichtig ist, dass du kontinuierlich die Intensitäten beziehungsweise Gewichte steigerst, dabei aber behutsam vorgehst. Nutze als Neueinsteiger in den ersten Trainingswochen eher geringe Intensitäten/Gewichte, um deinen Körper an die Belastungen und Übungsbewegungen zu gewöhnen.
Du kannst mit 15 Wiederholungen einer Übung starten. Gelingt es dir nach einiger Trainingszeit auf 20 Wiederholungen zu erhöhen, dann kannst du Intensität/Gewicht steigern. Wenn du mit Zeitintervallen übst, dann rechne etwa 4 Sekunden pro Wiederholung (60–80 Sekunden pro Übungssatz).
Es ist ratsam, wenn du eher wenig beweglich bist, dass du zumindest für einige Woche Einheiten ergänzt, in denen du dich dem Dehnen und Mobilisieren widmest. Bei Problemen mit Verspannungen kannst du deinen Körper mit der Faszienrolle abrollen. Wenn du bereits regelmäßig eine Sportart ausübst, dann sind hierfür 1–2 Einheiten vorgesehen; alternativ kannst du eine Ausdauereinheit wie Joggen ausführen.
Nachdem du die 8-Wochen-Einstiegsphase absolviert hast, kannst du weiterhin mit dieser Häufigkeit trainieren oder eine Krafteinheit ergänzen. Genügen dir die 2 Krafteinheiten pro Woche, dann nimm zumindest einige Änderungen an deinem Programm vor, indem du Übungen variierst. Gehe so alle 8–12 Wochen vor. Nach der Einstiegsphase kannst du zudem entscheiden, wie du deine Präferenzen setzt, ob du mit 15–20 oder 20–30 Wiederholungen die Präferenz auf die Kraftausdauer legst oder mit 8–12 Wiederholungen dich auf das Muskelaufbautraining fokussierst.

Woche	Tag 1	Tag 2	Tag 3	Tag 4	Tag 5	Tag 6	Tag 7
1	Kraft A 2 Sätze	Pause oder Sportart	Pause oder Sportart	Kraft A 2 Sätze	Pause	Pause oder Sportart	Pause oder Dehnen
2	Kraft A 2 Sätze	Pause oder Sportart	Pause oder Dehnen	Kraft A 2 Sätze	Pause	Pause oder Sportart	Pause oder Dehnen
3	Kraft A 2–3 Sätze	Pause oder Sportart	Pause oder Dehnen	Kraft A 2–3 Sätze	Pause	Pause oder Sportart	Pause oder Dehnen
4	Kraft A 2–3 Sätze	Pause oder Sportart	Pause oder Dehnen	Kraft A 2–3 Sätze	Pause	Pause oder Sportart	Pause oder Dehnen
5	Kraft A 3 Sätze	Pause oder Sportart	Pause oder Dehnen	Kraft A 3 Sätze	Pause	Pause oder Sportart	Pause oder Dehnen
6	Kraft A 3 Sätze	Pause oder Sportart	Pause oder Dehnen	Kraft A 3 Sätze	Pause	Pause oder Sportart	Pause oder Dehnen
7	Kraft A 3 Sätze	Pause oder Sportart	Pause oder Dehnen	Kraft A 3 Sätze	Pause	Pause oder Sportart	Pause oder Dehnen
8	Kraft A 3 Sätze	Pause oder Sportart	Pause oder Dehnen	Kraft A 3 Sätze	Pause	Pause oder Sportart	Pause oder Dehnen

Kraft A: Führe das »Work-out A« (Seite 174–175) aus.
Pause/Sportart/Dehnen: An diesem Tag kannst du pausieren, eine andere Sportart ausüben oder deinen Körper intensiv dehnen, mobilisieren und/oder abrollen.
Pause: An diesem Tag verzichtest du zur Regeneration auf Training.

PLAN 2 Training mit 3 Krafteinheiten

Mit diesem Trainingszyklus über 8 Wochen kannst du schon recht intensiv deine Muskulatur trainieren. Du solltest davor zumindest einige Wochen Krafttraining ausgeführt haben. Der Plan sieht 3 Trainingseinheiten pro Woche vor. Um optimale Trainingsergebnisse zu erzielen, und die Muskeln genügend zu regenerieren, ist das Training in »Work-out B« und »Work-out C« aufgeteilt. Du kannst entscheiden, wie du deine Präferenz setzt, ob du also mit 8–12 Wiederholungen, 15–20 oder 20–30 Wiederholungen trainierst.

Bist du eher wenig beweglich, dann kannst du Einheiten ergänzen, in denen du dich dem Dehnen und Mobilisieren widmest. Bei Problemen mit Verspannungen kannst du regelmäßig deinen Körper mit der Faszienrolle abrollen. Zudem kannst du Ausdauertraining oder eine andere Sportart im Wochenplan ergänzen.

Nach den 8 Trainingswochen kannst du weiterhin mit dieser Häufigkeit trainieren, oder du gehst zu Plan 3 über und ergänzt eine Krafteinheit. Du kannst auch die Häufigkeit reduzieren und wieder die Einteilung von Plan 1 nutzen. Möchtest du weiterhin mit 3 Krafteinheiten pro Woche üben, dann nimm nach jeweils 8–12 Trainingswochen einige Änderungen an deinem Programm vor, indem du Übungen veränderst, oder aber andere Work-outs nutzt. Du kannst dann auch »Work-out D« und »Work-out E« einsetzen.

Woche	Tag 1	Tag 2	Tag 3	Tag 4	Tag 5	Tag 6	Tag 7
1	Kraft B 2 Sätze	Pause oder Sportart	Kraft C 2 Sätze	Pause	Kraft B 2–3 Sätze	Pause oder Sportart	Pause oder Dehnen
2	Kraft C 2–3 Sätze	Pause oder Sportart	Kraft B 2–3 Sätze	Pause	Kraft C 2–3 Sätze	Pause oder Sportart	Pause oder Dehnen
3	Kraft B 2–3 Sätze	Pause oder Sportart	Kraft C 2–3 Sätze	Pause	Kraft B 3 Sätze	Pause oder Sportart	Pause oder Dehnen
4	Kraft C 3 Sätze	Pause oder Sportart	Kraft B 3 Sätze	Pause	Kraft C 3 Sätze	Pause oder Sportart	Pause oder Dehnen
5	Kraft B 3 Sätze	Pause oder Sportart	Kraft C 3 Sätze	Pause	Kraft B 3 Sätze	Pause oder Sportart	Pause oder Dehnen
6	Kraft C 3 Sätze	Pause oder Sportart	Kraft B 3 Sätze	Pause	Kraft C 3 Sätze	Pause oder Sportart	Pause oder Dehnen
7	Kraft B 3 Sätze	Pause oder Sportart	Kraft C 3 Sätze	Pause	Kraft B 3 Sätze	Pause oder Sportart	Pause oder Dehnen
8	Kraft C 3 Sätze	Pause oder Sportart	Kraft B 3 Sätze	Pause	Kraft C 3 Sätze	Pause oder Sportart	Pause oder Dehnen

Kraft B, C: Mache »Work-out B« oder »Work-out C« (Seite 176–179).
Pause/Sportart/Dehnen: An diesem Tag kannst du pausieren oder eine andere Sportart ausüben. Alternativ kannst du dich dehnen, mobilisieren und/oder abrollen.
Pause: An diesem Tag verzichtest du zur Regeneration auf Training.

PLAN 3 Training mit 4 Krafteinheiten

Mit diesem Trainingszyklus über 8 Wochen trainierst du intensiv deine Muskulatur. Du musst schon einige Monate regelmäßig Krafttraining gemacht haben und genügend Regenerationszeit verfügbar haben, ansonsten ist die Trainingshäufigkeit zu intensiv. Dieser Plan sieht 4 Trainingseinheiten pro Woche vor, mit »Work-out D« und »Work-out E«. Du entscheidest, ob du mit 8–12, 15–20 oder 20–30 Wiederholungen trainierst.
Du kannst Dehn- und Mobility-Einheiten ergänzen sowie Abrollen mit der Faszienrolle nutzen. Zudem kannst du Ausdauertraining oder eine andere Sportart im Wochenplan einfügen. Es ist jedoch empfehlenswert, dass du an einem Tag pro Woche vollständig vom Training pausierst. Nachdem du diesen Zyklus absolviert hast, wählst du ein neues kurzfristiges Trainingsziel und legst den passenden Trainingszyklus fest. Du kannst weiterhin mit dieser Häufigkeit trainieren oder du wechselst zu der Häufigkeit von Plan 1 oder Plan 2 – möglicherweise bist du gerade beruflich angespannt oder du willst öfter eine andere Sportart trainieren. Wichtig ist, dass du nach jeweils 8–12 Trainingswochen einige Änderungen an deinem Programm vornimmst, indem du Übungen variierst und austauschst, oder andere Work-outs nutzt. Du kannst auch die Work-outs B und C nutzen und intensive Übungen aus den Vorschlägen wählen.

Woche	Tag 1	Tag 2	Tag 3	Tag 4	Tag 5	Tag 6	Tag 7
1	Kraft D 2 Sätze	Kraft E 2 Sätze	Pause	Kraft D 2 Sätze	Pause oder Sportart	Kraft E 2 Sätze	Pause oder Dehnen
2	Kraft D 2–3 Sätze	Kraft E 2–3 Sätze	Pause	Kraft D 2–3 Sätze	Pause oder Sportart	Kraft E 2–3 Sätze	Pause oder Dehnen
3	Kraft D 3 Sätze	Kraft E 3 Sätze	Pause oder Sportart	Kraft D 3 Sätze	Pause oder Sportart	Kraft E 3 Sätze	Pause oder Dehnen
4	Kraft D 3 Sätze	Kraft E 3 Sätze	Pause oder Sportart	Kraft D 3 Sätze	Pause oder Sportart	Kraft E 3 Sätze	Pause oder Dehnen
5	Kraft D 3 Sätze	Kraft E 3 Sätze	Pause oder Sportart	Kraft D 3 Sätze	Pause oder Sportart	Kraft E 3 Sätze	Pause oder Dehnen
6	Kraft D 3 Sätze	Kraft E 3 Sätze	Pause oder Sportart	Kraft D 3 Sätze	Pause oder Sportart	Kraft E 3 Sätze	Pause oder Dehnen
7	Kraft D 3 Sätze	Kraft E 3 Sätze	Pause oder Sportart	Kraft D 3 Sätze	Pause oder Sportart	Kraft E 3 Sätze	Pause oder Dehnen
8	Kraft D 3 Sätze	Kraft E 3 Sätze	Pause oder Sportart	Kraft D 3 Sätze	Pause oder Sportart	Kraft E 3 Sätze	Pause oder Dehnen

Kraft D, E: Mache »Work-out D« oder »Work-out E« (Seite 180–183).
Pause/Sportart/Dehnen: An diesem Tag kannst du pausieren oder eine andere Sportart ausüben. Alternativ kannst du dich dehnen, mobilisieren und/oder abrollen.
Pause: An diesem Tag verzichtest du auf Training.

Work-outs

Hier lernst du Work-outs kennen, mit denen du deine Kraftleistungsfähigkeit effektiv förderst. »Work-out A« trainiert den ganzen Körper, bei den Work-outs »B«, »C«, »D« und »E« sind die Übungen aufgeteilt.

Die Work-outs sind so zusammengestellt, dass du mit möglichst wenigen Übungen wirkungsvoll trainierst. Nutze die Work-outs als Grundlage für dein Training und passe sie mit wachsender Erfahrung an deine individuellen Präferenzen an. Ist dir ein Work-out nicht intensiv genug ist, dann erweitere es mit Übungen aus diesem Buch.

Achte bei der Zusammenstellung von einem eigenen Work-out darauf, dass du jede Muskelgruppe zumindest einmal pro Woche intensiv kräftigen musst, um das erreichte Leistungsniveau zu halten. Auch gilt es, dass das gleiche Work-out nicht an 2 Tagen hintereinander ausgeführt werden soll. Pausiere zumindest an einem Tag pro Woche. Nach einem Trainingszyklus von 6–12 Wochen solltest du Umstellungen am Programm vornhmen.

Beginne dein Work-out, indem du dich aufwärmst. Es gibt viele Methoden; entscheidend ist, was deinem Körper guttut und in welcher Verfassung sich dein Körper vor der Trainingseinheit befindet.

Du kannst die Work-outs so ausführen, dass du ein Satz für eine Übung machst und dann 1–2 Minuten wartest, bevor du den nächsten Satz ausführst. Willst du die Zeitdauer verkürzen, dann mach nach einem Satz für eine Muskelgruppe direkt einen Satz für eine andere Muskelgruppe, z. B. Training des Muskelgegenspielers. Du kannst auch je einen Satz für mehrere Übungen hintereinander machen (Zirkeltraining), was voraussetzt, dass du genügend Trainings-Tools zur Verfügung hast, um den Zirkel vorzubereiten.

Du kannst mit Wiederholungen oder Zeitintervallen trainieren. Du kannst beispielsweise mit 15 Wiederholungen starten und um eine Wiederholung möglichst nach 1–2 Trainingseinheiten erhöhen. Wenn du 20 Wiederholungen erreichst, erhöhst du die Intensität/Zusatzgewicht, aber nur so weit, dass du noch zumindest 15 Wiederholungen ausführen kannst.

Nach diesem Steigerungsprinzip kannst du auch mit 8–12 oder 20–30 Wiederholungen oder Zeitintervallen verfahren. Die Steigerung notierst du in deinem Trainingsbuch, damit diese nicht in Vergessenheit geraten.

Jedes Work-out wird mit der Abwärmphase abgeschlossen. Wähle dazu das für dich geeignete Vorgehen.

Work-out A	Ganzkörper	Seite 174–175
Work-out B	Oberkörper	Seite 176–177
Work-out C	Unterkörper	Seite 178–179
Work-out D	Druck	Seite 180–181
Work-out E	Zug	Seite 182–183

Work-out A Ganzkörper

Mit diesem Work-out trainierst du ausgeglichen den gesamten Körper. Du kannst bei einigen Rubriken wählen, ob du mit Körpergewicht, Hanteln, Fitnessband oder Schlingentrainer übst. Möchtest du das Work-out erweitern, kannst du je eine Übung für die vordere und hintere Oberarmmuskulatur hinzufügen.

Für Einsteiger empfehle ich 15–20 Wiederholungen, bei mit Band vereinfachten »Klimmzug« 10–15 Wiederholungen sowie bei Rumpfübungen 40–60 Sekunden Übungsdauer auf dem Timer eingestellt; für den seitlichen Stütz gilt dies pro Körperseite.

Geübte können je nach Präferenz mit 8–12, 15–20 oder 20–30 Wiederholungen trainieren. Falls du es bevorzugst, mit im Timer eingestellten Zeitintervallen zu trainieren, dann rechne pro Wiederholung circa 4 Sekunden.

Aufwärmphase		5–10 min	
1. Beine	K 77: Beidbeinige Kniebeuge (mit Hanteln) K 81: Ausfallschritt (mit Hanteln) K 78: Beidbeinige Y-Kniebeuge	15–20 Wdh.	Seite 114 Seite 118 Seite 115
2. Brust	K 1: Bankdrücken mit Hanteln K 2: Brustpresse mit Band K 3: Brustpresse in Schlingen K 4: Liegestütz	15–20 Wdh.	Seite 36 Seite 37 Seite 38 Seite 39
3. Oberer Rücken	K 9: Einarmiges Hantelrudern K 11: Bandzug von vorn K 13: Standzug mit Schlingen K 15: Klimmzug (vereinfacht mit Band)	15–20 Wdh. und K 15: 10–15 Wdh.	Seite 44 Seite 46 Seite 48 Seite 50
4. Gesäß und Beine	K 89: Brücke K 85: Beinheben nach oben im Vierfüßlerstand K 86: Kniebeuge mit erhöhtem hinterem Fuß K 91: Hüftstoßen	15–20 Wdh.	Seite 126 Seite 122 Seite 123 Seite 128
5. Schultern	K 19: Schulterpresse mit Hanteln K 20: Schulterpresse mit Band K 18: Schulterpresse am Boden	15–20 Wdh.	Seite 54 Seite 55 Seite 56
Optional: Vordere Oberarme	K 39: Bizeps-Curl mit Band K 38: Bizeps-Curl mit Hanteln	15–20 Wdh.	Seite 74 Seite 73
Optional: Hintere Oberarme	K 43: Armstrecken nach hinten mit Band K 41: Vorgebeugtes Armstrecken mit Hantel	15–20 Wdh.	Seite 78 Seite 76
6. Vorderer Rumpf	K 44: Crunch mit Knieanziehen K 48: Frontstütz K 51: Dynamisches Beinheben am Boden	40–60 Sek. oder 10–15 Wdh.	Seite 80 Seite 84 Seite 87
7. Seitlicher Rumpf	K 68: Dynamischer Seitstütz K 62: Rumpfrotation mit Band	40–60 Sek. oder 10–15 Wdh.	Seite 104 Seite 98
8. Hinterer Rumpf	K 70: Körperanheben in Bauchlage K 71: Arm- und Beinheben im Vierfüßlerstand	40–60 Sek. oder 10–15 Wdh.	Seite 106 Seite 107
Abwärmphase		5–10 min	

Satzzahl	2–3 Sätze je Übung

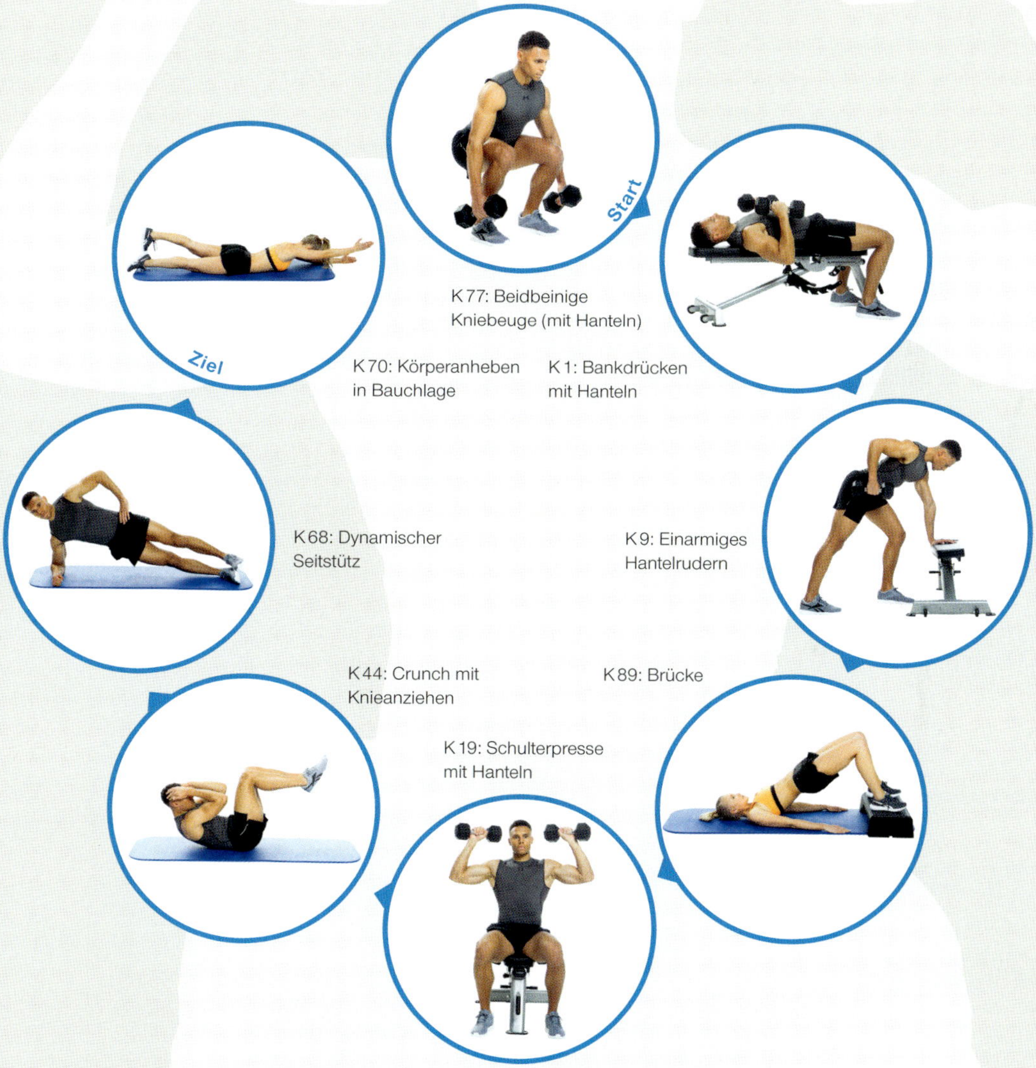
Start
K 77: Beidbeinige Kniebeuge (mit Hanteln)
K 1: Bankdrücken mit Hanteln
K 9: Einarmiges Hantelrudern
K 89: Brücke
K 19: Schulterpresse mit Hanteln
K 44: Crunch mit Knieanziehen
K 68: Dynamischer Seitstütz
K 70: Körperanheben in Bauchlage
Ziel

Work-out B Oberkörper

Das Work-out ist vorrangig auf den Oberkörper ausgerichtet; es setzt bereits Trainingserfahrung voraus. Wähle je eine Übung pro Kategorie. Falls du keine Möglichkeit für »Klimmzug« hast, dann nutze eine andere Übung für den oberen Rücken. Ist dir das Work-out nicht intensiv genug, ergänze Übungen aus den optionalen Rubriken.
Hier ist vorgeschlagen, mit 8–12 Wiederholungen zu üben und bei hinteren Schulter- und Rumpfübungen mit 10–15 Wiederholungen oder 40–60 Sekunden. Willst du mehr in Richtung »Kraftausdauer« trainieren, kannst du 15–20 (20–30) Wiederholungen wählen. Entsprechend kannst du mit 60–80 (80–120) Sekunden üben.

Aufwärmphase		5–10 min	
1. Seitliche Schultern (Druck nach oben)	K 21: Handstand-Liegestütz K 19: Schulterpresse mit Hanteln K 18: Schulterpresse am Boden	8–12 Wdh.	Seite 56 Seite 54 Seite 53
2. Rücken (Zug nach unten)	K 15: Klimmzug (mit Band) K 12: Bandzug von oben	8–12 Wdh.	Seite 50 Seite 47
3. Brust (Druck nach vorn)	K 1: Bankdrücken mit Hanteln K 5: Spiderman-Liegestütz	8–12 Wdh.	Seite 36 Seite 40
4. Rücken (Zug nach hinten)	K 14: Bodenzug mit Schlingen K 10: Beidarmiges Rudern mit Hantel	8–12 Wdh.	Seite 49 Seite 45
Optional: Schultern	K 16: Frontheben mit Hanteln K 17: Frontheben mit Band K 22: Seitheben mit Hantel K 23: Seitheben mit Band	8–12 Wdh.	Seite 51 Seite 52 Seite 57 Seite 58
5. Hintere Schultern	K 27: Rückwärtige Fliegende mit Hanteln K 28: Rückwärtige Fliegende mit Band K 31: Bandzug nach außen K 30: Hoher Zug mit Band K 29: Hintere Delta-Fliegende mit Hanteln	10–15 Wdh.	Seite 62 Seite 63 Seite 66 Seite 65 Seite 64
6. Vordere Oberarme	K 39: Bizeps-Curl mit Band K 38: Bizeps-Curl mit Hantel K 40: Klimmzug mit vorzeigenden Handrücken	8–12 Wdh.	Seite 74 Seite 73 Seite 75
7. Hintere Oberarme	K 41: Vorgebeugtes Armstrecken mit Hantel K 43: Armstrecken nach hinten mit Band K 42: Armstrecken nach vorn mit Schlingen	8–12 Wdh.	Seite 76 Seite 78 Seite 77
8. Vorderer Rumpf	K 53: Knieheben im Hang K 60: Diagonaler Crunch mit Beinanziehen K 55: Abwechseln. Knieanziehen im Liegestütz K 59: Kettlebell-Schwingen	40–60 Sek. oder 10–15 Wdh.	Seite 89 Seite 96 Seite 91 Seite 95
Optional: Hinterer Rumpf	K 70: Körperanheben in Bauchlage K 73: Oberkörperanheben mit Armroation K 76: Rückwärtiger Stütz	40–60 Sek. oder 10–15 Wdh.	Seite 106 Seite 109 Seite 112
Abwärmphase		5–10 min	

Satzzahl	2–3 Sätze je Übung

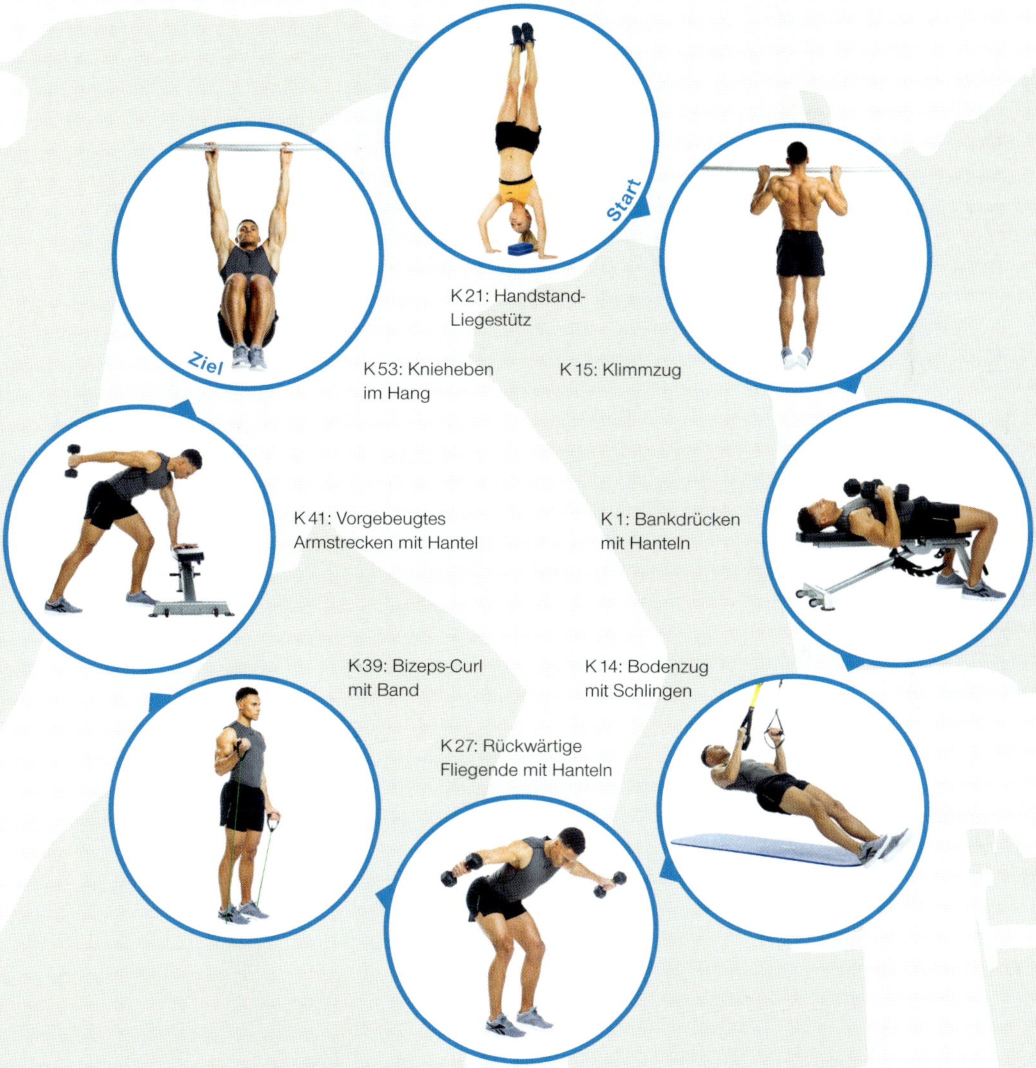
Start
K21: Handstand-Liegestütz
K15: Klimmzug
K1: Bankdrücken mit Hanteln
K14: Bodenzug mit Schlingen
K27: Rückwärtige Fliegende mit Hanteln
K39: Bizeps-Curl mit Band
K41: Vorgebeugtes Armstrecken mit Hantel
K53: Knieheben im Hang
Ziel

Work-out C Unterkörper

Das Work-out ist vorrangig auf den Unterkörper ausgerichtet; es setzt Trainingserfahrung voraus. Wähle je eine Übung aus den Kategorien aus oder nutze andere dir bekannte Übungen für die gleiche Zielmuskulatur. Ist dir das Work-out nicht intensiv genug, ergänze Übungen aus den optionalen Rubriken.
Hier sind Wiederholungszahlen und Satzdauern vorgeschlagen. Willst du mehr in Richtung Kraftausdauer trainieren, dann erhöhe auf 15–20 (20–30) Wiederholungen beziehungsweise verlängere die Belastungen auf 60–80 (80–120) Sekunden.

Aufwärmphase		5–10 min	
1. Beine beidbeinig	K 77: Beidbeinige Kniebeuge mit Hanteln K 78: Beidbeinige Y-Kniebeuge	8–12 Wdh.	Seite 114 Seite 115
2. Gesäß und Beine	K 87: Kniebeuge mit erhöhtem hint. Fuß mit Band K 88: Kniebeuge mit erhöhtem hint. Fuß in Schlinge K 90: Einbeinige Brücke	8–12 Wdh.	Seite 124 Seite 125 Seite 127
3. Beine einbeinig	K 81: Ausfallschritt mit Hanteln K 82: Gleitender Rückwärts-Ausfallschritt K 83: Einbeinige Kniebeuge K 84: »TRX® Pistol Squat«	8–12 Wdh.	Seite 118 Seite 119 Seite 120 Seite 121
4. Beine hinten	K 92: Standwaage K 93: Brücke mit fast gestreckten Beinen K 95: Fersenanziehen in Bauchlage mit Band K 96: Fersenanziehen mit Slide-Scheiben	40–60 Sek. oder 10–15 Wdh.	Seite 129 Seite 130 Seite 132 Seite 133
Optional: Beine außen	K 99: Beinabspreizen mit Band	10–15 Wdh.	Seite 136
Optional: Beine innen	K 100: Seitliches Beinanziehen mit Band	10–15 Wdh.	Seite 137
5. Waden	K 101: Fersenheben	10–15 Wdh.	Seite 138
Optional: Schienbein	K 102: Zehenanziehen mit Band	10–15 Wdh.	Seite 139
6. Vorderer Rumpf	K 45: Crunch mit Band K 50: Einrollen mit Band K 46: Crunch auf Gymball K 47: Sit-Up mit Medizinball	40–60 Sek. oder 10–15 Wdh.	Seite 81 Seite 86 Seite 82 Seite 83
7. Seitlicher Rumpf	K 69: Rotation im Seitstütz K 65: Seitneigen mit Hantel K 67: Körperanheben in Seitenlage K 66: Seitneigen auf Gymball	40–60 Sek. oder 10–15 Wdh.	Seite 105 Seite 101 Seite 103 Seite 102
8. Hinterer Rumpf	K 74: Kreuzheben mit Hanteln K 75: Kreuzheben mit Band K 72: Oberkörperanheben auf Gymball	40–60 Sek. oder 10–15 Wdh.	Seite 110 Seite 111 Seite 108
Abwärmphase		5–10 min	

Satzzahl	2–3 Sätze je Übung

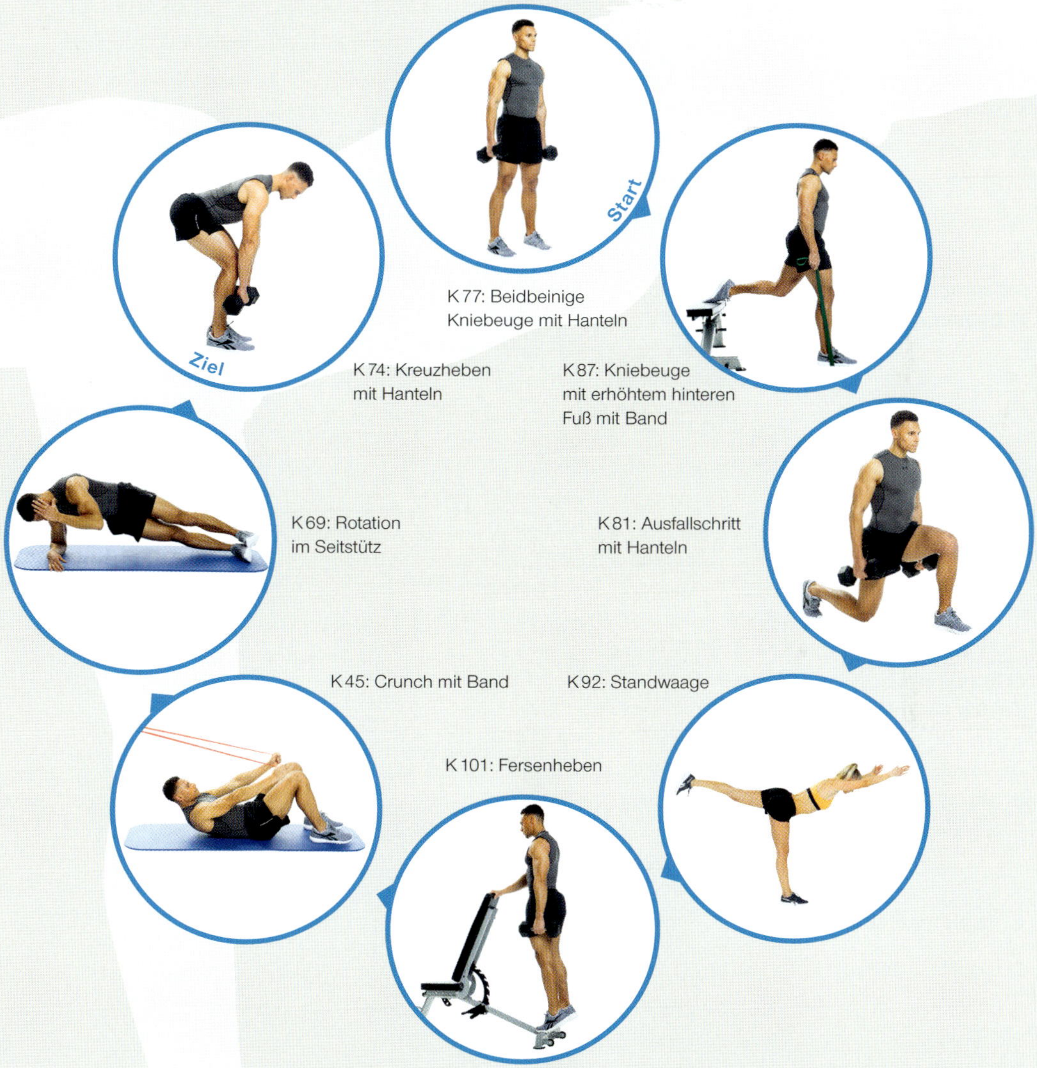
Start
K 77: Beidbeinige Kniebeuge mit Hanteln
K 87: Kniebeuge mit erhöhtem hinteren Fuß mit Band
K 81: Ausfallschritt mit Hanteln
K 92: Standwaage
K 101: Fersenheben
K 45: Crunch mit Band
K 69: Rotation im Seitstütz
K 74: Kreuzheben mit Hanteln
Ziel

Work-out D Druck

Nachdem du einige Monate Krafttraining ausgeführt hast, kannst du dieses Work-out nutzen. Es enthält viele drückende Bewegungen. Wähle je eine Übung aus den Kategorien aus. Du kannst die Rubriken 1 und 3 tauschen, beispielsweise dann, wenn du die einbeinigen Kniebeugen ohne Abstützen machst und deshalb eine Vorermüdung vermeiden willst. Ist dir das Work-out nicht intensiv genug, dann ergänze eine Übung aus der optionalen Rubrik. Es ist vorgeschlagen, die Übungen mit 8–12 Wiederholungen zu machen und die Rumpfübungen mit etwas weniger Intensität, dafür längerer Zeitdauer (mehr Wiederholungen). Dies ist ein Vorschlag; du kannst frei wählen abhängig vom Trainingsziel. Du kannst mit 8–12, 10–15 oder 15–20 (20–30) Wiederholungen üben beziehungsweise mit Zeitintervallen von 32–48, 40–60 oder 60–80 (80–120) Sekunden.

Aufwärmphase		5–10 min	
1. Beine beidbeinig	K 80: Sumo-Kniebeuge mit Hanteln K 77: Beidbeinige Kniebeuge mit Hanteln K 78: Beidbeinige Y-Kniebeuge K 79: Beidbeinige Y-Kniebeuge mit Band	8–12 Wdh.	Seite 117 Seite 114 Seite 115 Seite 116
2. Brust (Druck nach vorn)	K 5: Spiderman-Liegestütz K 1: Bankdrücken mit Hantel K 6: Liegestütz und Beinanziehen mit Gymball	8–12 Wdh.	Seite 40 Seite 36 Seite 41
3. Beine einbeinig	K 83: Einbeinige Kniebeuge K 84: »TRX® Pistol Squat« K 82: Gleitender Rückwärts-Ausfallschritt K 98: Kosaken-Kniebeuge mit Schlingen K 97: Seitlicher Ausfallschritt	8–12 Wdh.	Seite 120 Seite 121 Seite 119 Seite 135 Seite 134
4. Schultern (Druck nach oben)	K 19: Schulterpresse mit Hanteln K 21: Handstand-Liegestütz K 20: Schulterpresse am Boden	8–12 Wdh.	Seite 54 Seite 56 Seite 55
Optional: Brust	K 7: Fliegende mit Hanteln K 8: Fliegende mit Band	8–12 Wdh.	Seite 42 Seite 43
5. Hintere Oberarme	K 41: Vorgebeugtes Armstrecken mit Hantel K 43: Armstrecken nach hinten mit Band K 42: Armstrecken nach vorn mit Schlingen	8–12 Wdh.	Seite 76 Seite 78 Seite 77
6. Vorderer Rumpf	K 58: Aufrollen mit AB-Roller K 52: Klappmesser K 49: Unterarm- und Handstütz im Wechsel K 57: Gestrecktes Beinanziehen mit Schlingen K 56: Knieanziehen mit Schlingen	40–60 Sek. oder 10–15 Wdh.	Seite 94 Seite 88 Seite 85 Seite 93 Seite 92
7. Seitlicher Rumpf	K 61: Rumpfrotation am Boden K 63: Diagonales Band-Runterziehen K 64: Diagonales Band-Hochziehen K 67: Körperanheben in Seitenlage	40–60 Sek. oder 10–15 Wdh.	Seite 97 Seite 99 Seite 100 Seite 103
Abwärmphase		5–10 min	

Satzzahl	2–4 Sätze je Übung

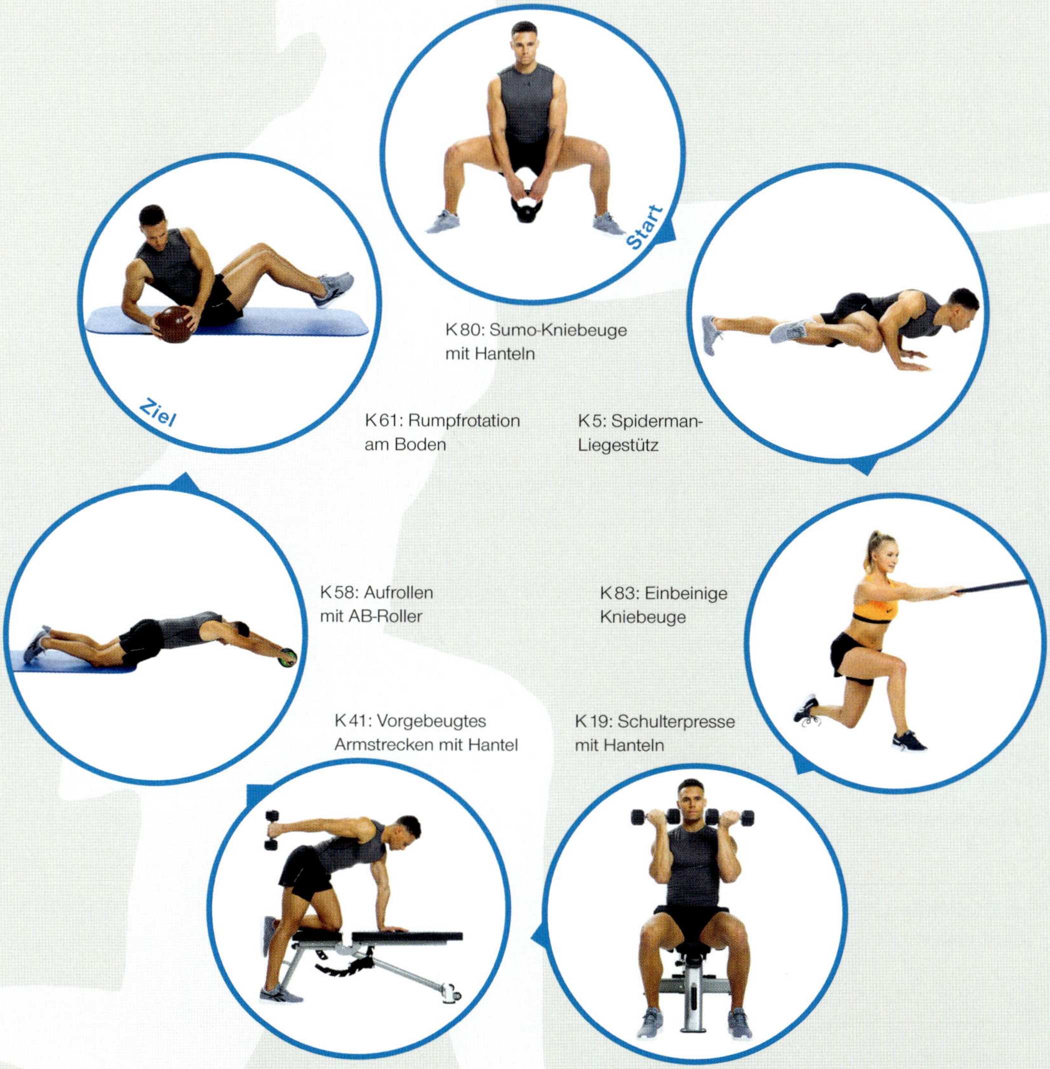
Start
K 80: Sumo-Kniebeuge mit Hanteln
K 5: Spiderman-Liegestütz
K 83: Einbeinige Kniebeuge
K 19: Schulterpresse mit Hanteln
K 41: Vorgebeugtes Armstrecken mit Hantel
K 58: Aufrollen mit AB-Roller
K 61: Rumpfrotation am Boden
Ziel

Work-out E Zug

Dieses Work-out umfasst viele ziehende Bewegungen. Wähle je eine Übung aus den Kategorien aus oder nutze andere dir bekannte Übungen für die gleiche Zielmuskulatur. Falls du keine Möglichkeit für »K 15: Klimmzug« hast, dann wähle eine andere Übung für den oberen Rücken, was aber nicht optimal ist, da dir dann »Zug von oben« fehlt.
Hier sind Wiederholungszahlen und Satzdauern vorgeschlagen. Für die stabilisierenden Schulterübungen sowie für den Rumpf schlage ich etwas höhere Wiederholungszahlen (Übungsdauern) vor als für die intensiven Kraftübungen. Du kannst jedoch frei wählen: Willst du mehr in Richtung Kraftausdauer trainieren, dann erhöhe auf 15–20 (20–30) Wiederholungen beziehungsweise verlängere die Belastungen auf 60–80 (80–120) Sekunden.

Aufwärmphase		5–10 min	
1. Beine, Gesäß und hinterer Rumpf	K 74: Kreuzheben mit Hanteln K 75: Kreuzheben mit Band	8–12 Wdh.	Seite 110 Seite 111
2. Rücken (Zug nach unten)	K 15: Klimmzug	8–12 Wdh. oder maximal	Seite 50
3. Beine hinten	K 94: Oberkörpervorbeugen bei fast gestreckten Beinen K 95: Fersenanziehen in Bauchlage mit Band K 96: Fersenanziehen mit Slide-Scheiben	8–12 Wdh.	Seite 131 Seite 132 Seite 133
4. Rücken (Zug nach hinten)	K 14: Bodenzug mit Schlingen K 11: Beidarmiges Rudern	8–12 Wdh.	Seite 49 Seite 46
5. Schultern	K 25: Schulterheben mit Hanteln K 26: Schulterheben mit Band K 24: Einarmiges Seitheben mit Band K 32: Hinterer Schulterzug einarmig	15–20 Wdh.	Seite 60 Seite 61 Seite 59 Seite 67
6. Vordere Oberarme	K 38: Bizeps-Curl mit Hanteln K 40: Klimmzug mit vorzeigenden Handrücken K 39: Bizeps-Curl mit Band	8–12 Wdh. / Klimmzug maximal	Seite 73 Seite 75 Seite 74
7. Hinterer Rumpf	K 73: Oberkörperanheben mit Armrotation K 72: Oberkörperanheben auf Gymball K 76: Rückwärtiger Stütz mit Beinheben	40–60 Sek. oder 10–15 Wdh.	Seite 109 Seite 108 Seite 112
8. Stabilität der Schulter	K 34: Band-Außenrotation am Körper K 35: Band-Außenrotation angehoben K 37: Wand-Walk mit Band K 36: Diagonales Bandziehen von unten K 32: Rückwärtige A-Fliegende mit Band	40–60 Sek. oder 10–15 Wdh.	Seite 69 Seite 70 Seite 72 Seite 71 Seite 67
Abwärmphase		5–10 min	

Satzzahl	2–4 Sätze je Übung

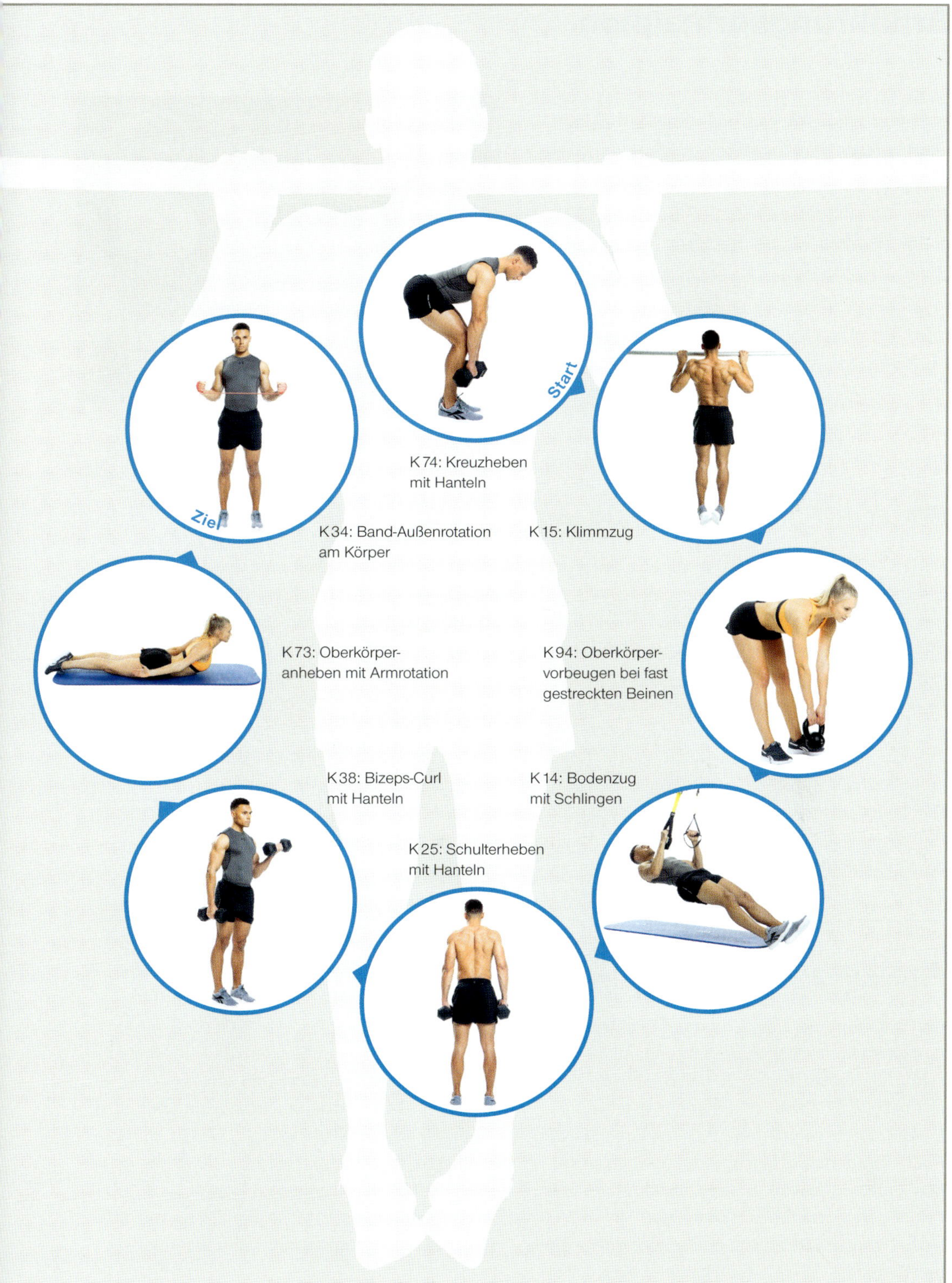
Start
K 74: Kreuzheben mit Hanteln
K 15: Klimmzug
K 94: Oberkörper-vorbeugen bei fast gestreckten Beinen
K 14: Bodenzug mit Schlingen
K 25: Schulterheben mit Hanteln
K 38: Bizeps-Curl mit Hanteln
K 73: Oberkörper-anheben mit Armrotation
K 34: Band-Außenrotation am Körper
Ziel

Ernährungsprinzipien

Als Fitnesssportler musst du auf deine Ernährung achten, denn eine den sportlichen Zielen sowie der Trainingsintensität angepasste Ernährung ist die Voraussetzung für den zügigen Trainingserfolg. Mit der richtigen Ernährung bist du im Training leistungsbereit und förderst Muskelaufbau sowie schnelle Regeneration. Außerdem hilft dies, möglichen Verletzungen und frühzeitigem Verschleiß vorzubeugen. Beachte die folgenden Prinzipien, um erfolgreiches Training sicherzustellen.

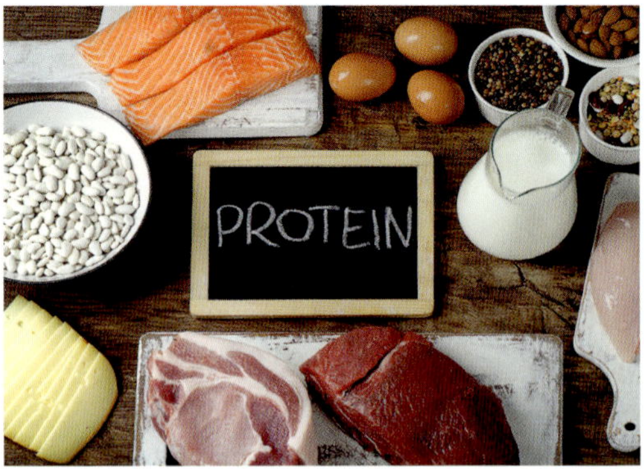

Beliebte Proteinquellen.

PRINZIP 1: Iss regelmäßig und bewusst

Nimm die Mahlzeiten zu regelmäßigen Zeiten ein, iss langsam und kaue gründlich, um die Verdauung zu unterstützen. Wie du die Mahlzeiten optimal zusammensetzt, hängt von Lebensstil, Trainingszielen und Trainingsuhrzeit ab.
Es hat sich gezeigt, dass eine Einteilung in 3 Hauptmahlzeiten sinnvoll ist: Frühstück, Mittagessen und Abendessen. Das bedeutet nicht, dass du 3-mal große Mengen verzehren sollst; sondern es gilt, die Nahrungsmenge an den Bedarf anzupassen. Bedenke, dass sich das Sättigungsgefühl erst etwas später einstellt.
Außerdem ist es sinnvoll, eine Zwischenmahlzeit zwischen Frühstück und Mittagessen und eine am Nachmittag einzunehmen. Empfehlenswert sind Nüsse, Obst- und Gemüse-Snacks, Eiweißdrink und Eiweißriegel; auf Süßigkeiten solltest du hingegen verzichten. Esse jedoch nicht zu viel als Zwischen-Snack. Das Abendessen planst du am besten am frühen Abend ein. Generell solltest du abends eher wenig essen, vor allem beim Ziel der Körperfettreduktion. Du kannst 2 Stunden später noch einen kleinen Snack essen.

PRINZIP 2: Genügend Eiweiß

Als Fitnesssportler musst du darauf achten, dass du genügend eiweißhaltige Nahrungsmittel verzehrst; sie sollten in allen 3 Hauptmahlzeiten enthalten sein. Als Eiweißlieferanten sind fettarme Eiweißträger zu empfehlen, z. B. mageres Fleisch, Fisch, Eier, fettarme Milchprodukte wie Magerquark und Hüttenkäse sowie Hülsenfrüchte und Tofu. Auch Molke-Eiweiß (Whey) und Skyr haben einen hohen Eiweißanteil und nur einen sehr geringen Fettanteil; Skyr ist auch laktosefrei erhältlich.
Die Eiweißmenge sollte zwischen 1,5–2 g pro Kilo Körpergewicht liegen. Bei dem Ziel »Muskelaufbau« ebenso wie bei einer Diät sollte die Eiweißmenge eher bei 2 g liegen; aber nicht über 2,5 g. Wenn du ein Gewicht von 70 kg besitzt, dann solltest du täglich 105–140 g Eiweiß einnehmen. Ein Fitnesssportler mit einem Gewicht von 100 kg muss entsprechend 150–200 g Eiweiß verzehren. Anzumerken ist, dass viele Nahrungsmittel, die

nicht zu den Eiweißträgern gezählt werden, zumindest eine kleine Menge Eiweiß enthalten. Wichtig ist, dass du das Eiweiß über den Tag verteilt aufnimmst. Achte darauf, dass du zumindest bei den 3 Hauptmahlzeiten jeweils eine große Menge Eiweiß verzehrst. Du kannst z. B. einer Suppe und einem Salat einige Löffel Skyr beigeben. Ist das Einhalten der Eiweißmenge so nicht möglich, dann sind Zwischen-Snacks wie Eiweiß-Shakes und Eiweißriegel notwendig, um die benötigte Eiweißmenge sicherzustellen. Mit diesem Vorgehen wird sichergestellt, dass der Körper das Eiweiß aufnehmen und umwandeln kann und alle benötigten Aminosäuren erhält.
Wenn du hingegen versuchst, deinen gesamten Eiweißbedarf mit einer Mahlzeit zu decken, wird keine optimale Eiweißversorgung gewährleistet. Außerdem kann dein Körper darauf so reagieren, dass du Magenschmerzen bekommst und eine große Menge wieder ausscheidest.

PRINZIP 3: Viel Gemüse und Salat, etwas Obst

Achte auf eine abwechslungsreiche Ernährung mit viel Gemüse, denn dieses liefert wichtige Nährstoffe und ist kalorienarm. Außerdem ist es als Basenträger wichtig, um die säurebildenden Eiweißträger auszugleichen. Besonders wertvoll sind Brokkoli, Blumenkohl, Kraut und Spinat, wovon du möglichst oft und viel essen kannst. Die Gemüsemenge in einer Mahlzeit sollte mindestens die 2-fache besser die 3-fache Menge von dem betragen, was du an eiweißhaltiger Nahrung verzehrst. Wähle frisches Gemüse; falls nicht verfügbar, dann ist Tiefkühlgemüse dem Dosengemüse vorzuziehen.
Auch Salate, die mit gesundem Öl (beispielsweise Olivenöl) zubereitet sind, solltest du oft verzehren. Es ist empfehlenswert, Salate mit Kräutern und Sprossen anzureichern; zudem können auch Pilze und Nüsse zugefügt werden.
Wenn du Rohkost gut verträgst, dann kannst du auch abends einen Salat essen, ansonsten zum Mittagessen. Rohkost solltest du generell besser bis zum frühen Nachmittag verzehren, da es sich schwerer verdauen lässt – während des Schlafens soll der Verdauungsprozess nicht erschwert werden. Am Abend kannst du leicht gedünstetes Gemüse wählen.
Auch Obst ist ein wichtiges Nahrungsmittel, denn es enthält viele Vitamine, Mineralstoffe und Ballaststoffe und ist somit basenreich. Wähle frisches Obst, da es viel mehr Vitamine enthält als frühzeitiges geerntetes Obst, und tausche möglichst oft die Produkte. Du solltest allerdings Obst aufgrund des hohen Fruchtzuckergehaltes nicht zu oft verzehren und es bei einer geplanten Gewichtsabnahme minimieren. Es sind 1–2 Portionen in der Größe einer Faust pro Tag empfehlenswert, beispielsweise beim Frühstück oder als Zwischenmahlzeit.
Ist eine solche Zusammenstellung der Nahrung nicht möglich, beispielsweise weil du eine Abneigung gegenüber großen Mengen Rohkost hast, dann empfiehlt sich eine Nahrungsergänzung mit Vitaminen und Mineralien. Ebenso gilt dies bei sehr intensivem Trainingspensum und einer deutlichen Gewichtsreduktion.

PRINZIP 4: Hochwertige Fette, aber nicht zu viel

Fette enthalten eine hohe Kalorienmenge und führen, wenn sie zu viel verzehrt werden, zu einem Anstieg von Körperfett. Achte auf eher geringen Fettanteil in der Ernährung. Nutze beispielsweise fettarme Milch zum Müsli. Die Frühstückseier kannst du kochen oder mit möglichst wenig Öl in der Pfanne zubereiten. Wenn du nicht auf die Butter auf dem Frühstücksbrötchen verzichten kannst, dann halte die Menge möglichst gering. Besser ist Hüttenkäse als Aufstrich, darüber kannst du etwas Marmelade oder Honig streichen. Du darfst allerdings nicht auf wertvolle Fette verzichten, denn einige essenzielle Fette wie Omega-3-Fettsäuren kann der Körper nicht selbst herstellen, was bedeutet, dass diese Fette dem Körper über die Nahrung zugeführt werden müssen. Fette sind für viele Aktivitäten in unserem Stoffwechsel wichtig und auch ist zu beachten, dass einige Vitamine nur in Verbindung mit Fett gelöst werden können. Die gesunden Fette befinden sich beispielsweise in wertvollen Ölen wie Olivenöl und Leinöl, in Avocados, Nüssen und Samen sowie in fetten Fischen, die sich von Algen ernähren. Esse diese Nahrungsmittel – jedoch nicht zu viel davon. Verzehre generell mehr Fette aus pflanzlichen als aus tierischen Nahrungsmitteln.

Nüsse als wertvoller Fettlieferant bieten sich für Zwischenmahlzeiten an, insbesondere in Verbindung mit Trockenobst. Als besonders wertvolle Nüsse gelten Mandeln. Die geeignete Menge an Nüssen lässt sich anhand von 2 Fingern vorstellen; 2–3-mal täglich eine kleine Menge, dann bist du bereits gut versorgt.

Reduzieren sollest du Produkte wie fette Wurst, fettreichen Käse, fettes Fleisch, Butter und Margarine, da in ihnen ein hoher Anteil gesättigter Fettsäuren enthalten ist. Minimiere die Transfette, die oft in industriell gefertigten Lebensmitteln wie Fertiggerichten, Kuchen und Gebäck enthalten sind. Außerdem ist der Konsum von Frittierfetten möglichst zu vermeiden.

PRINZIP 5: Kohlenhydratmenge kontrollieren

Du musst kohlenhydratreiche Nahrungsmittel verzehren, allerdings nicht zu viel davon. Welche Menge sich für dich eignet, hängt von der Intensität und den Zielen des Trainings ab. Wenn du mit deinem Körperfettanteil zufrieden und im Training leistungsbereit bist, dann hast du ein geeignetes Maß gefunden. Willst du hingegen Gewicht beziehungsweise Körperfett reduzieren, dann solltest du die Menge an Kohlenhydraten ebenso einschränken wie die gesättigten Fettsäuren. Es gilt vorrangig den Verzehr von kurzkettigen Kohlenhydraten zu reduzieren, wie sich diese in Weißbrot, Nudeln, geschältem Reis und Süßigkeiten befinden. Generell solltest du möglichst oft vollwertige Kohlenhydrate essen wie Vollkornreis, Vollkornnudeln und Vollkornbrot. Empfehlenswert sind auch Kartoffeln als kohlenhydratreiches Nahrungsmittel.

Wähle morgens eine eher große Menge Kohlenhydrate aus möglichst vollwertigen Nahrungsmitteln, beispielsweise ein vollwertiges Müsli zum Frühstück. So fühlst du dich fit und hast Energie und Kraft für die Tagesaufgaben. Auch mittags kannst du noch Kohlenhydrate verzehren, z. B. aus Getreideerzeugnissen, wohingegen du abends die Kohlenhydrate minimieren oder ganz darauf verzichten solltest.

Es ist zu beachten, dass du nach dem Training Kohlenhydrate essen musst. Wenn du abends das Training ausführst, dann benötigst du danach noch eine kleine Menge an Kohlenhydraten.

PRINZIP 6: Ernähre dich natürlich und wähle Freilandhaltung

Kaufe Gemüse, Salat, Obst und Kräuter möglichst frisch, anstatt Produkte mit Konservierungsstoffen. Reif geerntete Produkte aus regionalem Anbaugebiet sind zu bevorzugen. Verarbeitete Lebensmittel wie Fertiggerichte und Dosengerichte haben viel weniger wichtige Nährstoffe und besitzen mehr Kalorien. Lagere frische Nahrungsmittel richtig und iss sie oft roh. Gemüse, das du nicht roh verzehrst, solltest du mit möglichst wenig Hitze und in geringer Flüssigkeit dünsten. Nutze den dabei entstehenden Gemüsesaft für die Zubereitung einer Gemüsebrühe, damit möglichst wenige Nährstoffe verloren gehen. Am besten kochst du oft selbst, um die optimale Zusammenstellung und Zubereitung der Mahlzeiten sicherzustellen.

Wähle das Fleisch möglichst aus Freilandhaltung. Freilaufende Tiere ernähren sich in der Regel besser und können durch die Bewegung mehr

Muskulatur aufbauen, wodurch ihr Fleisch eine höhere Menge an Aminosäuren, Mineralstoffen und Vitaminen enthält. Ebenso ist Wildfisch empfehlenswert, da Fische in Zuchtbetrieben oftmals minderwertig gefüttert werden. Fleisch aus Freilandhaltung und wild gefangener Fisch sind zwar deutlich teurer, doch ist der Nährwert so viel besser, dass man diese als Eiweißträger kaum mit Fleisch aus dem Stall und Fisch aus der Zuchthaltung vergleichen kann.

PRINZIP 7: Viel trinken

Damit du die sportliche Leistung erbringen kannst, musst du darauf achten, genügend zu trinken, denn bereits der Verlust von 5 Prozent Körperflüssigkeit führt zu einer deutlich geringeren Leistungsfähigkeit. Es ist auch für wenig aktive Menschen notwendig, mindestens 2–2,5 Liter Flüssigkeit am Tag aufzunehmen, um den täglichen Flüssigkeitsverlust zu ersetzen. Wenn du intensiv trainierst und viel schwitzt, erhöht sich die notwendige Flüssigkeitsmenge deutlich. Wir nehmen zwar auch Wasser durch den Verzehr von Obst und Gemüse auf, doch sollten wir zusätzlich mindestens 2 Liter Mineralwasser am Tag trinken.

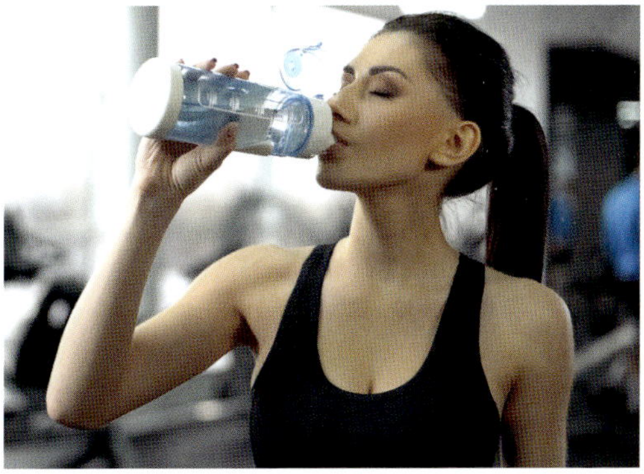

Trinke auch während des Trainings, damit du leistungsfähig bleibst.

An einem Trainingstag solltest du 2,5–3 Liter trinken, bei hohem Flüssigkeitsverlust noch mehr, ebenso bei gezielter Körperfettreduktion. Überprüfe hin und wieder, ob du tatsächlich genügend trinkst, indem du die Flüssigkeitsmenge über den Tag hinweg notierst. Achte darauf, dass du ein Mineralwasser wählst, das reich an Magnesium, Kalium und Natrium ist. Außerdem sollte das Mineralwasser keine oder wenig Kohlensäure besitzen, da auch viel Kohlensäure zu vermehrter Säurebildung führt.

Alkohol- und koffeinhaltige Getränke sind zum Einhalten der Wasserbilanz nicht geeignet, da sie stark harntreibend wirken und somit zu verstärkter Wasserausscheidung führen. Deshalb empfiehlt es sich, Kaffee und Bier mit einer jeweils größeren Menge an Mineralwasser auszugleichen.

PRINZIP 8: Richtige Kombination der Nahrungsmittel

Es ist wichtig, dass du die Nahrungsmittel richtig miteinander kombinierst. Tierische Eiweißträger sind stark säurehaltig, was aber nicht bedeutet, dass du als Fitnesssportler darauf verzichten musst; vegan ist die Einhaltung der notwendigen Eiweißmenge schwieriger. Achte darauf, dass du möglichst in der gleichen Mahlzeit säurebildende Nahrung mit basenbildender Nahrung wie Gemüse, Salat und Obst ausgleichst. Ein Stück Fleisch oder Fisch ist mit der 2–3-fachen Menge an Basenbildern vorrangig aus Gemüse auszugleichen. Wenn deine Zwischenmahlzeiten basisch sind, dann kann die Menge etwas kleiner sein. Generell kannst du immer viel Gemüse und Salat essen, solange die Soße beziehungsweise das Dressing gesund ist. Du kannst dir das Vorgehen bildlich so vorstellen, das, wenn du ein Stück Fleisch oder Fisch in der Größe einer Handfläche verzehrst, dann solltest du Gemüse mit dem Umfang von mindestens zwei Fäusten essen und am besten etwas Salat dazu. Ist der Umfang des Eiweißträgers größer, dann solltest du entsprechend auch die Menge der Basenträger steigern. Eine gute Aufteilung eines Mittagsessen umfasst: ein Viertel Eiweißträger wie Fleisch oder Fisch, mindestens zwei Viertel Gemüse und Salat und höchstens ein Viertel Kohlenhydrate wie Reis oder Nudeln. Wenn du dich daran orientierst, stellst du sicher, dass du dich ausgeglichen ernährst und deinen Körper nicht übersäuerst.

PRINZIP 9: Ernährung und Training abstimmen

Nach einer Hauptmahlzeit ist es ratsam, dass du 2–3 Stunden wartest, bevor du mit dem Training beginnst. Vor einer langen Trainingseinheit kannst du einen kleinen kohlenhydrathaltigen Snack verzehren, beispielsweise eine Banane. Auf fetthaltige Nahrung musst du vor dem Training verzichten. Während langem und intensivem Training musst du viel trinken, mindestens einen halben Liter je Trainingsstunde ist empfehlenswert. Am besten trinkst du Mineralwasser oder Schorle aus zwei Dritteln Mineralwasser und einem Drittel reinem Apfelsaft ohne Zuckerzusatz. Die zusätzliche Aufnahme einer geringen Menge Kohlenhydrate ist sinnvoll, wenn du ein eher langes intensives Krafttraining ausführst.

Nach dem Training solltest du innerhalb von 30 Minuten zumindest einen Snack einnehmen, der Kohlenhydrate enthält. Bei dem vorrangigen Ziel der Körperfettreduktion solltest du jedoch nur eine geringe Menge Kohlenhydrate verzehren. Außerdem musst du deinem Körper Eiweiß zuführen. Falls du keine vollwertige Mahlzeit spätestens eine Stunde nach dem Training einnimmst, dann verzehre am besten gleich nach dem Training einen Eiweißdrink oder einen Eiweißriegel.
An den trainingsfreien Tagen musst du die Eiweißmenge beibehalten. Die Kohlenhydrate kannst du an den trainingsfreien Tagen etwas reduzieren.

PRINZIP 10: Wenig Nahrungsergänzungsmittel

Wenn du dich gesund und bedarfsgerecht ernährst, dich fit fühlst und keine Schwierigkeiten hast, die benötigte Eiweißmenge zu erreichen, dann sind Nahrungsergänzungspräparate nicht notwendig. Du kannst sie nutzen, wenn du hohem Stress ausgesetzt bist, wie er sich aus sehr intensivem Training ergeben kann.

• Fischöl als Nahrungsergänzungsmittel

Das flüssige Fett von Fischen, als Fischöl bezeichnet, enthält u. a. die wichtigen Omega-3-Fettsäuren und Vitamin D. Der Einnahme von Fischöl werden viele positive Effekte zugeschrieben wie schnelle Regeneration, rasche Verletzungsheilung und bessere Konzentrationsfähigkeit. Deshalb nutzen viele Sportler Fischöl als Nahrungsergänzung, entweder als Flüssigkeit oder in Form von Kapseln. Wenn du regelmäßig fetten Fisch wie Lachs, Hering und Aal verzehrst sowie Nüsse und wertvolle Öle, dann sollte der Bedarf gedeckt sein. Ansonsten kannst du deine Ernährung mit Fischöl ergänzen. Eine Menge von 2 g pro Tag gilt allgemein als empfehlenswert.

• Mineralstoff- und Vitaminpräparate

Diese Präparate können sich lohnen, wenn du dich in einer sehr intensiven Trainingsphase befindest oder deutlich Körpergewicht reduzierst, beziehungsweise generell wenig Obst und Gemüse verzehrst. Achte besonders auf die Versorgung mit Vitamin C, Magnesium, Calcium, Zink und Selen. Ein Apotheker kann die geeigneten Produkte empfehlen. Die Einnahme soll zeitlich begrenzt sein, denn normalerweise sollte die Aufnahme durch eine gesunde Ernährung mit frischen Produkten erfolgen.

- Proteinpulver

Gelingt es dir nicht, die benötige Eiweißmenge mit den 3 Hauptmahlzeiten einzunehmen, dann kannst du Eiweißpräparate wie Molkeprotein (Whey) ergänzen. Das Pulver lohnt auch, wenn du nicht die Zeit hast, um eine proteinhaltige Mahlzeit zuzubereiten. Ein Eiweiß-Shake wird von vielen Fitnesssportlern als Zwischenmahlzeit genutzt und damit die benötigte Eiweißmenge sichergestellt.

Quellenverzeichnis

Bücher

Boyle, M.: Functional Training, 5. Aufl., München 2013.
Dawes, J.: TRX®-Schlingentraining: Das offizielle Trainingsbuch, 2. Aufl., München 2021.
Delp, C.: Dehnen für Kampfsportler, 4. Aufl., Stuttgart 2021.
Delp, C.: Perfektes Hanteltraining, 5. Aufl., Stuttgart 2021.
Delp, C.: Beweglichkeit durch Dehnen, Faszienmassage und Mobility-Training, Stuttgart 2020.
Delp, C.: Bodyweight-Training, Stuttgart 2019.
Delp, C.: Thai-Boxen Training, 3. Aufl., Stuttgart 2019.
Delp, C.: Kampfsport Solotraining, 2. Aufl., Stuttgart 2018.
Delp, C.: Selbstverteidigung für Kerle, Stuttgart 2018.
Delp, C.: Thai-Boxen basics, 3. Aufl., Stuttgart 2018.
Delp, C.: Best Stretching, 2. Aufl., Stuttgart 2017.
Delp, C.: Fit mit Faszientraining, Stuttgart 2017.
Delp, C.: DMAX Power für echte Kerle, Stuttgart 2016.
Delp, C.: Kickboxen Basics, 3. Aufl., Stuttgart 2016.
Delp, C.: Funktionelles Hanteltraining, München 2016.
Delp, C.: Krafttraining für Kampfsportler, Stuttgart 2016.
Delp, C.: Medizinball-Training, München 2015.
Delp, C.: Fitness für Kampfsportler, 3. Aufl., Stuttgart 2013.
Delp, C.: Perfektes Training für Bauch und Rücken, Stuttgart 2013.
Gaddour B. J.: Your Body is your Barbell, New Your (USA), 2014.
Page, P./Ellenberger, T.: Strength Band Training, 2. Aufl., Champaign (USA), 2011.
Schleip, R.: Faszienfitness, München 2014.
Slomka, G./Regelin, P.: Stretching – aber richtig, München 2005.
Verstegen, M.: Jeder Tag zählt., München 2014.
Vormann, Jürgen: Säure-Basen-Balance, 7. Aufl., München 2013.

Zum Schluss

In diesem Buch findest du ein effektives Konzept zum selbstständigen Krafttraining. Du lernst beliebte Übungen aus dem Training mit Bodyweight, Fitnessbändern, Kurzhanteln, Schlingentrainer und weiteren Tools kennen, damit du Zuhause ein wirkungsvolles Training ausführen kannst. Falls du keine Trainings-Tools verfügbar hast, dann genügen die Bodyweight-Übungen für das Erreichen der Trainingsziele. Zudem sind Work-outs zum Nachmachen enthalten, die du an deine Anforderungen anpassen kannst. Wichtig ist beim Training, dass du auf deinen Körper achtest, regelmäßig trainierst und behutsam die Anforderungen steigerst. Versuche hingegen nicht mit Gewalt und unter Schmerzen, deine Trainingsziele zu erreichen. Protokolliere dein Training und ernähre dich nach den aufgezeigten Prinzipien – so wirst du deine Trainingsziele erreichen.

Folgende meiner Bücher können ergänzend für das Training eingesetzt werden:

Für das Krafttraining findest du weitere Konzepte und Übungen in den Büchern *Perfektes Hanteltraining* (2021), *Bodyweight-Training* (2019), *Medizinball-Training* (2015) und *Power für echte Kerle* (2016).

Möchtest du dich detailliert über Beweglichkeit und Faszientraining informieren, dann können die Bücher *Beweglichkeit durch Dehnen, Faszienmassage und Mobility-Training* (2020), *Dehnen für Kampfsportler* (2021) und *Fit mit Faszientraining* (2017) helfen. Anregungen zur Beseitigung von Rückenproblemen liefert *Perfektes Training für Bauch und Rücken* (2013).

Hintergründe und Techniken zur Selbstverteidigung findest du in den Büchern *Selbstverteidigung für Kerle* (2018) und *Wehr Dich!* (2017), sowie Techniken in *Kampfsport Solotraining* (2018).

Informationen zum Kraft- und Fitnesstraining von Kampfsportlern sind enthalten in den Büchern *Krafttraining für Kampfsportler* (2016) und *Fitness für Kampfsportler* (2013).

Interessierst du dich für Muay Thai, dann findest du detaillierte Informationen in *Muay Thai: Die komplette Serie*, als App (2020), Online-Training (2019) und DVDs (2018) verfügbar, sowie in den Büchern *Thai-Boxen basics* (2018) und *Thai-Boxen Training* (2019). Über Kickboxen kannst du dich in den Büchern *Kickboxen basics* (2016) und *Kickboxen perfekt* (2008) informieren.

Christoph Delp

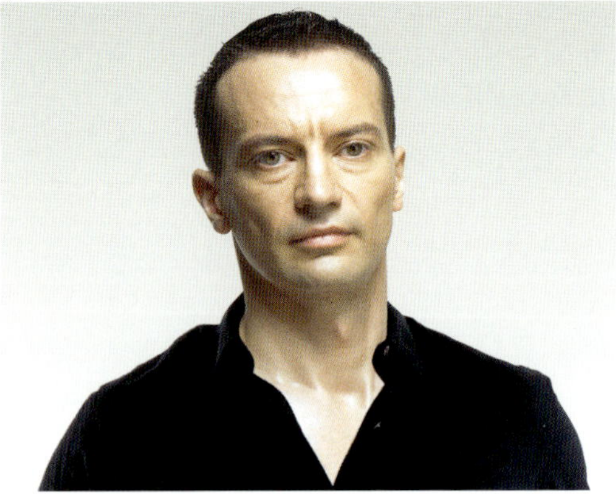

Sportautor, Medienproduzent, Diplom-Betriebswirt, Trainer für Fitness, Muay Thai, Kampfsport und Selbstverteidigung.

Unter diesen Links findest du Infos zu Online- und Personal-Training sowie Bücher, Apps und Kurse.
www.christophdelp.de
www.muaythai-dvd.com
www.muaythai-app.com
www.instagram.com/coach_chrisdelp
www.YouTube.com/christophdelp
www.YouTube.com/muaythaidvd

Informationen zu Apps, Büchern, Online-Training und DVDs findest du auf meinen Homepages. Weitere Kampfsport- und Fitness-Apps sind in Vorbereitung.

Bei Interesse an neuen Projekten, kannst du dich in den Newsletter auf www.christophdelp.de eintragen.

Ich freue mich und bin dankbar über Rückmeldungen von Lesern. Du kannst dich gern zum Buch ebenso wie für Trainingsanfragen an mich wenden über **christophdelp@hotmail.com**.

Du kannst Online- und Personal-Training zu Fitness, Muay Thai und Selbstverteidigung erhalten und findest Trainingskonzepte in Büchern, Online-Kursen und Apps.

ZUM WEITERLESEN

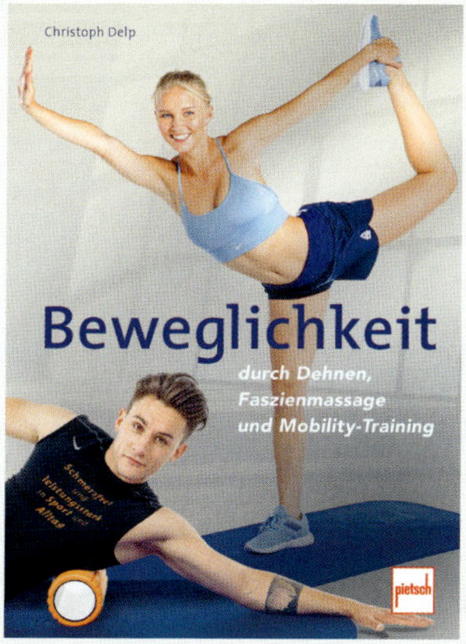

Alles was man über Beweglichkeitstraining wissen muss, wird in diesem Buch erklärt: Die ausgewählten Übungen sind für Einsteiger leicht verständlich. Sie stammen aus dem Dehnen, Faszien- und Mobility-Training und zielen auf unterschiedliche Trainingsziele und Leistungsklassen ab.

224 Seiten, 320 Bilder, 170 x 240 mm
ISBN: 978-3-613-50909-2
€ 19,95 / € (A) 20,60

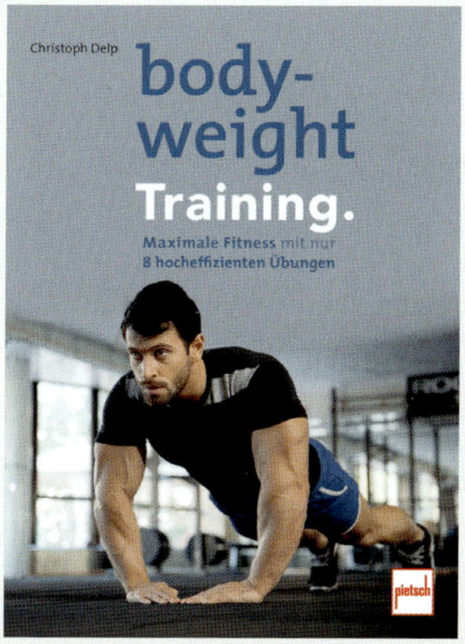

In diesem Buch wird das Trainingskonzept auf die 8 effektivsten Bewegungen heruntergebrochen, die man nicht nur leicht im Kopf behält, sondern mit denen man auch seinen »Wunschkörper« entwickeln kann.

152 Seiten, 124 Bilder, 170 x 240 mm
ISBN: 978-3-613-50877-4
€ 14,95 / € (A) 15,40

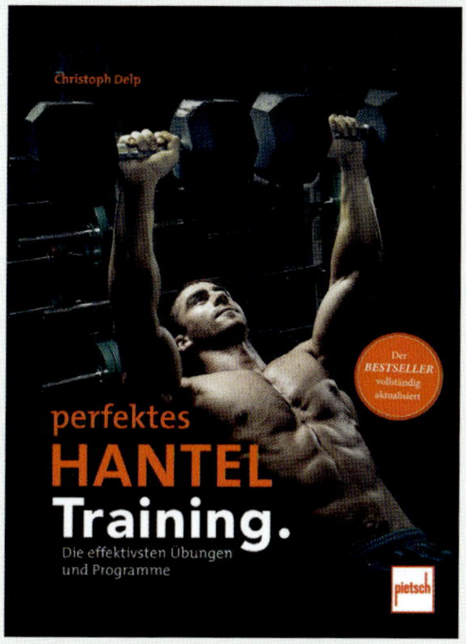

Der Autor und Profi Christoph Delp erklärt alles, was man über ein effektives Training wissen muss, inklusive fertiger Trainingspläne. Mit diesem Buch und einem Paar Kurzhanteln kann's sofort losgehen.

128 Seiten, 172 Bilder, 170 x 240 mm
ISBN: 978-3-613-50883-5
€ 14,95 / € (A) 15,40

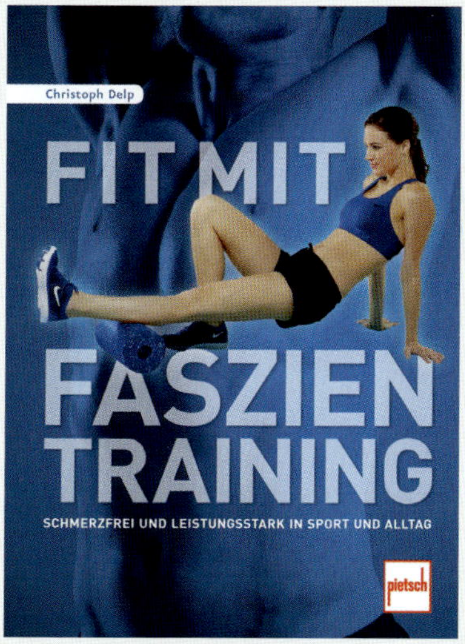

Dieser Ratgeber enthält alles, was man zum Training der Faszien wissen muss: Die effektivsten Übungen, um schmerzende Körperstellen zu behandeln und die Beweglichkeit zu verbessern sowie erprobte Workouts für Alltag und Sport.

144 Seiten, 259 Abbildungen, Format 170 x 240 mm
ISBN 978-3-613-50841-5
€ 16,95 / € (A) 17,40

Stand Mai 2022
Änderungen in Preis und Lieferfähigkeit vorbehalten.

Überall, wo es Bücher gibt, oder unter
WWW.MOTORBUCH-VERSAND.DE
Service-Hotline: 0711/78 99 21 51

pietsch

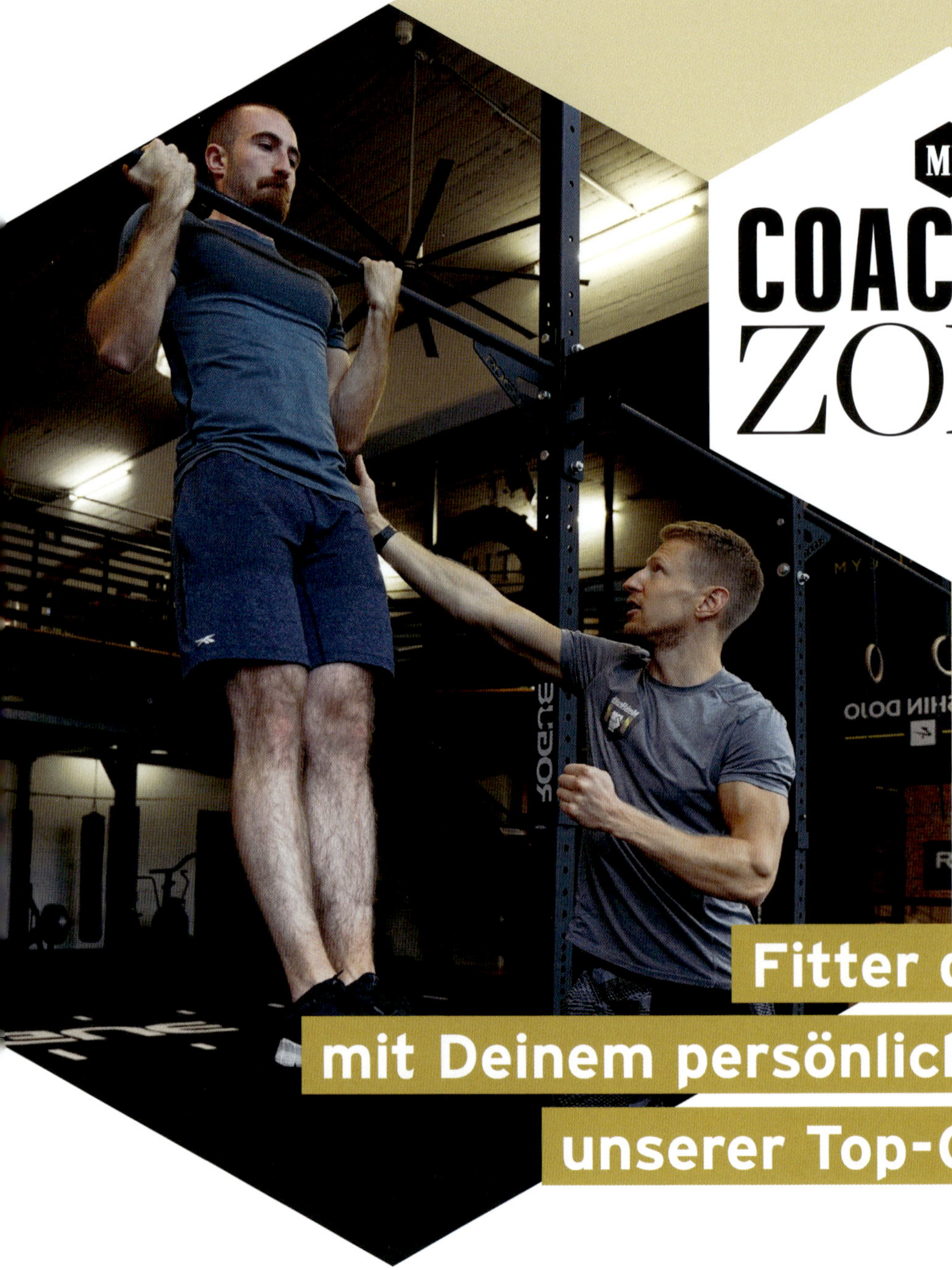